意象思维

——冠心病合并病中医证治研究

主编 张明雪 李涵

全国百佳图书出版单位

中国中医药出版社

·北京·

图书在版编目（CIP）数据

意象思维：冠心病合并病中医证治研究 / 张明雪，
李涵主编 . —北京：中国中医药出版社，2022.12
ISBN 978 - 7 - 5132 - 7672 - 6

Ⅰ . ①意…　Ⅱ . ①张…　②李…　Ⅲ . ①冠心病—中医
治疗法—研究　Ⅳ . ① R259.414

中国版本图书馆 CIP 数据核字（2022）第 110027 号

中国中医药出版社出版

北京经济技术开发区科创十三街 31 号院二区 8 号楼
邮政编码　100176
传真　010 - 64405721
河北品睿印刷有限公司印刷
各地新华书店经销

开本 787×1092　1/16　印张 17.5　字数 391 千字
2022 年 12 月第 1 版　2022 年 12 月第 1 次印刷
书号　ISBN 978 - 7 - 5132 - 7672 - 6

定价　68.00 元
网址　www.cptcm.com

服 务 热 线　010 - 64405510
购 书 热 线　010 - 89535836
维 权 打 假　010 - 64405753

微信服务号　zgzyycbs
微商城网址　https://kdt.im/LIdUGr
官 方 微 博　http://e.weibo.com/cptcm
天猫旗舰店网址　http://zgzyycbs.tmall.com

如有印装质量问题请与本社出版部联系（010 - 64405510）

《意象思维——冠心病合并病中医证治研究》
编 委 会

　　世界卫生组织的研究报告指出，缺血性心脏病已成为人类的首位死因，并造成了巨大的社会经济负担。其中，冠心病作为缺血性心脏病的主要病种，多与其他系统疾病并见，兼具数病的临床特征，体现在多脏腑功能的失调，且在病程发展中相互影响。复合疾病的表现与《伤寒论》中的"合病""并病"在发病的多系统和时序性方面有类似之处，如何认识、治疗复合疾病是亟待解决的临床问题，同样也是中医药工作者需要思考的重要问题之一。

　　中医药学作为我国具有原创性知识产权的领域，对生命和疾病的认知方法主要是意象思维。象思维认识下的"象"不仅是表象和征象，更代表它们自身的内外因关系及彼此之间的共性支配规律。象与外部环境的联系即天人合一的整体观；象与自身内部环境的联系可体现为五脏相关、形神一体；象的变易性可体现为证候的动态时空、治疗上的防治结合等。应用意象思维这一系统性思维方式可以更好地认识合并病的证候要素、证候特征、证候演变规律，也可以更充分地发挥"医者意也"的优势。可以认为，对复杂疾病辨证论治的过程，就是"据象辨证，病证结合，法象尽意，方证对应"的过程。

　　从这个思路出发，我们探索了一条新的临床思维实践路径——综合分析合并病的征象，将病、证、象有机地结合置于意象思维中，既从整体上研究病的层面，又从分型的角度研究证候的层面，把证候的"动态时空"与象思维的"象随时易"结合起来。在证候层面认识合并病的证候要素、证候特征、证候构成比、证候演变规律，清晰把握其整体的病程演变和致病因素的变化；在治疗层面应证选择治则、治法和方药，通过专家共识，形成冠心病常见合并病的诊疗方案。这样的思维过程有利于构建客观性与科学性强的合并病辨证体系，更有利于中医特色诊疗方案的发掘和提高。

　　在实践过程中，证候学研究以临床表现为主体，以心藏象为中心，突出合并病所在脏腑的生病特点，再参考古今文献、国内外相关指南，做好扎实的证候"象"数据库。在此基础上，以多中心大样本的临床专家横断面调查为载体，采用合适的数理统计和数据挖掘方法，揭示冠心病合并常见慢性病的证候学特征。治疗学研究中，根据"象随时易"的特点，融入中医标本先后的发病观，依据合并病的特点对发病阶段进行区分，做好翔实的治则治法数据库，并将循证医学成果与中医学对疾病发展过程整体、动态把握的特点相结合，通过数理统计凝聚专家共识。通过这样的方式，更深刻地认识合并病的病证演变规律，更深入地揭示中医辨证论治的思维实践内涵。

提高中医药国际核心竞争力的重点在于通过科学的方法，更清晰地阐明中医辨治的内涵，真正体现出中医的辨证论治特色。本研究运用中医意象思维，应用多学科知识，自主研究了系列因事制宜的中医证候与治疗学理论与方法：在证候研究中应用了结构方程模型；证候要素研究中使用了频数、决策树、神经网络方法；证候特征研究中使用了聚类方法；证候演变规律研究中使用了转移概率矩阵。在治疗学研究中，综合应用了频数统计、排序分析、组合分析方法。基于多中心、大样本流调所得出的结果可以更广泛地反映临床专家的共识，兼顾了中医标准化研究的群体化特点与中医个体化诊疗的决策特征，能够为临床诊治提供更高质量的循证依据。

本研究发现，活血化痰法、温阳益心法等中医特色治法有极高的临床应用共识。我们也期待在此基础上，通过循证医学严格的设计、测量和评价方法，加强中医辨治干预与疗效判定的因果联系，完善中医特色治法的临床证据，提高证据水平，揭示应证中医动态辨治的疗效优势，为优化冠心病中医防治方案提供高质量、国际公认的"中国证据"。同时，期待在证候学和治疗学研究基础上形成的循证实践方案，可以为冠心病诊治的"中国方案"提供科学依据，为人类防治冠心病贡献"中国智慧"。

张明雪　李涵

2022 年 6 月

目 录

第一章

冠心病关键词在中医古文献中的分布研究

"探赜索隐，钩沉致远。"文献学研究是挖掘中医药伟大宝库的基石。其中，高频关键词反映了该领域的研究重点，而关键词在某篇文献中的词频反映出在该文献中的重要程度。通过对某一时期某一学科的关键词在领域文献中的统计分布分析可以全面把握该学科发展的现状。目前中医文献信息管理利用度不高，现有的中医文献软件在检索功能、查全率、查准率、检索时间等方面的指标均不容乐观，尤其是中医学中古今异义、异词同义、同词异义的现象更是大大制约了其检索效率。故而，拟定关键词词典，在此基础上进行文献关键词的分布研究，对提高中医文献检索效率，有效为中医临床提供文献参考，具有重要意义。

一、数据来源和关键词的确定

关键词是指能够揭示或表达文献的核心内容、具有实际意义的自然语言词汇，关键词在古文献中出现的频次高低可以确定该领域的研究重点和文献所侧重反映的具体病症。由于一篇文献的关键词是文章核心内容的浓缩和提炼，因此，如果某一关键词在其所在领域的文献中反复出现，则可反映出该关键词所代表的病症是该领域的研究重点。

本研究选取了自秦汉至现代有重要医学价值的 700 部中医文献，内容涉及医经类（33 部）、综合医书类（80 部）、伤寒金匮类（52 部）、温病类（23 部）、诊法类（26 部）、临证各科类（198 部）、本草类（57 部）、方书（71 部）、针灸推拿类（42 部）、养生食疗外治类（17 部）、医案医话类（99 部）、其他类（3 部）12 个门类。本文所选中医古文献朝代分布见表 1–1。

表 1–1　中医古文献朝代分布表

朝代	文献数
汉	11
魏晋南北朝	11
隋唐	17
宋	54
金	18

续表

朝代	文献数
元	32
明	129
清	366
近现代	50
朝代不详	13

书目基本涵盖了中医经典必读书目和历代医家的代表性著述，入选的文献数目与中医学成熟与发展的客观规律相符。因此，选取的书目较有代表性和可信性。

由课题组中医专家提供中医冠心病领域的关键词，这些关键词是在临床实践中总结出来的，保证了统计结果的权威性、可参考性。共有 1521 个关键词，其中包括主关键字 437 个、候选关键字 1010 个和心病病机 74 个。

二、计算机统计分析方法

采用 Delphi 作为统计分析工具，具体过程如下：

搜集整理所用 700 篇中医古文献，并统一保存为纯文本文档格式。将 700 篇文献文档名格式规范为"标号 – 文献名"，标号从 000 到 699。由于数据处理中，Excel 只能存储 256 列，故将文献《000– 神农百草经》——《249– 周慎斋遗书》、《250– 奇经八脉考》——《499– 金匮要略方论》、《500– 金匮要略心典》——《699– 名老中医之路》分 3 段进行统计处理。

将中医专家提供的"冠心病关键词词典" Excel 文件的主关键字列录入关键词表。

将中医文献读入数据库。

设计统计处理算法，将所有关键字在文献中的词频进行统计，结果在 Excel 文件"中医文献标注结果"中输出。

重复上述三个步骤，依次对候选关键字和心病病机的词频完成统计。

用 Excel 对三类关键词的词频统计结果进行整理排序，对所有关键词进行重点分析，同时生成关键词按分段数统计直方图。

三、关键词词频统计结果及分析

（一）关键词在全部文献出现的词频统计结果及分析

扫码看结果

中医专家提取到的 1521 个不同的冠心病及其合并病关键词在全部文献中的出现总次数为 1113916 次，每个关键词的词频范围为 0~85022，平均词频为 732，这说明其词频变幅较大，充分反映了医家对中医疾病表现的记述各有侧重的特点，而词频范围很宽也表明中医专家选取的关键词较全面地反映了冠心病及其合并病的临床表现。

分析冠心病病名与 5 个核心症状的代表性关键词词频结果可知（表 1-2），这 18 个冠心病代表性关键词占关键词总数的 1.2%，其频次达 73968 次，占频次总数的 6.6%，其平均词频数为 4109，为整体水平的 5.6 倍。这个结果表明，中医专家选取的关键词集中反映了对冠心病认识的核心内容，是具备概括性或代表性的概念，冠心病病症代表性关键词的提取与文献联系密切。此外，对词频大于 10000 的关键词进行了统计，按词频由大到小顺序排列为泻、惊、喘、汗出、膈、气虚、恶寒、湿热、腹痛、头痛、咳嗽、阴虚、血虚、身热、下利、悸、腹满，可以看出这些高频词或用于判断证候属性，或是有助于辨证的全身症状，这也从另一个侧面体现了关键词库代表性与全面性的统一，证实了关键词库的构建较为成功。

表 1-2 冠心病病症代表性关键词词频统计结果

关键词类别	关键词 *	频率
病名	胸痹	1165
症状 1	心痛	6314
症状 2	悸	10083
	心跳	815
	怔忡	1863
	心忪	354
	心慌	168
	心怔	72
	心忡	57
症状 3	气急	2226
	气促	944
	呼吸急促	35
症状 4	喘	37245
症状 5	短气	4594
	少气	4461
	气少	2441
	气短	1124
	呼多吸少	7

表 1-3　词频最高的 17 个关键词词频统计结果

关键词	词频	关键词	词频
泻	85022	头痛	14085
惊	40594	咳嗽	13217
喘	37245	阴虚	12976
汗出	27096	血虚	12157
膈	26515	身热	12077
气虚	22322	下利	12043
恶寒	21027	悸	10083
湿热	16908	腹满	10003
腹痛	14715		

（二）中医文献出现关键词的词频统计结果及分析

每篇文献的关键词词频可以反映该篇文献与中医冠心病的相关程度。在 700 篇中医文献中，1521 个关键词出现的词频总数为 1303091 次，每篇文献涵盖关键词的词频范围为 0～35786，平均词频为 1861。这些关键词在文献中出现的词频范围波动较大，但除《十二经补泻温凉引经药歌》之外，均有命中关键词，体现出中医专家选取的关键词与各篇文献均相关，也在一定程度上反映出冠心病及其合并病症状多样，在各类中医文献中均能找到相关条目，为临床辨治提供启发。

其中关键词词频在 5000 以上的文献共有 48 篇。从表 1-4 中可看出，这些文献涵盖了医经、本草、方剂、临床各科、伤寒金匮、温病、医论医话等书目属类，较有代表性地体现了文献学的各类属性特点。其中，高频关键词出现最多的书籍以明清时期的综合医书类、内科临证类书目居多，这与冠心病及其常见合并病的疾病属性相关，并体现了明清时期内科临床医学成熟与发展的特点。大型本草、方书中关键词出现频次亦较多，这与宋金元时期方书编著与理论升华的历史特点亦较为契合。此外，这些关键词不单纯出现在内科专著中，在妇科、儿科为主的专著中也有体现，可见中医学据象辨证的特点，也提示我们在未来可有侧重地进一步科学利用这些中医经典书目。

表 1-4　关键词词频大于 5000 的中医古文献统计结果

书名	关键词词频	属类	年代
普济方	35786	方书类	明
古今医统大全	28242	综合医书类	明
圣济总录	26339	方书类	宋

续表

书名	关键词词频	属类	年代
医学纲目	23070	综合医书类	明
医宗金鉴	21618	综合医书类	清
景岳全书	20517	综合医书类	明
医学入门	19283	综合医书类	明
太平圣惠方	18622	方书类	宋
冯氏锦囊秘录	16952	综合医书类	明
本草纲目	16777	本草类	明
续名医类案	16595	医论医案类	清
杂病广要	15893	临证各科类（内科）	清
医述	14562	综合医书类	清
张氏医通	14227	综合医书类	清
奇效良方	13888	方书类	明
幼幼新书	12475	临证各科类（儿科）	宋
中医临证经验与方法	11489	医论医案类	现代
疡医大全	10753	临证各科类（外伤科）	清
伤寒论纲目	10491	伤寒金匮类	清
保婴撮要	9310	临证各科类（儿科）	明
外台秘要	8752	综合医书类	唐
女科证治准绳	7604	临证各科类（妇产科）	明
寿世保元	7574	综合医书类	明
重订通俗伤寒论	7358	伤寒金匮类	清
类证治裁	7356	综合医书类	清
类经	7309	医经类	明
医学衷中参西录	7298	综合医书类	民国
备急千金要方	7217	方书类	唐
订正仲景全书伤寒论注	7112	伤寒金匮类	清
玉机微义	7048	综合医书类	明

书名	关键词词频	属类	年代
中国百年百名中医临床家——李翰卿	6843	综合医书类	现代
世医得效方	6715	方书类	元
本草品汇精要	6591	本草类	明
顾松园医镜	6307	综合医书类	清
伤寒论辑义	6221	伤寒金匮类	清
本草述钩元	6065	本草类	清
证类本草	6048	本草类	宋
伤寒溯源集	5941	伤寒金匮类	清
万病回春	5560	综合医书类	明
症因脉治	5477	综合医书类	清
临证指南医案	5468	医论医案类	清
针灸大成	5441	针灸推拿类	明
千金翼方	5405	方书类	唐
伤寒大白	5271	伤寒金匮类	清
古今医鉴	5270	综合医书类	明
医碥	5254	临证各科类（内科）	清
济阴纲目	5144	临证各科类（内科）	明
证治汇补	5062	综合医书类	清

综上，本研究应用 Delphi 开发环境，对 700 篇中医古文献进行了领域专家给出的 1521 个关键词的词频统计分析，得出中医冠心病关键词在古文献中的分布情况、最高频关键词与最相关文献。其统计结果分析表明，中医专家提取的关键词具有代表性和系统性特点，可作为文本挖掘的索引结构，所选文献属类全面，有较好的代表性，可作为进一步文本挖掘的中医文献数据库。该项研究为中医冠心病本体设计与查询提供技术支持，可提高查阅者的查阅速度，降低查阅者选择文献的盲目性，使得查阅者可通过直观输入关键词而得到较全面的检索结果。这样使查阅者能够有更多的时间只关注查找到的信息，而不必再花时间和精力去考虑信息得到的过程，从而为科学应用中医经典文献提供技术支持。

第二章

冠心病合并病中医证治理论研究

第一节 中医学对冠心病合并心力衰竭的证治理论研究

一、病名溯源

1. 冠心病病名溯源

冠心病隶属于中医学胸痹心痛范畴。殷商时期甲骨文《卜辞》曰："庚戌……贞：王心若口其佳锌。"又曰："己酉卜，宾，贞：王心不一。"说明大王心脏不适，是否有邪祟。之后，胸痹、心痛、卒心痛、胸痹心痛、心疝、厥心痛、心痹、真心痛等病名在经方典籍中不断衍生出来。《内经》中曾多次提及"心痛"一词，如《素问·标本病传论》曰："心病先心痛"，《灵枢·五邪》曰："邪在心，则病心痛喜悲，时眩仆"，《灵枢·经脉》曰："心手少阴之脉……是动则病……心痛"等。"胸痹"一词始见于《养生方》《黄帝内经》，直至汉代，张仲景在《金匮要略》才正式提出胸痹心痛这一病名并加以论述。《金匮要略》曰："胸痹之病，喘息咳唾，胸背痛，短气，寸口脉沉而迟，关上小紧数，瓜蒌薤白白酒汤主之。"葛洪《肘后备急方·治卒患胸痹痛方》曰："胸痹之病，令人心中坚痞忽痛……胸满短气，咳嗽引痛，烦闷自汗出，或彻引背脊……数日害人。"巢元方《诸病源候论·咽喉心胸病诸候》曰："胸痹候：寒气客于五脏六腑，因虚而发，上冲胸间，则胸痹。胸痹之候，胸中愊愊如满，噎塞不利。"历代古籍对心痹心痛描述颇多，且所涉范围甚广，不仅涵盖了现代医学所描述的冠心病，也涵盖了肺系及消化系统的一些症状。《证治准绳·诸气门》曰："胸痹，心下满而不痛为痞，心下满而痛为胸痹。"将胸痹与胃痛做了区分。胸痹心痛与现代医学所述冠心病最为相近。

2. 心力衰竭病名溯源

中医学中无"心力衰竭"之病名的明确定义及记载，但早有对心力衰竭临床症状的描述。马王堆汉墓出土的《足臂十一脉灸经》载："三阴之病乱，不过十日死……循（脉）如三人参春，不过三日死"中所描述的脉象就是大家所熟悉的心力衰竭时联律的脉象。《素问·逆调论》说："夫不得卧，卧则喘者，是水气之客也。"《上经》云：水在心，心下坚筑、短气，是以身重少气也。夫水者，循津液而流也。肾者水脏，主津液，主卧与喘也。"《素问·水热穴论》说："水病下为胕肿大腹，上为喘呼不得卧者，标本俱病。"这两句所描述的症状与现代医学所定义的心衰的临床表现颇为相似。晋·王叔和《脉经·卷三》"心衰则伏，肝微则沉，故令脉伏而沉"中首次提到心衰一词。汉·张仲景《金匮要略·水气病脉证并治》曰"心水者，其身重而少气，不得卧，烦而躁，其人阴肿""水之为病，其脉沉小，属少阴"中明确提出心水这一病名，并对其进行了描述。《小品方·卷第一·治虚满水肿方》载："肿从胸中起，名为赤水，其根在心，葶苈主之……先从手足肿，名曰心水，其根在小肠，巴豆主之。"进一步对心水的病位、病名及症状进行了描述，这与我们现在所认识的心衰极其相似。《华佗神方·卷一·一〇二二·论心脏虚实寒热生死逆顺脉证之法》："心胀则短气，夜卧不宁，时有懊忱，肿气来往，腹中热，喜水涎出，凡心病必日中慧，夜半甚，平旦静。"其中对心胀一词的描述与现代心力衰竭的症状亦相似。直到张锡纯提出了"心脏麻痹"这一病名，不仅形象地描述了心衰，而且与心力衰竭这一词也更加贴近，但都不能和现代医学所定义的心衰完全相切合。根据心衰的临床表现，将心衰归属于中医学的"胸痹""心悸""痰饮""水肿""肿胀""喘证""脱证"等范畴对其进行辨证论治。

二、病因病机

1. 冠心病的病因病机

《金匮要略·胸痹心痛短气病脉证治》曰："夫脉当取太过不及，阳微阴弦，即胸痹而痛，所以然者，责其极虚也。今阳虚知在上焦，所以胸痹、心痛者，以其阴弦故也"，认为阳微阴弦为其病因病机。《针灸甲乙经》"胸中瘀血，胸胁楂满，膈痛"，明确提出瘀血为胸痹心痛的病因。《诸病源候论》"心痛者，风冷邪气乘于心也"，阐明了寒冷邪气为又一致病因素。《三因极一病证方论》对冠心病的病因做了全面的总结，认为胸痹病因为外感六淫、七情内伤、饮食劳倦。而后明清时期各医家又对其进行了补充和完善，归结为外感六淫、七情内伤、饮食劳倦、脏腑内伤传变等。

《素问·举痛论》曰"脉泣则血虚，血虚则痛，其俞注于心，故相引而痛"，指出血虚导致脉道不畅，血行滞涩，明确论述了不荣则痛的致病机理。《素问·举痛论》："寒气入经而稽迟，泣而不行，客于脉外则血少，客于脉中则气不通，故卒然而痛。"对寒凝所致气滞血瘀的病理过程进行了详述，指出不通则痛的致病机理。《医碥》云："须知胸为清阳之分，其病也，气滞为多"，意在指出气滞可致脉道痹阻，不通则痛，发为胸痹。《丹溪手镜·卷之中·心腹痛》云："痰水停饮留结不散名胸痹。"《诸病源候论》有"心痛而多唾者，停饮乘心之络故也""夫心痛，多是风邪痰饮，乘心之经络"，指出痰饮为致病要素。《血证论》云："痰水之壅，由瘀血使然。"又说："心主营血，营血通心，热邪侵袭，热入营血，灼烧营血，热结血干，血瘀内生，心脉痹阻，发为胸痹心痛。"《素问·刺热》云："心热病者，先不乐，数日乃热，热争则卒心痛。"《诸病源候论》说："壅瘀生热，故心如悬而急，烦懊痛也。"《血证论》云："火不宣发，则为胸痹。"以上均指出火热之邪可致胸痹。《症因脉治》曰"胸痹之因……痰凝血滞"，《古今医鉴》云"心脾痛者，素有顽痰死血……种种不同"，对痰瘀相兼的病理证型做了概括。《素问·血气形志》云："形乐志苦，病生于脉。"《证治准绳·心痛胃脘痛》云："心统性情，始由怵惕思虑则伤神。神伤脏乃应而心虚矣，心虚则邪干之，故手心主包络受其邪而痛也。"强调了情志因素在胸痹的发生发展中的致病作用。虞抟《医学正传》亦曰："原厥初致病之由，多因纵恣口腹，喜好辛酸，恣饮热酒煎，复食寒凉生冷，朝伤暮损，日积月深，自郁成积，自积成痰，痰火煎熬，血亦妄行，痰血相杂"，体现了饮食不节则聚湿成痰，日久痰瘀蕴结，痹阻心脉的病因病机。《玉机微义·心痛》言"然亦有病久气血虚损及素作劳羸弱之人患心痛者，皆虚痛也"，《太平圣惠方》"卒心痛者，本于脏腑虚弱，寒气卒然客之"，指出本脏虚弱是患病的基础。

综上所述，历代医家认为胸痹心痛为本虚标实之证，病位在心，病机为心脉痹阻，涉及肺、脾、肝、肾等多个脏腑。气血阴阳亏虚为本，寒、痰、气、火、瘀为标。各病理因素相兼为病，组成各种临床证型。现代医家通过对经典的研读与临床经验的总结，在前人的基础上对胸痹的病因病机进行了深入研究与扩展，现阐述如下：

姜浩、梁君昭、张咏梅等教授认为："心脉痹阻为胸痹心痛的基本病机，将血瘀作为主要的病理因素，气虚、气滞、寒凝、痰湿、热结、脏腑亏虚为致病之因。由于脏腑功能失调，化源不足，气血亏虚，无力行血，致脉道痹阻；或脏腑功能失调，气、血、水运行障碍，血行瘀滞不畅。年老本脏亏虚，本脏自病及他脏传变都可引发心脉痹阻不通。外邪入侵，诱发血行不畅，发为胸痹。"

樊瑞红教授认为："各脏腑功能亏虚，气虚无力鼓动气血，血行滞涩不畅，脉道痹阻；推崇《金匮要略》'阳微阴弦，即胸痹而痛'，认为各脏腑阴阳失调，胸阳痹阻为发病机理。将胸痹心痛视为本虚标实之证，气血阴阳亏虚为本，寒凝、气滞、血瘀、痰浊为标。"

吴伟教授则打破了温阳散寒的固有局面，另辟蹊径，以隋·巢元方《诸病源候论》云"其久心痛者……为风邪冷热所乘痛也"，以及金·刘完素所说"暴病暴死者，属火"为理论依据，认为火热煎熬致瘀，心脉痹阻，引发胸痹心痛。提出热毒血瘀这一新概念，认为坏死的组织及炎症反应等病理变化应归属于传统医学中的瘀毒范畴。

崔桐华教授受《灵枢·厥病》中肝心痛、肾心痛、脾心痛、肺心痛等记载的启发，认为胸痹心痛与五脏相关，再加以引申，配以五行属性，将五行之间相生相克的理论得以拓展。五行之间存在着相互依存、相互制约的生我、克我、我生、我克的关系，引申而来，五脏之间也存在着这种相生相克的关系，提倡五脏相关理论。那么，胸痹心痛的病位虽然在心，但可分别从其他四脏入手，加入益气健脾、补益肺肾、疏肝理气之品，临床增效显著。

李以义教授则从痰瘀互结角度切入，认为痰瘀胶结是胸痹心痛病机的症结所在。《灵枢·百病始生》云："凝血蕴里而不散，津液涩渗，着而不去，而积皆成矣"，记载了痰瘀在疾病的发生发展中占有重要地位。朱丹溪亦曾将许叔微"痰成窠囊"理论与自己的临床经验相结合，提出痰瘀同治的治疗观点。李以义教授在前人的理论指导下，结合临床，认为胸痹心痛是由脏腑功能衰退，影响气血津液运行，积聚成痰成瘀，痹阻于心。痰瘀相互影响、相互促进，最终形成恶性循环。

靳冬慧教授认为气化功能失常为胸痹心痛发生的根本。《难经·三十一难》言："三焦者，水谷之道路，气之所终始也"，《金匮要略心典》言："肝喜冲逆而主疏泄，水液随之上下"，均指出气血津液皆需在气化功能正常的前提下才能够正常的输布运行。气化功能失常，聚湿成痰，聚血成瘀，痰瘀久积化热。《症因脉治·胸痛论》言："内伤胸痛之因，七情六欲，动其心火，刑及肺金，或怫郁气逆……则痰凝气结；或过饮辛热，伤其上焦，则血积于内，而闷闭胸痛矣"，指出了火热之邪亦可引发胸痹心痛。至此，靳冬慧认为脏腑气化功能失常，聚痰成瘀，郁久化热为胸痹心痛病理机制的关键所在。

刘晴晴、姜昆、陈晓虎教授研读经典，《素问·五常政大论》载"风行于地……心痛胃脘痛，厥逆膈不通"，《诸病源候论》载"心痛者，风冷邪气乘于心"，认为风的善行数变、易袭阳位的生理特点与胸痹心痛的发病机理相切合。认为风邪可侵袭心络，致使心脉挛急，发为心痛。《素问·至真要大论》载"诸风掉眩，皆属于肝"，说明风邪致病不仅可以外感，还可以内生。血虚生风、热极动风、肝阳化风均为内生风邪的发生机理。且外风又可引动内风，相互影响，相兼为病。

至此，对冠心病的认识可以总结为，冠心病为本虚标实之证，气血阴阳亏虚为本，寒凝、气滞、痰瘀、热毒、风邪为标，且相兼为病。病位主要在心，与其他四脏相关。病因为外感寒邪、饮食失节、劳逸失度、年老体虚等，病机为心脉痹阻。

2. 心力衰竭的病因病机

作为心血管疾病的终末阶段，心力衰竭的病因病机较复杂。《素问·气交变大论》载"岁水太过，寒气流行，邪害心火……甚则腹大胫肿"，可知外感寒邪为其发病的重要诱因。《素问·生气通天论》曰"味过于咸，大骨气劳，短肌，心气抑；味过于甘，心气喘满"，提及饮食不节亦可发病。《灵枢·口问》云"心者，五脏六腑之主也……悲哀愁忧则心动，心动则五脏六腑皆摇"，明确指出情志内伤可导致本病。《素问·脏气法时论》："肺病者，喘咳逆气，肩背痛，汗出……虚则少气不能报息；肾病者，腹大胫肿，喘咳身重"，《灵枢·经脉》："肺手太阴之脉……是主肺所生病者，咳，上气喘喝，烦心胸满"，体现了脏腑经脉传变可致病。《灵枢·经脉》："手少阴气绝则脉不通……脉不通则血不流"，则描述了气血失调的病理改变。《伤寒论·辨太阳病脉证并治上》"太阳病，下之后，脉促胸满"描述了外感之后，误用下法而发病。刘纯《伤寒治例》言："气虚停饮，阳气内弱，心下空虚，正气内动而悸也"，明确指出阳气亏虚为心衰病机的关键。《金匮要略·水气病脉证并治》言："血不利则为水。"由此可见，外感六淫、饮食不节、七情内伤、气血失常、脏腑经络传变皆为心衰的发病因素。本病为虚实夹杂之证，缓解期以本虚为主，发作期以标实为主。病位主要在心，涉及肺、脾、肾。关键病机为水停，气虚、血瘀、阳虚为本病的重要病理因素。

现代医家大多认为，气（阳）虚为本病之根本。《类经附翼》"天之大宝，只此一丸红日，人之大宝，只此一息真阳"，《素问·生气通天论》曰"阳气者，若天与日，失其所则折寿而不彰，故天运当以日光明，是故阳因而上，卫外者也"，亦指出了阳气的重要性。若人的阳气亏虚，失其温煦推动的作用，则气血津液运行不畅，形成瘀血、痰浊、水饮等病理产物，均为心衰的病理因素，将诱发、加重本病。本病多发生在高龄群体，年老体虚，易耗气伤阴；心衰的病程较长，日久阳损及阴。《素问·阴阳应象大论》

言："阴在内，阳之守也；阳在外，阴之使也。"邹旭教授以整体观为原则，认为作为母子之脏的心脾在心衰的发病过程中是相互影响的。脾胃为中焦之枢纽，气血生化之源，气血津液的化生、输布代谢均需脾胃的参与。脾胃功能失常，则气血生化乏源，聚湿成痰均可为心衰的发生发展埋下伏笔。张艳教授总结前人经验，结合现代人的生活环境，认为现代生活条件富裕，易多食肥甘厚腻之味，困遏脾胃，聚湿成痰，郁久生热；且现代人精神压力大，易形成气郁化热的病机，从而引出热毒这一病理因素。

3. 冠心病合并心力衰竭的病因病机

心力衰竭为冠心病的常见并发症，临床常见冠心病合并心衰。中医学认为冠心病合并心衰是本虚标实之证，病位在心，其以气（阳）虚为基础。气虚推动无力，导致气血津液运行障碍，导致气滞、血瘀、痰饮、水湿等病理产物生成；气虚及阴，阴血亏虚，血脉不利，脉道痹阻不通；久病气虚及阳，阳气不足，失于温煦，在气虚的病理基础上，进一步形成阳虚水泛的病理改变，甚则阳损及阴，导致阴阳两虚。晋玉梅等人认为冠心病合并心衰早期以气阴两虚为病理基础，在其基础上形成湿阻血瘀的病机。郭维琴、高天辉教授总结临床经验，认为心衰后期，损伤脾肾之阳，聚湿生痰，形成阳虚水停之证。总之，气（阳）虚－血瘀－水停贯穿本疾病发生发展的整个过程。

三、辨证论治

基于冠心病合并心衰虚实夹杂的复杂病机，临床常以标本兼顾为原则。晋玉梅认为气阴两虚为其本，瘀血、湿浊为其标，运用益气养阴、活血祛湿之法进行治疗后，心脏功能、6 分钟步行试验、中医证候疗效比较等临床指标均显著改善。赵书刚、徐巍华、郭维琴等教授认为气（阳）虚－血瘀－水停为冠心病合并心衰主要病理环节，临床上以益气温阳、活血利水为治疗原则，临床症状缓解明显，且有关检查显示，其可有效降低血中 BNP（脑钠肽）水平，防止心室重构。临床大量研究均显示，应用中药对其进行干预治疗，可改善患者临床症状，提高患者生存质量，降低远期死亡率。

1. 从阳虚辨治冠心病合并心力衰竭

冠心病合并心衰即在冠心病的病理基础上，出现喘息，气短，神疲，乏力，颜面浮肿，双下肢浮肿、按之凹陷不易恢复甚或凹陷不起，喘促难卧，腹大胀满、按之如囊裹水、动摇有声等一组症候群。根据其临床各病理阶段的证候表现，将冠心病合并心衰归属于中医学的"胸痹""心悸""痰饮""水肿""肿胀""喘证""脱证"等范畴。本研究认为，冠心病合并心衰为本虚标实之证，阳气亏虚为本病的病理基础，阳虚可致寒凝、气滞、瘀血、饮停、痰浊、水湿等丛生，各病理因素相互兼杂，形成复杂的病理机制。本病病位主要在心，涉及肺、肝、脾、肾等脏腑。各脏腑生理功能失调，相互影响，导致气血津液代谢障碍，促进了本病的发生与发展。

五脏阳气与冠心病合并心衰关系密切。"阳气者，若天与日""留得一分阳气，便有一分生机"，均指出了阳气在生命活动中的重要地位。阳气者，根于命门，分布于各脏腑器官并发挥着各自的生理作用。脏腑之阳气，是脏腑之气中具有温煦、激发、兴奋、促进等作用的部分。心阳者，具有温煦推动血液运行，使血行畅通的作用，且下温肾阳；心阳亏虚，易致瘀血这一病理产物，血不利则为水，进一步可影响水液代谢，形成水饮。肺具有宣发津液、助心行血的作用，肺的宣发功能正常，则全身水液正常输布代谢，且血行通畅。肺失宣发，则形成痰饮、水湿等病理产物，痰饮、水湿之邪阻于脏腑、经络，影响全身血液运行，致使血行瘀滞不畅。肝具有升发、兴奋的作用，肝失升发、兴奋，则气机不畅，导致气滞血瘀。脾阳具有运化水谷精微、温煦四肢肌肉的作用，脾阳亏虚，则聚湿成痰，四肢不温。肾阳者，为一身阳气之根，温煦脏腑、气血津液，使其正常运行。肾阳亏虚，则主水功能受损，致使水饮内停。由此可见，五脏阳气亏虚，其温煦、推动、激发、兴奋等作用受损，气血津液代谢失常，寒邪、气滞、瘀血、痰饮、水湿等病理产物生成，相互兼杂，相互影响。形成阳气亏虚为本，气、血、痰、饮、湿为标的病理机制，与冠心病合并心衰的病机相契合。

心肾阳虚与冠心病合并心力衰竭密切相关。年老体虚或久病耗伤，肾阳受损，中医学认为"阳为气之体，气为阳之用"，肾阳不足，则肾失气化，全身水液代谢障碍，痰饮内停，出现少尿、水肿等临床表现。心为君主之官，为阳中之阳，主血脉，心阳不足，虚寒内生，失去其温煦及推动的作用，无力鼓动气血，血行瘀滞不畅，则血瘀于心，心脉痹阻；胸阳不振，寒邪趁机侵入，进一步加重本病。《素问·评热病论》言："邪之所凑，其气必虚。"寒为阴邪，阻遏气机；气为血之帅，气行则血行。外感寒邪壅遏气机，导致心脉痹阻不通，为冠心病合并心衰早期病理改变，临床常见胸部隐痛、喜温、喜按、胸闷、气短、畏寒肢冷、神疲等临床表现。肾为一身阳气之根本，肾阳亏虚，必及于五脏六腑之阳气。肾阳亏虚日久不能上温心阳，致使心阳亏虚。心肾阳虚，鼓动气血无力，水液代谢失调，形成寒饮内停，瘀阻脉络的危重证候，可见手足青至节，心痛甚，且发夕死的临床表现，甚至发展为阳气衰竭，阴阳离决的终末阶段，大多为久病重病之候，表现为心胸绞痛，喘促难卧，大汗淋漓，四肢厥冷，病情危笃。

心肺气虚与冠心病合并心力衰竭密切相关。心者，主血脉，主行血，具有推动全身血液运行的作用；肺者，朝百脉，主治节，助心行血。肺主气，司呼吸，生成宗气。宗气具有贯心脉，助心行血的功能。心肺阳气亏虚，失于对津血的温煦、推动，血液运行不畅，聚痰成饮，痰瘀互结，痹阻于心，临床表现为心悸、胸闷、胸痛、气短、咳喘、吐痰清稀、神疲、声低懒言、自汗等症状。心阳亏虚日久，母病及子，则脾阳不足；不能下温肾阳，则肾阳亏虚，导致脾肾阳虚。脾阳亏虚，则脾失健运，水谷精微化生乏源；肺失肃降，肾失摄纳，清气不能与水谷精微之气汇聚于胸中，则宗气生成不足。宗气者，走息道，行呼吸，贯心脉，行气血。宗气不足，则出现呼吸困难，气短，心前刺痛等临床表现。

肺肾气虚与冠心病合并心力衰竭密切相关。肺主行水，具有通调水道的生理功能。肺气亏虚，则肺失宣发肃降，津液输布代谢障碍，聚痰成饮，痰饮上逆于肺，出现咳嗽、咳痰、气喘等病变。停于经络，则出现周身浮肿、少尿的病理表现。肾者，水脏，主水液，具有调节水液代谢的作用，若先天不足、年老体虚、久病失养等，导致肾阳虚衰，水气不化，停于脏腑、肌表。留于脏腑者，水气上泛中上二焦，凌射心肺。正如《金匮要略·水气病脉证并治》言："心水者，其身重而少气，不得卧，烦而躁，其人阴肿"，明确指出了喘、悸、肿诸症是阳虚水泛上凌心肺之表现。留于经络体表者，则见周身浮肿，按之凹陷不起。肺肾气虚，肺失宣发肃降，肾失摄纳，则见喘促难卧，甚则鼻翼扇动，张口抬肩，咳吐粉红色泡沫样痰。肾阳亏虚易致中阳不足，致使肺脾肾三脏阳气亏虚，肺失宣发肃降，脾失运化，肾失温化，则全身水液代谢失常，聚痰成饮，停于体内。痰饮、水湿为冠心病合并心衰的重要病理因素，促进本病的发生与发展。《素问·经脉别论》云："饮入于胃，游溢精气，上输于脾，脾气散精，上归于肺，通调水道，下输膀胱，水精四布，五经并行。"明确指出了肺、脾、肾三脏在津液代谢方面的协调作用，在痰饮、水湿病理产物的形成中起关键作用。

　　脾肾阳虚与冠心病合并心力衰竭密切相关。脾为阴土，得阳始运，脾阳不足，则水谷精微不能正常输布运化，则气血生化乏源，无力滋养于心，脉道空虚，血行滞涩不畅，心脉痹阻；失于升清，脑窍失养，则头晕、乏力。脾失健运，水液代谢失常，聚饮成痰，停于心络，痰瘀胶结，临床见胸闷、胸部刺痛；留于体表，则可见肢体浮肿。脾喜燥而恶湿，中阳不足，则易聚湿困脾。湿属阴邪，重浊黏滞，易阻气机，损伤阳气，进一步加重病情。肾阳不足，气化失司，排尿不畅，少尿，水饮内停，加重水肿。脾主运化水液，肾为主水之脏，维系着全身水液代谢平衡。脾肾阳虚，则脾失运化，肾失气化，水液代谢失常，聚痰成饮，留于体内，则肢体困重，发为水肿。痰饮内停，则壅滞气机。肝主疏泄，具有疏通、畅达全身气机的作用，促进一身血液与津液的输布运行，为全身气机之枢纽。气机壅滞不畅，则肝主疏泄功能失常，全身气血津液代谢障碍，导致气滞、痰凝、血瘀，三者相互交结于胸胁，临床表现为胸胁胀满疼痛，此期病机复杂。肾为先天之本，脾为后天之本。《景岳全书·脾胃》云："水谷之海，本赖先天为之主；而精血之海，又必赖后天为之资。"肾阳亏虚日久，累及心脾，不能上济心阳、中温脾阳。中阳不足，则脾失健运，聚湿成痰，则出现纳差，脘腹胀闷，恶心呕吐等症状，与右心衰时消化系统的症状相吻合。心阳不振，则气血运行壅滞不畅，与中焦痰湿交结，阻于胸腹，上逆于心，发为本病。《金匮要略·胸痹心痛短气病脉证并治》载："胸痹心中痞气，留气结胸，胸满，胁下逆抢心，枳实薤白桂枝汤主之，人参汤亦主之。"明确阐释了心阳不振，痰浊中阻，气结于胸这一病理机制。

冠心病合并心衰阳虚证型的诊断要点：冠心病合并心衰以心悸、胸闷、胸痛、气短、喘息、神疲、乏力、颜面虚浮、双下肢浮肿为主症。以心阳虚为主，兼见胸部隐痛、喜温、喜按、畏寒肢冷、神疲、出汗清稀、面色苍白、舌淡白、胖大、苔白滑，脉沉。以脾阳虚为主，兼见纳少、便溏、双下肢浮肿按之凹陷不易恢复、手足不温、面色苍白、舌淡白、胖大、苔白滑，脉沉滑。以肾阳虚为主，兼见腰膝酸软、四肢逆冷、水肿、腰以下肿甚且按之凹陷不起甚或喘促难卧、腹大胀满按之如囊裹水且动摇有声、少尿、夜尿频、面色黧黑、舌淡白、胖大、苔白滑，脉沉细。

从"阳虚"论治冠心病合并心衰的组方遣药：

　　参芪瓜蒌薤白半夏汤：瓜蒌薤白半夏汤首见于汉·张仲景《金匮要略》。《金匮要略·胸痹心痛短气病脉证并治》曰："夫脉当取太过不及，阳微阴弦，即胸痹而痛，所以然者，责其极虚也。今阳虚知在上焦，所以胸痹心痛者，以其阴弦故也。"仲景将胸痹病机归纳为"阳微阴弦",并首创方剂瓜蒌薤白半夏汤。《金匮要略》载:"胸痹不得卧,心痛彻背者,瓜蒌薤白半夏汤主之。"张明雪教授在此基础上加入黄芪、人参(红参、西洋参),与其气(阳)虚的病理基础相契合。黄芪、人参为补气之佳品,气虚渐重致阳虚,可入温补之红参;气虚兼热者,可入西洋参,以减轻其燥热之性,兼清热除烦之用。瓜蒌与半夏相配以化痰宽胸散结。薤白者,通阳散结之品,加强通脉之功效。

苓桂术甘汤:《伤寒论》中"伤寒,若吐若下后,心下逆满,气上冲胸,起则头眩,脉沉紧,发汗则动经,身为振振摇者,茯苓桂枝白术甘草汤主之",对苓桂术甘汤有明确记载。《金匮要略·痰饮咳嗽病脉证并治》亦言:"心下有痰饮,胸胁支满,目眩,苓桂术甘汤主之。"表明苓桂术甘汤为治疗阳虚饮停上逆于心的重要方药。中阳不足,失于运化,水饮内停,上泛心胸,则心悸、胸闷;失于升清,清窍失养,则头晕。方用桂枝振奋脾阳,以杜绝痰饮生成,兼以舒展胸阳,降逆平冲,为治疗心悸、怔忡之要药。白术健脾利水,配以茯苓,共奏利水化饮之效。甘草益气健脾和中。全方共四味药,力专温阳健脾,利水化饮,为治疗冠心病合并心衰的经方。

加减二仙汤:二仙汤载于我国著名医家梁颂名所著的《中医方剂临床手册》。二仙汤由张伯讷教授创制,该方临床疗效显著,已获得中医界的认可。本方由仙茅、淫羊藿、巴戟天、当归、黄柏、知母六味中药组成,全方共奏补肾阳、滋肾阴、泻肾火之功。课题组认为肾阳亏虚为冠心病合并心衰致病之根,而肾阳为一身阳气之根,注重培补肾阳,临床常取仙茅、淫羊藿二味中药以补肾壮阳,获效明显。淫羊藿可温补命门之火,仙茅为补阳之峻剂,二药合用可温肾助阳,加强全身水液代谢,以利水消肿。肾阳充足,则可上济心阳,中暖脾之阳,以杜绝致病之因。

2. 从大气下陷辨治冠心病合并心力衰竭

《内经》《金匮要略》《医门法律》《医学衷中参西录》均对"大气"进行了论述。《内经》中"大气"有真气、经气、邪气、宗气之义。《灵枢·邪客》云"大气即为宗气,积于胸",故大气可走息道而司呼吸、贯心脉而行气血。《金匮要略·水气病脉证并治》云"阴阳相得,其气乃行。大气一转,其气乃散",论述了温通阳气法治疗胸中大气虚衰、阴寒内阻、阳气不行所致水气病的道理。喻嘉言在《医门法律》中撰述《大气论》,认为"五脏六腑,大经小络昼夜循环不息,必赖胸中大气""大气一衰,则出入废,升降息,神机化灭,气立孤危矣",从气的功能和气机的角度论述大气的作用。

对临床影响最大的当推张锡纯的"大气下陷"理论。"大气者,以元气为根本,以水谷之气为养料,以胸中之地为宅窟者也",认为胸中大气与肾中精气、水谷精气、自然清气密切相关,其作用在于"撑持全身""包举肺外,司呼吸""振作精神,以及心思脑力、官骸动作"(《医学衷中参西录·第四卷》)。大气下陷可表现为短气、心中发热、咽干、怔忡、满闷、神昏、健忘等症,主证为"气短不足以息,或努力呼吸,有似乎喘,或气息将停,危在顷刻""其兼证,或寒热往来,或咽干作渴,或胸满怔忡,或神昏健忘。其脉象沉迟微弱,关前尤甚。其剧者,或六脉不全,或参伍不调……"可由劳苦过度、下元亏虚、饮食不节、泄泻日久、服降气、破气药物太过等而致内外之气不相顺接。并制升陷汤治疗大气下陷证,方用黄芪补气升气、知母制燥、柴胡引气左升、升麻引气右升、桔梗引药上行，共奏益气升陷之功。

现代以来，从大气下陷论治病毒性心肌炎、冠心病等在临床获效甚验。曹洪欣教授认为，大气下陷是大气因虚下陷、宗气无力升举为主要特征的一种病理状态。胸中坠胀、咽中拘紧等为其特征性症状，体现了气虚气陷、心肺失司的病机。并指出大气下陷虚→陷→竭的病理变化，为心病从大气下陷论治提供了全新的思路。

冠心病合并心衰临床主要表现为气短、胸闷、胸痛、心悸、怔忡、喘息、咳嗽、咳痰、水肿、四肢不温。发病人群主要是老年人，体质以气虚质、阳虚质、痰湿质为多。老年人年过四十阴气自半、下元亏虚或素体气虚、心气不足、胸中宗气运转无力则气短；肺气不足、呼吸不利故胸闷；心气虚心神失养故心悸；大气下陷心体无以附丽故怔忡；气陷过甚、气机失司、迫促成喘；大气下陷、咳逆上气故咳嗽；气陷不能布津、水液积于心肺故咳痰；三焦气化失司故水肿；气损及阳，故四肢不温。故大气下陷证与冠心病合并心衰的症状、体征相关。

本研究发现随着冠心病合并心衰的进展，前心衰阶段以气虚为主，主要涉及心、肺、脾；前临床阶段以气虚血瘀为主，可见气滞、血瘀、痰饮、心气虚等；临床阶段以阳虚血瘀为主；终末阶段以阳脱为主。从证候要素上看气虚贯穿其病程始终，并有气损及阳而致痰饮、瘀血并见的变化。症状的频数统计表明，呼吸特征前期最典型的症状为劳累后气短、干咳无痰，临床阶段表现为倚息不能卧、喘促，终末阶段常伴有咳嗽频繁；伴见症状有咽喉如有气阻迫，甚觉咽中发痒。全身症状前心衰阶段多表现为神疲，畏寒，少寐，临床阶段多为烦躁，畏寒或五心烦热，少寐伴惊悸，肢体困重、乏力，晚期则神昏。该研究较好地反映了冠心病合并心衰的临床特点，也从数据上支持了冠心病合并心衰大气下陷的变化过程，即初起可见气短、心前坠胀等"虚"的病理阶段，气短、心前坠胀、胸闷、乏力等症并见则为"陷"的病理阶段，心阳暴脱则为"脱"的病理阶段。

心衰因心室充盈和（或）射血功能受损，心排血量不能满足机体组织代谢需要，以肺循环和（或）体循环淤血，器官、组织血液灌注不足的一组综合征，主要表现有不同程度的呼吸困难、乏力、体力活动受限和体液潴留。冠心病是由于冠状动脉血管发生粥样硬化使血管腔狭窄，甚至斑块破裂，或（和）冠状动脉痉挛，导致心肌缺氧、缺血或坏死而引起的心脏病。实验研究表明，西药联合升陷汤对胸痹的治疗效果较单纯西药组显著，升陷汤在改善胸痹患者心功能方面，疗效明确。这也提示，大气下陷证与心功能不全相关，心功能可作为评价大气下陷证的诊断与疗效指标。

冠心病合并心衰大气下陷证的诊断要点：气短、胸中坠胀为冠心病合并心衰大气下陷证的主症。气短可伴见咽喉发紧、咽中拘急、努力呼吸、有气息不通之感的特征性表现，患者常努力吸气以求症状暂时缓解，其气喜入不喜出、上下不接续，主诉可为"拔气""喘不上来气""气喘""大叹气""喉咙发紧""咽干"等。胸中坠胀为患者自觉胸中窒闷、下坠感，或可见心悬若饥状。临床上常气短、胸闷、心悸、乏力并见，脉沉迟无力、关前尤甚。舌淡、苔白属气虚，舌暗红或红、脉数属阴虚，脉律不齐则为宗气虚、血脉瘀滞之象。

冠心病合并心衰大气下陷证的常用方药：

参芪瓜蒌薤白半夏汤：方见"从阳虚辨治冠心病合并心力衰竭"部分。由于本病的高发人群为中老年患者，多见阳气亏虚，在临证之时，多加人参、芪以益气。对虚热患者用西洋参，虚寒患者用白参或红参，主要是因为，西洋参性凉，其功效补气养阴，清热生津，用于内热、虚热烦倦者；白参性温、平，其功效大补元气，复脉固脱，用于体虚欲脱，肢冷脉微者；红参性温，功效大补元气，益气摄血，用于气血不足偏阳虚者，其补虚作用强于白参。

升陷汤：该方的药物组成有生黄芪、知母、升麻、柴胡、桔梗。功效为益气升陷。本方由张锡纯首创，记载于《医学衷中参西录》中，其主治"胸中大气下陷，气短不足以息……其脉象沉迟微弱……或六脉不全，或参伍不调"。张锡纯论加减法云"气分虚极下陷者酌加人参数钱""萸肉数钱以收敛气分之耗散"。临证中多于原方之外加麦冬清心润肺、柔养心阴；对心背冷痛者，加桂枝以温心肺之阳、降咳逆之气；心悸怔忡者，加生龙骨、生牡蛎收敛耗散之气，兼用龙骨化瘀血（《本经》谓之主癥瘕）、牡蛎消坚结之功；阳虚便溏者，加山药、薏苡仁补脾止泻；下肢水肿者，加白术、茯苓、防己、益母草，实脾活血利水；脘腹胀闷者，加厚朴、枳实、鸡内金导滞消积；营阴涩滞瘀血内停者，加当归、赤芍、川芎以瘀去气复。

3. 从肝论治冠心病合并心力衰竭

中医学认为，肝的主要生理功能为主疏泄、主藏血，在体合筋，其华在爪，开窍于目。肝在五行中属木，为阴中之少阳。足厥阴肝经循行于两肋部，其经脉从足上行，与手太阴肺经交接于胸中。其中，肝主疏泄是指肝具有疏通、畅达的功能。肝的疏泄功能对全身的气机调畅、血液运行和津液代谢起着重要的调节作用。朱丹溪在《格致余论·阳有余阴不足论》中曰"司疏泄者，肝也"，明确指出了肝主疏泄的生理功能。另外，肝具有储藏血液的功能。如《灵枢·本神》曰："肝藏血，血舍魂。"成无己曰："肝者血之源。"肝藏血液充足，肝气得养，使其冲和条达，不致冲逆，而发挥其正常的生理功能。《四圣心源·血瘀》称："肝主藏血，则凡脏腑经络之血，皆肝家之灌注也。"

肝主疏泄的生理功能异常是冠心病合并心力衰竭的主要病因之一。冠心病合并心力衰竭的病因主要为七情内伤，时令异常，饮食不节，劳逸失度等。对于其典型的临床表现早在《灵枢·厥病》中就有所论述，曰："真心痛，手足青至节……厥心痛，色苍苍如死状，终日不得太息，肝心痛也。"肝郁气滞与冠心病合并心力衰竭的关系密切。气有规律地在体内进行升降出入运动，可以推动血液、津液在体内正常运行。七情郁结，饮食不节，邪气侵袭，或体弱气虚均可导致气滞的产生。如长期的情志抑郁或突然的暴怒都会影响肝的疏泄功能的正常发挥，气机紊乱，脏腑气血功能失调，进而导致肝郁气滞以及肝阳上亢等病理现象的发生。清代医家魏之琇云："七情之病必由肝起。"《内经》云："怒则气上"，更有"百病生于气……肝气郁结，畅达失司，心脉失调，筋脉拘急，血流受阻，则胸痹而痛"之说。朱丹溪亦云："气顺则一身之津液亦随气而顺矣。"《明医杂著·医论》则曰："肝为心之母，肝气通，则心气和，肝气滞，则心气乏。"肝为心之母，肝气通畅则心气和，若肝气郁结，疏泄失司，气滞心胸，脉络不畅，心脉痹阻，可见胁肋部胀满作痛，胸中烦闷郁结如满或胸部如有气结，胀满不适，腹部胀满，查外形无胀满之征等；肝气郁滞日久化火，肝火上炎，灼伤心肺，则可发为心悸、气短诸症等。正所谓肝为发病之源头，心为传病之所在也。

肝郁气滞与冠心病合并心力衰竭血瘀因素密切相关。血液能够在脉管内顺利运行需要依赖于心气的推动，如若肝气郁结，则会导致气的升降出入运动失常，心气紊乱，运血失常，形成血瘀。《沈氏尊生书》载："气运乎血，血本随气以周流，气凝则血亦凝矣，气凝在何处，则血亦凝在何处。"《临证指南医案·郁证》："情怀失畅、肝脾气血多郁。"《血证论》又云："肝属木，木气冲亦条达，不致郁结，则血脉通达。"血瘀可导致多种病变发生，如若血液瘀积于心胸，则会出现心胸部位刺痛，该疼痛可以放射至左肩左背，甚或左臂内侧及左手的小指及无名指处。另外，气为血之帅，血为气之母，血能载气，因此血瘀又可导致气机的阻滞，在临床中血瘀与气滞两种病理因素极易形成恶性循环。

肝郁气滞与冠心病合并心力衰竭痰饮、水湿因素密切相关。痰饮、水湿为有形之阴邪，具有黏、滞的特性，可阻滞气机，影响经脉气血运行。脾为生痰之源，肺为贮痰之器；肾为水之下源，肺为水之上源。痰饮、水湿的产生与肺、脾、肾三脏关系密切。肝气疏泄功能的正常发挥可以促使周身津液正常输布，如若肝气郁结，则会导致周身气机失于条达，肝在五行中属木，肝木升发太过则会乘克脾土，脾土功能虚弱，则会导致土不制水的发生。脾胃为中焦之脏，气机升降之枢纽，脾主升清，运化水谷精微物质。如《素问·五运行大论》中云："气有余，则制其所胜而侮其所不胜。"郁怒不解，伤于肝脏，肝之疏泄功能失司，气机失于条达舒畅，则会导致肝气郁滞，肝木过旺则乘其所胜，导致肝木乘土，肝气横逆犯脾的发生，进而导致脾胃气机升降失调，运化水谷津液无力，水湿不得正常的疏布与排泄则停于体内，积聚成痰，痰浊内生，可阻遏胸阳，痹阻心脉，影响心主血脉的功能正常发挥。脾土功能虚弱，则会导致土不治水，影响肾脏蒸腾、气化和封藏功能的正常发挥，进而导致水湿停聚于体内。另外，由于气滞所导致的血瘀，在体内日久不散，长期停滞体内，影响水液的循行，甚则损伤脏腑水液代谢，也会导致痰饮内生。痰饮和水湿停聚于体内在临床上可以见到心悸、怔忡、胸闷如窒、胸中如有外物压迫、气短、喘息不可平卧、夜半憋醒、双下肢乃至全身浮肿等。

肝郁气滞与冠心病合并心力衰竭气、阳亏虚因素密切相关。气具有推动、温煦、防御、固摄气化的功能，肝气郁结，气机郁滞则会导致心气的功能无以正常发挥；肝木太旺则会影响脾土主运化的功能，忧思郁结，耗伤心脾，气血生化乏源，心中空虚。《脾胃论·脾胃虚实传变论》曰："元气之充足，皆由脾胃之气无所伤，而后能滋养元气"，心脏的正常生理功能依靠脾提供的水谷精微化生。同时，"诸湿肿满皆属于脾"，脾运化水液，脾失健运则生成痰饮，阻滞气机可形成瘀血。气虚为阳虚之渐，阳虚为气虚之甚。临床上很多患者是由于气虚久治不愈或失治误治而发展成阳虚。脾气虚日久，寒从中生，可发展为脾阳亏虚，中焦阳气不足，则会导致心阳虚衰和肾阳虚衰的发生。心为五脏六腑之大主，心阳虚可以导致各个脏腑的功能失常。肾为先天之本，肾阳又称元阳，是人体一切阳气的根本。肾主水，肾阳对水液有气化和蒸腾作用，若肾阳不足，蒸腾气化无力，则出现一系列病理表现，肾阳虚证的形成是一个长期的过程。冠心病合并心力衰竭气虚、阳虚的患者在临床中多表现为心悸、怔忡、胸闷、乏力、少气懒言、以手护胸、喜按，虚里部悸动不安，四肢不温等临床表现。

冠心病合并心力衰竭从肝论治的诊断要点：胁肋部胀满作痛，胸中烦闷郁结如满或胸部如有气结，胀满不适，腹部胀满，查外形无胀满之征等为此法的特征性表现。主诉可为"两侧肋叉骨处胀满不适""心烦""容易发脾气""腹部胀闷""失眠""对外界事物极其敏感"等。临床上与冠心病合并心力衰竭的一般症状如气短、胸闷、心悸、乏力、水肿等同时并见，脉弦涩沉迟无力。舌边尖红，苔淡黄。

从肝论治冠心病合并心力衰竭的常用方药：冠心病合并心力衰竭是临床常见病、多发病，其临床症状复杂多样，虚实夹杂，具有复发率高的特点。以肝为切入点，从气短、心悸、胸闷、水肿、脉沉迟无力等症状体征出发，紧扣"胁肋部胀满作痛，胸中烦闷郁结如满或胸部如有气结，胀满不适，腹部胀满，查外形无胀满之征"的特征性表现，以及"情志刺激"的诱发因素，认为冠心病合并心力衰竭与肝的疏泄功能失调密切相关，治以疏肝理气、通阳散结，祛痰宽胸法，将柴胡疏肝散合参芪瓜蒌薤白半夏汤加减化裁，临床上取得了较好的疗效。

柴胡疏肝散由柴胡、川芎、香附、陈皮、枳壳、芍药、甘草组成。此方源于张介宾的《景岳全书》，该书云："柴胡疏肝散治胁肋疼痛，寒热往来。"后世医家根据此方疏肝行气、活血止痛之功效，用于治疗肝郁气滞所致的胁肋疼痛，胸闷善太息等。张明雪教授将其运用于冠心病合并心力衰竭之中，主要取其调气疏肝，解郁散结之功。《景岳全书》："柴胡、芍药以和肝解郁为主；香附、枳壳、陈皮以理气滞；川芎以活其血；甘草以和中缓痛。"《谦斋医学讲稿》解释：此经方即四逆散加川芎、香附，以和血理气，治疗胁痛，寒热交替，主要用来疏肝。柴胡、枳壳、香附则以理气为主，芍药、川芎为佐，再加用甘草用来缓和药性。陈皮性燥，虽能燥湿化痰，但亦能伤及阴液；白芍，酸性收引，易使邪气留恋，故临证时在原方基础上去陈皮和白芍。

两方加减化裁时，参芪瓜蒌薤白半夏汤主要用于通阳散结，豁痰宣痹；柴胡疏肝散主要用于疏肝理气，两方合用可以达到标本同治的效果。组成了以柴胡、香附、川芎、人参、黄芪、半夏、瓜蒌、薤白等药为主的基础方，对临床表现有心悸、胸闷、乏力、夜间不能平卧、胁肋部胀满作痛，胸中烦闷郁结如满或胸部如有气结，胀满不适，腹部胀满，查外形无胀满之征等肝气郁结症状的冠心病合并心衰的患者辨证治疗。气短倦怠，口渴汗出加麦冬、五味子清心润肺、柔养心阴；对心背冷痛者，加桂枝以温心肺之阳、降咳逆之气；心悸怔忡者，加生龙骨、生牡蛎收敛耗散之气，兼用龙骨化瘀血、牡蛎消坚结之功；气短不足以息者，加升麻、桔梗，益气升陷；水肿、喘促者，加防己、车前子、茯苓、泽泻，实脾活血利水以平喘；心胃诸痛者，加丹参、赤芍活血止痛；脘腹胀满者，加厚朴、枳实导滞消积；大便溏薄者，加山药、薏苡仁补脾止泻。

第二节　中医学对冠心病合并高血压的证治理论研究

一、病名溯源

根据高血压的临床表现，中医学将其归属于"眩晕""头痛""头晕"等病的范畴，依据其证候特点，辨证治疗。

二、病机

1. 对高血压病机的认识

对于"眩晕"，《黄帝内经》中称为"眩冒""眩"，对其病机亦有概述，如《素问·至真要大论》中云："诸风掉眩，皆属于肝。"《素问·气交变大论》言："岁木太过，风气流行，脾土受邪，民病飧泄食减……甚则忽忽善怒，眩冒颠疾。"《灵枢·口问》说："上气不足，脑为之不满，耳为之苦鸣，头为之苦倾，目为之眩。"

《金匮要略·痰饮咳嗽病脉证并治》云："心下有支饮，其人苦冒眩，泽泻汤主之。""假令瘦人脐下有悸，吐涎沫而癫眩，此水也，五苓散主之。"认为痰饮是导致眩晕的重要因素。

至巢元方，则在其所著《诸病源候论》中专门设立了"风头眩候"篇，提出了"风头眩者，由血气虚，风邪入脑"的病源学说，他认为眩晕发生的重要病机为肝肾阴虚，气血不足，内外之风邪上犯于脑窍。孙思邈在其《备急千金要方》则首次提出"风眩"的病名及定义："夫风眩之病，起于心气不定，胸上蓄实，故有高风面热之所为也。痰热相感而动风，风心相乱则闷瞀，故谓之风眩。"认为风热痰是导致眩的主要原因。

金元时期的朱丹溪倡导痰火致眩学说，在其《丹溪心法·头眩》中特别强调"无痰则不作眩，痰因火动"。

明代虞抟首次创立了"瘀血致眩"之说，在其《医学正传》中说："外有因坠损而眩运者，心中有死血迷闭心窍而然，是宜行血清经，以散其瘀结。"张景岳则着重强调"无虚不作眩"之观点，其在《景岳全书》中说："眩运一证，虚者居其八九，而兼火、兼痰者不过十中一二耳。"

综上可知，古人对于冠心病及高血压临床表现已有认识，冠心病及高血压均可概括为本虚标实之证，而冠心病多以心气虚、阳虚为主，痰浊、瘀血为标；高血压则以肝肾阴虚为本，痰浊瘀血、风阳上扰为标。

2. 对冠心病合并高血压病机的认识

对于冠心病合并高血压病机的研究虽然鲜有报道，但有不少学者对其证候进行研究，据其证候特点，可以推测该病的病机。通过崔云林、刘洋、付长庚、李高叶等对冠心病合并高血压患者的证候学研究，可知冠心病合并高血压的发病主要与心、肾、肝、脾有关。而其基本病机是本虚标实，本虚以气虚、阴虚为主，标实以血瘀、痰浊为主。下面从中医古籍记载中论述其脏腑及气血津液病机。

冠心病的基本病机为心脉痹阻，其病位主要在心。眩晕的基本病机为清窍失养，其病位主要在脑。从中医学理论来说，冠心病与眩晕的基本病机为心脑功能失调。心脑共主神明，心为五脏六腑之大主，《素问·六节藏象论》曰："心者，生之本，神之变也，其华在面，其充在血脉，为阳中之太阳，通于夏气。"明确指出心作为人生命之根本，在控驭神明，充养血脉方面的重要性。但心主血脉，是心主神明的物质基础，故而更应重视本病心主血脉方面的病机。心主血脉需赖心气充沛、血液充盈、脉道通利，且以心气充沛为主。心气不足则不能行血致胸痹，不能上荣清窍诱发眩晕。

肾为一身阳气之根本，内寓真阴、真阳。人体气化功能的正常依赖于肾之气阳的充足，肾中精气通过三焦输送至全身，温煦濡养着各脏腑组织。若先天禀赋不足，或后天失养，或劳倦损伤肾阴、肾阳，则易致胸痹、眩晕等病。若肾阳不足，不能上温心阳，心阳不振易成胸痹心痛；肾阳不足，气化失司，水液代谢失调，蓄积体内，水泛为痰，痰浊内阻而致胸痹、眩晕之证。若肾阴虚，则肾阳相对亢盛，阳盛则热，热极化火，火热上扰心脉，耗伤心阴，心脉失濡发为胸痹；火热上扰于头则发为眩晕。又因阴虚水不涵木，则肝阳独亢于上，亦可发为眩晕之证。《素问·脏气法时论》中载："肾病者……虚则胸中痛，大腹小腹痛，清厥意不乐""肾虚则头重高摇，髓海不足则脑转耳鸣"，指出了肾虚则心脉失于温煦、濡养而发为胸痹，肾虚脑失所养而发眩晕，强调了肾虚在引起胸痹心痛及眩晕发生过程中的重要地位。

肝主疏泄，主藏血，主升、主动。肝的疏泄功能是肝脏功能总括，是畅调气机、推动血和津液运行的一个重要环节。肝主疏泄功能与主升、主动的特性调节着人体全身气机的升、降、出、入，使全身气血调和，经脉通畅，维持着各脏腑、组织、器官的正常活动。如周学海的《读医随笔》记载："肝者，贯阴阳，统气血，握升降之枢也""凡脏腑十二经之气化，皆必借肝胆之气以鼓舞。"肝主疏泄功能失调，尤其是维持气血运行，协调脾胃气机升降，调节水液代谢功能的失调，是本病的重要病机。如情志不遂，郁怒伤肝，肝失疏泄，肝郁气滞，引起气滞血瘀，痹阻心脉而发胸痹；气滞血瘀则气血不能上荣头面致髓海不充引起眩晕。若肝郁日久化火损伤肝之阴血，母病及子，则心之阴血必受损。肝阴不足，肝阳上亢引发眩晕，同时阳亢于上扰乱心脉，心主血脉受损，易致痰浊、瘀血等闭阻心、脑形成胸痹、眩晕诸病。

脾位中焦，在膈之下。其主要生理功能为主运化、升清和统摄血液。与胃相表里，共为"气血生化之源"，为"后天之本"，且共为气机升降之枢纽。脾的功能正常则水谷得以运化输布、濡养全身，水液得以正常布散，血液得以运行脉中。正如《素问·玉机真脏论》曰："脾为孤脏，中央土以灌四傍。"脾主运化功能失调，即运化水谷、运化水湿功能失调，是本病发生发展的重要病机。虚则气血生化不足，气机调畅失司，体内精微物质不得布散濡养全身，水湿不化则聚而成痰，痰浊壅滞阻碍血行，久之痰瘀互结，痹阻心胸而成胸痹，痰浊壅滞气血不能上荣头面而致眩晕。同时，脾虚致水液停滞，产生痰、湿、饮等致痰浊内蕴，阻滞气机，使清阳不升，浊阴不降，浸淫脑窍而发为本病。

气为维持人体生命活动的最基本物质，气虚则其推动、温煦、气化多方面功能减退，为本病的主要病机。阳虚为气虚的进一步发展，一方面同气虚一样，表现为失于推动；另一方面尤以温煦，气化功能减退表现明显。阳虚生内寒，则脉管收缩，津液、血停聚发为胸痹，眩晕。阴虚主要为津液、精血不足。一方面人体阴液不足，不能涵养阳气，发为眩晕，不能濡养心脉，发为胸痹。另一方面津液不足，则形成内燥，经过炼液成痰的病理过程，形成痰浊。另外，不能化生血液，滑利脉道，形成血瘀。气机调畅是维持人体正常生命活动的必要条件，各脏腑组织有赖人体的调畅保持正常功能，若人体气机壅滞不通，则脏腑功能易紊乱，易生痰致瘀，痹阻心胸发为胸痹，痹阻于脑脉则发为眩晕。痰、瘀为津液、血停聚而形成的病理产物，一方面可如上述因虚致实而形成，另一方面也可因饮食，情志等因素形成。其形成后又成为本病的致病因素，且每相兼为病，如痰瘀互结等。其痹阻于心脉则发为胸痹，痹阻于脑脉则发为眩晕。

三、辨证论治

1. 从气虚论治

《灵枢·营卫生会》曰："年老之人，营气衰而卫气少，故营卫运行失常而诸病丛生。"冠心病合并高血压多见于中老年患者，故多以气虚为主。但胸痹与眩晕，临床又以气虚血瘀多见，以补阳还五汤治疗，临床疗效确切。该方出自《医林改错》，其特点为：活血通络药物量小，治疗上以补为主，通补兼施，益气活血效果较好，且祛瘀而不伤正。

2. 从阳虚论治

阳虚证的治法包括以补益药为主的温补法，也包括以温里药为主的温里法。随着对郑钦安等擅长温法医家学术思想的挖掘，温里法的应用范围逐步扩大。在应用于本病治疗时，其通过缓解脉络拘急而治疗眩晕的思路，为本病的治疗提供了新的视角。

3. 从阴虚论治

本病多发于中老年人，肾阴已亏，正如《素问·阴阳应象大论》所云："年四十，而阴气自半也。"但阴虚日久耗气伤阳，易生痰浊、瘀血。故治疗上滋阴同时勿忘化痰活血。

4. 从血瘀论治

王清任曾说："百病不离乎气，不离乎血。"他认为血瘀是百病之因，活血化瘀可治百疾。在治疗中经常加入桃仁、红花、丹参、鸡血藤等活血化瘀药，可以改善高血压患者的临床症状。

5. 从痰瘀阻络论治

在临床中本病多见痰瘀夹杂之证，正如朱丹溪所说："痰夹瘀血遂成窠囊。"故治疗时化痰与活血法每多同用。痰瘀伏络，是导致本病治愈难、易反复、预后差的重要原因，可应用健脾祛痰、活血化瘀之法，运用半夏白术天麻汤加减治疗。

6. 从气滞血瘀论治

气行则血行，气滞则血瘀。冠心病合并高血压时，气滞与血瘀常常同时存在，临床常治以行气活血。可选择血府逐瘀汤加减治疗。

7. 从阳虚痰瘀、阴损阳亢论治

冠心病合并高血压均为本虚标实之证，然冠心病以气虚、阳虚为本，痰浊瘀血痹阻为标；高血压以肝肾阴虚为本，痰浊瘀血、风阳上扰为标，二者标似而本异，但二者又常兼夹发病。如何处理阳虚与阳亢的关系，是处理冠心病合并高血压面临的主要理论问题。张明雪教授认为冠心病合并高血压时，阳微虚滞在发病中具有重要地位。阳虚来路有心、脾、肾、肺，无以温煦则痰无以化，血遇寒则凝而为瘀，痰瘀互结阻于心脑，则脉痹神乱，故阳虚痰瘀为其基本病机。同时，二者合病多见于中老年人，其人"阴气自半"，又兼阳虚阴无以化，阳损及阴，阴虚阳亢（此类患者，若详审问之必有本阳虚证）。其病属虚实夹杂，阳虚以心为主，又关乎肾脾肺，阳亢主要为肝肾阴虚阳亢，兼以痰瘀脉痹。诸因相合，阳气不通，阴损风动，发为胸痹掉眩诸证。

阴阳互根互用，久病阳虚，常及阴分，所谓"阳损及阴"。再则本病临床多见于中老年人，气血阴阳俱衰，正如《素问·阴阳应象大论》曰："年四十，而阴气自半也，起居衰矣……年六十，阴痿，气大衰，九窍不利。"其人"阴气自半"，肾阴亏虚，水不涵木，阴虚阳亢而成眩晕之证。同时，肾阴亏虚，一方面虚火上扰于心，致心功能紊乱，易致瘀而痹阻心脉；另一方面，肾阴亏虚不能滋养心阴，心失于濡养，不荣则痛，发为胸痹。在临床表现上，此时虽以阳虚为本，但往往阳虚之证不显，而表现为肝肾阴虚阳亢之证，临证之中务必慎思明问，不可遗漏心肾脾肺阳气虚滞本证，而疏于通阳之功。

冠心病合并高血压患者临床表现复杂，或虚，或痰，或瘀，或夹以阴虚阳亢表征，甚或有闭脱之证，临证之时秉承"整体观念、辨证论治"的原则，灵活传承温阳益心治法，治以通阳宣痹，理阴潜阳，方用参芪瓜蒌薤白半夏汤合三草一精汤加减。三草一精汤由夏枯草、草决明、黄精、豨莶草、坤草（益母草）组成。本方源于董建华教授治疗高血压病的经验良方——黄精四草汤（夏枯草，车前草，黄精，豨莶草，益母草）化裁而来，用于阴虚阳亢型高血压。由于本病多见于中老年人，原方中车前草利水作用较强，恐利水更伤阴，故去车前草，加入清肝明目并可改善眩晕症状的决明子而成本方，临床疗效显著。

8. 从脾胃论治

冠心病从脾胃论治最早见于《灵枢经》，《杂病》及《厥病》篇均有记载，"心痛，腹胀，啬啬然，大便不利，取足太阴""胃心痛也，取之大都、太白"，都是通过针刺相应脾胃经络穴位，调理气机，进而缓解因脾胃气机升降失调而导致的胸痹、心痛的症状。而至汉代，张仲景运用药物从脾胃论治胸痹，在《金匮要略·胸痹心痛短气病脉证并治》中指出"胸痹心中痞气，留气结胸，胸满，胁下逆抢心，枳实薤白桂枝汤主之，人参汤亦主之"，示用甘温建中、辛滑通利、苦泄降逆之法。关于眩晕的论述在肝风以外，《灵枢·口问》责之"上气不足"，《灵枢·卫气》责之"上虚则眩，上盛则热痛"，为后世补脾、升阳、泻阴火大法指明病机基础。

金元时期，李东垣治眩，认为"脾胃气虚，运化失司，痰湿内生，痰浊上犯清阳之位，故见眩晕"，治心则"先于心分补脾之源"，故胸痹、眩晕往往治以补中，兼用升阳散火。朱丹溪论头眩，认为属"痰夹气虚、火"，治用"补气药并降火药"（《丹溪心法》），又认为眩晕"皆阳虚也"（《丹溪手镜》），亦与后人启迪，阳气虚滞为胸痹、眩晕之共同病机，可执一而治运，而中阳虚滞在其中起着重要的作用。景岳从虚论眩晕，《景岳全书》有云"忽苦眩运者，此营卫两虚之致然也"。观《难经》治心损云"损其心者，调其营卫"，调营卫而治胸痹眩晕，亦必调中焦而治脾胃。叶天士医案之胸痹眩晕合病，多用辛滑温通之品流运清阳，法《金匮》而清化痰气治之，一直重视脾胃的作用，尝谓"令脾胃清阳自立，中原砥定，无事更迁"，治疗"眩晕痰多、胸痹窒塞"用桂枝、炙甘草辛甘建中，半夏、橘红、茯苓、薏苡仁理痰湿，所谓"痰多者必理阳明，中虚则兼用人参"。

现代以来，路志正、邓铁涛国医大师从脾胃论治冠心病合并高血压影响广泛。路老临证用益气荣血、醒脾化湿、化痰通阳、散寒宣痹、升降枢机、补疏结合，调和脾胃法妙用存心。邓老宗五脏相关、调脾护心法，以益气健脾化痰为主，用四君子汤合温胆汤化裁，清阳不升加荷叶、葛根，舌苔厚浊加清化痰湿之品，在临证和实验研究中都得到了坚实的实证。梳理文献可知，培益中气、通阳宣痹、运化枢机、畅气涤痰、散火除湿、充和营卫，为通用之治法。

因此，重视脾胃在冠心病合并高血压发生发展过程中的作用，培土调中，升清阳而降浊阴，滋生气而畅血脉，理阴阳而调柔刚。以参芪瓜蒌薤白半夏汤加减化裁，重视气机升降和血脉充畅，以参、芪、苓、草甘温益脾，升、柴、葛升发清阳，香、砂辛运气机，芩、连苦降阴火，泽泻降泄湿热，芍药、麦芽柔肝理脾，桃、红、归、芎化瘀散血，小陷胸汤理气豁痰，兼以龙骨、牡蛎降气化痰，本着《伤寒论》中"观其脉证，知犯何逆，随证治之"的辨证思维，可收良效。

9. 从肝论治

情志失调，肝失疏泄，肝阳上亢在冠心病合并高血压的发病中具有重要地位。肝藏血而主疏泄，喜条达恶抑郁，体阴而用阳。情志不舒，肝失疏泄，气机失调，肝郁气滞，气滞心脉而致胸痹心痛；气机郁滞，血行不畅，痰浊血瘀，阻于脉络，发为胸痹，临床上可以见到气短、心悸、胸闷等症状。情志过激，怒则气上，气机上逆则发头晕头痛；忧郁、恼怒太过，恼怒所伤，肝失条达，肝气郁结，气郁化火，火热耗伤肝肾之阴，肝阴耗伤，肝阳上亢上扰头目，发为眩晕，临床上可见烦躁易怒，头目胀痛，头皮发胀，头晕，耳鸣，两胁胀痛等症状。另外，冠心病合并高血压的患者多见于中老年人，素体阴虚，阴不敛阳，肝阳上亢化风，上扰清空则可见眩晕、目眩、目胀等症。冠心病合并高血压的发病与情志失调，肝失疏泄，肝阳上亢等因素密切相关，在其治疗时选用益气宣痹，疏肝理气，平肝潜阳之法，将参芪瓜蒌薤白半夏汤合天麻钩藤饮组合化裁，组成了以西洋参、黄芪、半夏、瓜蒌、薤白、天麻、钩藤、黄芩、栀子等药为主的基础方，随证加减，取得了良好的临床效果。

第三节 中医学对冠心病合并中风的证治理论研究

一、病名溯源

冠心病合并中风属于心脑同病，在古代文献中没有明确的病名记载，但根据其症状与体征可将其归属于中医学的"胸痹心痛"并发中风的范畴。心脑在生理上联系密切，如《素问遗篇·本病论》云："心为君主之官，神明出焉，神失守位，即神游上丹田……令人暴亡。"说明心主神志，心神对脑产生思维意识和支配行为的能力；张锡纯在《医学衷中参西录》中则指出："人之神明，原在心与脑两处，神明之功用，原心与脑相辅相成。"说明心与脑共主神志，协同调节。

二、病因病机

中医学认为冠心病合并中风的病因可分为内因与外因，包括外感六淫、饮食不节、情志失调、年迈体虚、劳逸损伤；其病机则包括以下几方面。

外感淫邪：风邪、寒邪、暑邪、湿邪、燥邪、火邪皆可根据自身特点引发心脑血管疾病。正如《素问·风论》记载："风中五脏六腑之俞，亦为脏腑之风，各入其门户所中，则为偏风。"指出风邪外侵可引起中风。巢元方在《诸病源候论》中记载："寒气客于五脏六腑，因虚而发，上冲胸间，则胸痹。"指出外感寒邪引发胸痹，寒为阴邪，寒性收引凝滞，易袭阳位，心脑居上，易受寒邪侵袭，故而寒邪致病导致气滞血瘀，瘀血阻于心胸则发为胸痹，阻于脑络则发为中风。刘完素在《素问玄机原病式·六气为病》中指出"由乎将息失宜而心火暴甚，肾水虚衰……心神昏冒，筋骨不用，而卒倒无所知也"，主张"火热致中"学说。心肾相交，水火既济，精神乃和，今心火暴甚，肾水不足，水不制火，导致火离本位上攻于脑，引发中风。有学者通过临床调查发现心脑合病患者发病年龄大，且冬季、冬春交替和秋冬交替时节为本病高发期，从侧面提示风、寒之邪更易导致本病。

瘀血内阻：有学者认为心脑同病的共同病理基础为血瘀，与气血阴阳亏虚有关，同时与肝、心、脾、肾生理功能失调关系密切。陈可冀则认为血瘀是冠心病发生发展过程中的重要环节，血瘀日久化热，毒热内生，瘀毒致病，并提出"瘀毒致变"，建立"瘀毒"病因说。

痰浊阻络：心脑血管本是同源而起，体内若有痰浊瘀滞则心脑不通，心血不能有效地濡养心神则神明皆乱，从而引起各种类型神志疾病，痰浊痹阻于心则发为胸痹，痰浊上犯瘀阻于脑则引发中风。故而有学者认为痰浊痹阻为心脑同病的重要病机，强调本病的治疗大法应按照络病的诊治原则，从整体出发，辨证施治，运用益气活血、化痰通络、理气通络等方法从根本上治疗心脑同病。

阳虚痰阻：赵步长等认为本病的核心病机为心肾阳气亏虚为本，痰浊阻滞络脉为标，并强调了心脑同治的重要性。

络脉空虚：有学者认为心脑血管缺血性疾病和中医络脉空虚的本质相同。正如《灵枢·刺节真邪》记载："虚邪偏客于身半，其入深，内居营卫，营卫稍衰，则真气去，邪气独留，发为偏枯。"提示正气不足，络脉空虚，邪气内侵，引发中风。

风瘀痹阻：郦永平以风瘀痹阻为本病的核心病机，采用中医活血化瘀、息风通络法治疗心脑同病急重症患者，用天麻、紫丹参、地龙、全蝎、郁金、川芎、水蛭、三七等中药治疗，取得满意疗效。

三、辨证论治

1. 益气补肾，祛痰通络

有学者认为心脑同病的最终病理转归为久病入络，是心脑血管疾病异病同治的病理基础，为心脑异病同治提供了可能。临床用补肾祛痰通络法治疗，药用黄芪、肉桂、川芎、天麻、海风藤、半夏、白术、沙苑子、女贞子、延胡索、云苓、三七粉、红花、桑寄生等以通为补，祛风活血，化痰逐瘀，使通而不虚，补而不滞，治疗心脑同病，获得良好疗效。王清任在《医林改错》中指出"殒损元气"是中风病发生的根本。元气亏虚，心气不足，心主血脉功能失职是导致心脑同病的根本病因，因此治疗上应选用人参、黄芪、党参等甘温补气之品以培补元气，调畅气血。

2. 调畅气血，平衡为贵

颜德馨国医大师推崇气血"一元论"，认为"久病必有瘀"，强调气血以畅通、平衡为贵，创立"衡法"治疗心脑血管疾病。他指出"疗心疾，注重温通，升补阳气"，临床常用苍术、白术、半夏健脾和胃，升麻、川芎、葛根升发清阳，仙茅、淫羊藿、炮附子等温肾通阳；"治脑病，重在治风，清脑开窍"，临床常用威灵仙、川芎、红花等活血化瘀，麝香、冰片等辛香走窜，醒脑开窍。

3. 益气补血，破瘀通络

有学者认为本虚标实、久病入络是心脑同病的共同病理基础，并强调气虚络瘀是本病的根本病机，通络生新是治疗心脑同病的根本治法，临床常用赤芍、桃仁、红花、川芎、牛膝等活血通络，地龙、全蝎、穿山甲、水蛭等破瘀通络，黄芪、白术、熟地黄、当归、丹参、白芍等益气补血，扶正祛邪。也有学者根据临床经验提出益气活血、化痰通络是治疗本病之大法，自拟心脑通络液（药物为黄芪、当归、川芎、赤芍、瓜蒌、半夏、人参、延胡索、红花、地龙、甘草、枳壳）治疗心脑同病，临床疗效显著。少寐者加远志、夜交藤等；手足拘挛者加水蛭、伸筋草等；肝肾亏虚加桑寄生、杜仲、牛膝等。血病日久入络，邪气深入，草木之品虽可理气活血以调初期病变，但病久入络，痰瘀胶痼，草木之品难达病所，故药用全蝎、地龙、水蛭、蜈蚣、僵蚕之属以破血逐瘀，剔邪搜络。

4. 活血化瘀，祛痰通络

王永炎院士提出活血、化瘀、通络三法是针对血液瘀滞三种状态而采取的三种不同层次的治法，血气不和者常用川芎、桃仁、红花、香附、牡丹皮等药以调气活血，血聚成瘀者用水蛭、大黄、雄黄、虻虫等药以活血破瘀，血瘀络脉者用当归尾、泽兰、新绛、延胡索、青葱管等辛润通络药化瘀通络，临床取得显著疗效。藤类多交错纵横，网罗交织，形似脉络，故根据中医道法自然，取类比象的原则，对于久病入络，痰瘀互结者，用药当选鸡血藤、络石藤、海风藤、忍冬藤、大血藤等以补血活血，祛瘀通络。

张明雪教授认为本病气虚血瘀为本，痰瘀阻络为标，立益气活血，化痰通络之法，将参芪瓜蒌薤白半夏汤、补阳还五汤及血府逐瘀汤组合化裁为基础方，又从脾虚论治痰瘀，用瓜蒌薤白半夏汤、补阳还五汤、二陈汤三方组合化裁，组成了以人参、黄芪、半夏、瓜蒌、薤白、陈皮、当归、红花、川芎、炙甘草、地龙、天麻为主的基础方，临床取得了良好的疗效。

5. 温阳通络，回阳固本

心脑位居阳位，具有纯阳之性，同气相求，阳气不足则心脑脉络受损而发病。人参、附子常用于疾病危笃之时，能够起到力挽狂澜的作用。参附汤大补元气，回阳固本，有心脑合病的临床应用意义。

6. 辛香宣透，引经通络

有学者根据叶天士提出通行经络应以辛味药为主，强调"酸苦甘腻不能入络""久病在络，气血皆窒，当辛香缓通"。味辛能散，可通行痹阻之经络，用药应选桂枝、麝香、降香、菖蒲、郁金之类以辛香宣透，引经通络。

第四节　中医学对冠心病合并糖尿病的证治理论研究

一、病名溯源

冠心病合并糖尿病是西医学病名，在古代文献中虽没有冠心病合并糖尿病的病名记载，但根据其临床症状、体征可归属于"胸痹心痛""真心痛""厥心痛"并发"消渴"范畴。

二、病因病机

早在《灵枢·五变》就有"五脏柔弱者，善病消瘅"的记载。古代中医学认为五脏柔弱，易生消渴，在今天表现为先天禀赋不足者和老年人易得糖尿病，而先天禀赋不足者和老年人同样也是冠心病的高发人群。《医宗己任篇·消症》"消之为病，源于心火炎炽……皆由不节嗜欲，不慎喜怒"，认为两病的发生是由平素饮食失调，情志失控引起的。《灵枢·本脏》"心脆则善病消瘅热中"，《灵枢·邪气脏腑病形》"心脉微小为消瘅"认为心"虚"是消渴的发病基础。张仲景《伤寒论》载"消渴，气上撞心，心中疼热"，巢元方《诸病源候论》载"消渴重，心中痛"，两者皆强调了糖尿病是冠心病的主要诱因。《医碥》中有"子和谓心火太盛津液耗涸，在上则为膈消，甚则消及肺脏，在中则为肠胃之消，甚则消及脾脏，在下则为膏液之消，甚则消及肾脏，在外则为肌肉之消，甚则消及筋骨，四脏皆消，则心自焚而死矣"，记载了消渴最终会导致心脏疾病而不治。综上所述，冠心病合并糖尿病的中医病机，总属本虚标实。其发病与先天禀赋、饮食、情志、年迈体虚等有关，基本病机是气阴两虚，痰瘀痹阻心脉。

现代医家认为冠心病合并 2 型糖尿病的主要发病机制为消渴日久，阴伤及气，气阴皆虚；气虚则血行无力，阴虚则虚火灼津，化生痰液，以致痰浊、瘀血等实邪痹阻于心，发生心痛、胸痹。章小平认为消渴病日久伤阴，气阴两虚，虚损耗及于心，致心阴受损，痰浊、瘀血等实邪痹阻心脉，因而导致胸痹心痛。韩景辉等通过总结李真教授治疗糖尿病合并大血管病变的经验，亦得出结论：本病本虚为气阴两虚，标实为痰瘀互阻。痰瘀互结于内，有形之邪有所依附，积聚于脉络，使脉络气血运行不畅，从而形成"脉积"。因此，气阴两虚，痰瘀互结，"脉积"为其主要病变机制。王洪武等总结林兰教授既往临床和科研经验，发现糖尿病冠心病以气阴两虚、瘀血痰浊为主要病机特点。刘德桓认为冠心病合并糖尿病的形成机理比较复杂，阴血亏虚、血脉瘀阻是其病理基础，同时与阳虚、燥热、痰热、湿热密切相关，将证候分类为心肾阴虚，痰热瘀阻证、气阴两虚，痰瘀阻络证、阴虚肝亢，湿热困脾证、痰盛气滞，瘀阻心络证、阴阳两虚，瘀阻水停证。

三、辨证论治

我国古方记载治疗胸闷、心悸、心胸烦热并见糖尿病的方法有很多，如滋养心、肺、脾、肾之阴，清心、肝之火，但以益气养阴兼化痰、清热、活血为主。朱梓在《普济方·消渴门》中对消渴病、心痛、心神烦乱的治疗有多种方药记载，如"麦门冬丸，治消渴心烦闷、健忘怔忡；赤茯苓煎，治消渴心神烦乱""天麦冬煎，治消渴惊悸不安"、《杂病源流犀烛》"人参宁心汤用于治疗消渴心悸"、《证治准绳》"宣明麦冬饮子治心移热于肺传为膈消，胸满心烦精神短少"。除此之外，其他著作亦有关于冠心病合并糖尿病的记载，如"化水丹治手足少阴渴饮不止或心痛者"；《医门法律》紫苏汤治消渴后"遍身浮肿，心膈不利"等。因此可知古代医家对冠心病合并糖尿病的认识及治疗已有很高的造诣。

现代医家对冠心病合并糖尿病的治疗治法大体分为以下几种：分期辨证、辨证分型治疗、分期与分型相结合、专方加减论治、中成药治疗、中西医结合治疗、其他疗法等。李赛美等认为本病可分为三期辨证论治：①发病早期：主要为气阴两虚，经脉不和；症见心悸、胸闷、心痛等，但能维持原有的工作和生活。②发病中期：主要为痰瘀互结，阴损及阳；症见乏力、气短、胸闷、心悸、手足发凉、下肢浮肿、口唇舌黯等，心绞痛时发，影响正常工作和生活。③发病晚期：气血阴阳俱为本，痰湿瘀郁互结为标；病情恶化可出现生命危险，如急性心力衰竭、心肌梗死、恶性心律失常等。林兰认为冠心病合并糖尿病可分 3 型治疗：①痰瘀互阻型：方用温胆汤合失笑散加减，以燥湿化痰、活血止痛为治疗根本大法。②寒凝血瘀型：方用瓜蒌薤白桂枝汤加味，以通阳宣痹，化瘀止痛为治疗根本大法。③肾阳虚衰型：方用真武汤加减，以温阳利水为治疗根本大法。中国中医科学院广安门医院将本病分为急性期和恢复期。急性期分为心脉瘀阻型、心阳暴脱型、肾阳虚衰型：心脉瘀阻型予丹参饮合当归四逆汤加减，治法为活血化瘀、宣通心脉；心阳暴脱型予参附汤，治法为急振元气，回阳救逆；肾阳虚衰型予真武汤加减，治法为补益元气，温阳利水。恢复期分为气滞血瘀型、痰浊瘀阻型、寒凝血瘀型、气虚血瘀型、阴虚血瘀型、气阴两虚型，分别予四逆散合丹参饮加减以疏肝理气、宣痹止痛，瓜蒌薤白半夏汤合涤痰汤加减以化痰宽胸、宣痹止痛，枳实薤白桂枝汤合当归四逆汤加减以温阳通痹、散寒止痛，归脾汤加减以益气补血，补心丹合六味地黄丸加减以滋阴养心，生脉散合二至丸合失笑散加减以补气养阴、活血止痛。

课题组通过长期理论及临床研究发现，气阴亏虚痰瘀痹阻是本病病机关键。气虚则行血无力，血行瘀滞，痹阻心脉，发为胸痹；阴虚则化火，灼烧津液，发为消渴；阴虚化火，灼津成痰，灼血为瘀，痰瘀痹阻心脉亦可引发胸痹。消渴病日久不愈，阴伤气耗，甚则阴损及阳，可导致气阴两虚、阴阳两虚。阳虚则寒，寒主收引，既可抑遏阳气，又可使血行瘀滞，反而加重胸痹心痛。气阴亏虚主要表现为肺、胃、肾之气阴亏虚。二者合病多见于中老年人，人过半百，阴气自半，说明了气阴两虚是发病的重要原因。本病属本虚标实、虚实夹杂之证，以气阴两虚为本，以痰瘀互结为标，痰瘀贯穿疾病的始终；以扶正祛邪为治疗原则，以益气养阴、活血化痰为治疗之法，方用参芪瓜蒌薤白半夏汤合生脉散加减，临床疗效颇著。

第五节　中医学对冠心病合并慢性肾脏病的证治理论研究

一、病名溯源

中医学没有冠心病合并慢性肾脏病的具体病名，但以其出现的心悸、怔忡、心痛彻背、胸满、胸中气塞、心中痞、胁下逆抢心、水肿、小便不利、腰膝酸软、肢麻、肤痒等一系列症状，属于心悸、胸痹、喘促、水肿、腰痛、关格、虚劳、水气病、肾风等范畴，可将其概括为"胸痹肾病"。

二、病因病机

肾为先天之本，因此肾阴、肾阳亦为其他脏腑的阴阳根本，为生命活动之源。对于肾脏，《内经》已有相关论述："肾者主水，受五脏六腑之精而藏之"（《素问·上古天真论》），"肾藏精，精舍志，肾气虚则厥，实则胀，五脏不安"（《灵枢·本神》），表明肾乃先天之本，藏五脏六腑之精。《素问·生气通天论》言"味过于咸，大骨气劳，短肌，心气抑"，《素问·五脏生成》曰"心之合脉也……其主肾也""肾病者……虚则胸中痛"，明确了肾虚胸痛的关系。《伤寒论》第117条："烧针令其汗……与桂枝加桂汤，更加桂二两也。"后世将其称为"肾气奔豚"，其根本为心阳虚，肾中实邪如阴寒之气或者留饮之邪乘虚而入，循冲脉，水饮凌心，而致奔豚。

现代对于冠心病合并肾脏疾病病机的研究虽然少有报道，但仍有不少学者对其证候进行采样研究，据其证候特点，可以推测该病的病机。杨晓媛将西医的心肾综合征归属于中医的心肾同病系列，其通过运用温阳化饮法治疗心肾综合征31例患者数据分析，将心肾同病的病因病机概况为以下两点：①少阴阳虚失于温煦，水气蒸腾不利，气不能化水，水饮内停；②阳虚血脉失于正常推动运行，血行缓滞而成瘀血。脏腑衰竭，日久易致少阴阳虚，兼有瘀血、水气、痰饮。故冠心病合并肾脏疾病易见虚久痰瘀。张彤等提出本病病机以心、肾阳气虚衰为主，素体本已气虚，肾水未得心火温煦以致肾水寒饮，心火不得肾水涵养久致炼血成瘀，阻滞脉络，水饮无所主，而致水气凌心而发病。傅少涵提出，心肾不交是中医对心肾综合征的认识核心，水火失济，心、肾阳衰，心火独亢于上，肾精气血不足是其主要病机特点。因而在治疗上既要泻又要交，既要补又要通，从而达到心肾同治，本标兼顾。

因此，冠心病合并慢性肾脏病的发病主要与心、肾、脾有关，而其基本病机是本虚标实，本虚以心、肾阳虚为主，脾位于中焦，脾气虚无以起交通上下的枢纽之责。心属火，心中之火下潜于肾以助肾阳，肾阴得以温煦而使肾水不寒，肾中之水上行于心以涵心阴，心阳得以涵养使心火不亢，若心肾功能失调，水火相济失司，则久而发病。

从五脏功能的角度看，肾为人体一身阳气的根本，内摄元阴、元阳。肾中阳气的充足，是人体正常气化功能的依靠。肾脏内蓄之精气通过三焦输布周身，温煦濡养脏腑组织。若先天肾精不足或后天失于养护，或情志、饮食、劳倦损及肾中元阴、元阳，则易致胸痹、肾系疾病。若肾阳不足，不能上承协助温煦心阳，心阳不展则成胸痹、心痛；肾阳不足，气化功能失调，水液代谢紊乱，积于体内，水泛积聚为痰，痰浊痹阻心脉而致胸痹、水肿等症。若肾阴虚，则虚火内盛，火热扰乱心脉，暗耗心阴，心脉失于濡养则发为胸痹；肾精封藏不固，则成滑精等症。《素问·脏气法时论》载"肾病者……虚则胸中痛，大腹小腹痛，清厥意不乐"，指出肾虚则温煦、濡养心脉不足，久而发为胸痹，强调了肾虚在引起胸痹发生过程中的重要地位。

肝为血之藏、筋之宗、魂之处。肝属木，主疏泄，主藏血，主升提、主运动。肝主疏泄是肝脏生理功能的总括，是全身气机调畅、血和津液运行流畅的重要动力。肝主疏泄与主升提、主运动的性质控制着全身气机的升、降、出、入，使人体全身气血平和，经脉顺畅。如周学海的《读医随笔》记载"肝者，贯阴阳，统气血，握升降之枢也""凡脏腑十二经之气化，皆必借肝胆之气以鼓舞"。肝主疏泄的生理功能失调，气血运行不顺，脾胃的气机升降不畅，水液代谢功能紊乱，是本病的重要病机。如肝郁气滞，日久化火，损及肝血，母病及子，则心阴受损。肝阳亢盛，上扰心脉，心脉受损，则痰浊、瘀血等闭阻心脉，形成胸痹。若肝阴虚，损及精室，则致精关开阖失度，则致阳痿等症。正如《格致余论·阳有余阴不足论》所说："主闭藏者，肾也，司疏泄者，肝也。"

脾位中焦，属土，喜燥恶湿，主运化，统血，升清，主输布水谷精微物质。与胃相表里，共为"气血生化之源"，且共为气机升降、上下交通之枢纽。脾主运化的功能正常，则水谷精微物质得以转运、输送、吸收、营养全身，水液得以布散四肢百骸，血液得以运行脉中。正如《素问·玉机真脏论》曰："脾为孤脏，中央土以灌四傍。"脾主运化功能失调，则聚湿生痰，痰浊痹阻心脉发为胸痹，是本病发生发展的重要病机。又因脾主统血，心主血脉，血为心、脾之间重要的联系纽带，心脾同病证主要由于气血不足造成，国医大师周仲瑛认为脾阳不足为本，心阳不足为标。足太阴脾经，"其支者……

注心中"，故脾阳不足胸阳亦随之不振；脾失健运，水液运化失司，聚湿生痰，痰浊痹阻胸阳，瘀滞心脉，则发为胸痹心痛。张会永等则提出"脾病，脉道不利"为胸痹的关键病机。田嘉禾亦将冠心病痰饮蕴聚证的病机归为痰饮与脂液黏附脉道，心脉痹阻而发胸痹。肾为先天之本，脾为后天之本，因此脾、肾在生理上相互资生，病理上互相影响，正如《景岳全书》所说："或先伤于气，气伤必及于精；或先伤于精，精伤必及于气。"如素体先天肾精亏虚，虚劳累及心脾，脾虚日久则更损伤肾阳，以致藏精不固。

从气血水代谢的角度看，本虚主要是气、血、阴、阳虚衰，标实以血瘀、痰饮为主。其中，气虚、气滞、痰浊、血瘀等病理要素与心肾同病相关。

气虚：冠心病之致病根本为气虚，是冠心病发生转变的重要病机。以气化功能减退为例，气虚则其运化水液功能失司，水气聚集，聚而为痰，痰阻心脉，痹阻而发为胸痹。

气滞：肾为先天之本，内摄元阴、元阳，如若肾中之元阴、元阳失调，人体气机运行紊乱，升降失常，则成气滞；肾阳虚，气化失司，以致水液输布、运化失职，湿聚成痰，痰浊阻于脉络，气机受阻；若肾阴不足，肾水无以下涵肝木，肝失于濡养，则成肝阳上亢，肝失条达，气机失常，气阻于脉中则造成气滞。故《素问玄机原病式·火类》有"水衰火旺而扰火之动也"的记载。

痰浊：《素问·逆调论》曰"肾者水脏，主津液"。肾主开阖、气化。胃受纳精微水谷后，散布全身四肢百骸的关键为肾的温煦与气化作用，同时与肺、脾等脏器相关。故《素问·水热穴论》有"肾者，胃之关也"的记载。赵献可《医贯·痰论》云："非水泛为痰，则水沸为痰，但当分有火、无火之异耳。"若肾阳亏虚无以制水，水未归原，水逆上泛，聚而成痰，痰阻心脉则发胸痹。若肾火虚弱，无以温煦中焦脾胃，脾胃运化水谷功能失常，水湿内驻，上犯凌心发为胸痹。张景岳也有相关论述："肾主水，水泛亦为痰……痰之本无不在肾。"

血瘀：《医贯》曰"惟水火奠其位，而气血各顺布矣，故真阴真阳为要也"。肾藏精乃为元气之所依，推动气血运行。若肾气虚，血行脉中无力，血行迟滞而成瘀。故《医林改错》中有"元气既虚，必不达于血管，血管无气，必停留而为瘀"的记载。若肾阴虚，阴虚热盛，暗耗阴液，血行迟滞而成瘀，即王清任所云"血热则熬煎成块"。《医学衷中参西录》有"或纵欲过度，气血亏损，流通于周身者，必然迟缓，血即因之而瘀"的记载，指出肾精不足，化生气血之源匮乏，血虚脉涩则成瘀。同时瘀血聚积体内，水谷精微输布周身受阻，肾藏精功能失常，易造成肾精亏损，反过来加重了肾虚。因此肾虚和血瘀相互影响。

寒凝：《素问·调经论》云"寒气积于胸中而不泻，不泻则温气去，寒独留则血凝泣，凝则脉不通"，《素问·举痛论》云"寒气客于脉外，则脉寒，脉寒则缩蜷，缩蜷则脉绌急"，《诸病源候论》云"寒气客于五脏六腑，因虚而发，上冲胸间，则为胸痹"，都表明了心肾阳气亏虚，阴寒之邪内侵胸阳，心脉痉挛、凝滞致胸痹、心痛。

三、辨证论治

1. 从阳虚痰瘀论治

阳虚痰瘀，病位以心为本，肾为根，关乎肝、脾二脏，病属本虚标实，标实多指痰浊、血瘀等病理产物，而本虚以心、肾阳虚最为关键，亦有肺、脾等脏气虚、阳虚之因，日久则下元虚寒内生。此病多为虚实夹杂，阳虚易生痰瘀，虚寒内盛，诸因搏结，痹阻脉络，脏腑功能受损，发为胸痹，兼见小便频数或遗尿等虚寒证。以上病机详述如下：

心为本，肾为根，阳气相关：心乃五脏六腑之大主，内藏君火，为阳脏，主阳气、血脉、藏神，各个脏腑组织器官血液与水液能在脉中和机体内运行不止，环流不休，皆有赖于心阳的温煦和推动。肾为水火之脏，相火之所居，主水、纳气、藏精、生殖，司开阖，藏元阴元阳、先天之精于其内，乃五脏六腑之根本，五脏之阳非此不能发，五脏之阴非此不能滋，是人体一切生命活动的原动力，人体气化功能与肾阳充盛与否密切相关。景岳有云："明者明于上，为化育之元主，位者位于下，为神明之洪基，此君相相成之大道……君火之变化于无穷，总赖此相火之栽根于有地，虽分之则一而二，而总之则二而一者也，此君火相火之辨。"君火守于上为阳气之用，乃一身之主宰；相火守于下系阳气之根，为神明之基础。君火为命火之统率，命火为君火之根基。人体五脏六腑组织结构的正常功能活动，有赖于君火的统率以及命火的温煦激发。君火下潜可温肾阳，而肾阳为心阳之根，故相火秘藏，即肾阳旺盛，则心阳充足，温煦、鼓动心脉，助其生血行血，使心血充盈，环行周身，循环不止，温润脏腑经脉、四肢百骸。此乃心肾阳气互资也。

心、肾阳虚为本，痰浊瘀血为标：心的功能首先是主阳气，其次是主血脉，且胸为清阳所聚，诸阳皆受气于胸中，故心发生的病变，多属阳气虚损所致，次之则为血脉受损。若心阳虚损，不能化赤生血，故血虚不足，运行迟涩，使心脉失于温养，发为胸痹，或肾脏及其经络失养，开阖失司，水液代谢失常，可见肢体浮肿、小便频急；若心阳不足，无力推动血液运行，血滞脉中，聚而成瘀，痹阻心脉，而发胸痹心痛，瘀阻肾络，则现水肿、尿频或排尿困难；心阳亏虚，无以温煦、运行津液，则水液内停，湿聚化饮成痰，痰饮停聚心脉，导致胸痹；对于肾阳亏虚者，心阳资生乏源，心阳不振，亦可见以上病证。若元气不足，则温煦功能障碍，气行乏力，见气滞、气虚，水湿内停，血行不畅，日久聚生痰瘀，痹阻心脉，发为胸痹。此外，肾阳虚衰，气化无权，水湿内停，聚湿成痰，上泛胸中，而发为胸痹。

阳虚痰瘀，肝脾相关：脾主运化、升清、统血、喜燥恶湿，为"仓廪之官""一身气机升降的枢纽"。心血养脾以助其运化水谷精微，而脾为后天之本，是气血生化之源，可助心化赤生血、并统血行于脉中；肾气助脾运化后天水谷精微，而先天肾精亦依赖脾之后天之本的补充培养；肾阳温煦之功与肾气蒸腾作用可助脾气运化水液，又因"土能制水"，脾气、脾阳亦可辅肾主持一身水液的输布代谢，脾肾相协，共司一身水液代谢的协调平衡。脾气旺盛，气血生化有源，则心血充盈，元气、肾精得以养育，水液代谢平衡，使人体五脏六腑经络筋脉充分荣养。脾为生痰之源，《景岳全书·杂证谟》有言："痰之化，无不在脾，痰之根，无不在肾"，如脾阳虚损，则脾运失健，无以代谢水液，使水湿内停，聚生痰饮，痹阻心脉，而见胸痹；或脾失健运，气血生化乏源，气血亏虚，心失所养，不荣则痛，发为胸痹。若命门之火不足，中焦脾胃犹如无火之锅，脾土不得温运，或心阳不足，火不暖土则脾阳衰微，则运化津液无权，水湿内停，聚而生痰，上犯心胸，而为胸痹；另外，脾阳虚损，运化无力，升清降浊失职，则气机不畅，血行阻滞，久滞成瘀，阻滞而为胸痹，或脾气不升，肾阳亏虚，膀胱气化无力，可见癃闭，水肿等。肝为刚脏，属木，主疏泄、藏血，喜条达而恶抑郁。肝储藏血液以调节人体正常生命活动所需的血量，调畅气机以保证精神情志的舒畅，而心行血，为一身血液运行的动力，藏神，主宰神识、思维、情志活动，二脏相协，共同维持精神情志活动及周身血液运行的正常。肝藏之血与肾藏之精，皆化生、充养于后天水谷之精，肾精可化为肝血，肝血又可充养肾精，此为乙癸同源；而肾阴、肾阳为五脏阴阳之本，肾阴滋肝阴，共同制约肝阳，使其不亢，肾阳资助肝阳，同温肝脉，以防肝脉寒滞，此为肝肾阴阳互制互用。若肾阳虚损，日久累及肝阳，肝肾阳虚，阳不制阴，阴寒内盛，致寒凝气滞，凝滞心脉，则发胸痹，如致下焦虚寒，则肾之气化、固摄无权，膀胱开阖失司，水液代谢失常，可见尿频、尿急、遗尿，或小便不利甚则癃闭；如肝肾阳虚，疏泄无权，气机阻滞，痹阻心脉，则见胸痹，而下焦气机不畅，亦可影响肾与膀胱的气化，使推动无力，膀胱不利，症见尿少、水肿或尿闭等。

痰浊、瘀血、气滞互结，气滞、痰瘀互化：津液代谢失常，则为痰、饮、水、湿；"气为血之帅，血为气之母，气行则血行，气滞则血瘀"，"气不顺而生痰"（《济生方》），"痰能滞气，勿谓不能作胀"（《医碥·痰饮》），气滞生痰瘀，痰瘀致气滞，三者互为因果，相互搏结，导致病情缠绵加重。病情加重，缠绵难愈：若心阳不足，不能下温肾水，则气化失职，水气内停，而火不温土则脾阳衰微，运化津液无权，其上焦阳虚，肺失温煦，不能宣发肃降、通调水道、下输于膀胱，则水液内停，湿聚成痰。如心肾阳虚，无力推动血行可致瘀，阳虚气化无权，痰浊内盛，阻遏气血运行也可致瘀，阳虚感寒，寒凝气滞，血脉不通，亦可致瘀。痰瘀皆为阴邪，易伤阳气，使虚者更虚，如此恶性循环，虚实夹杂，使病情加重，缠绵难愈。

阳虚痰瘀，导致下元虚寒：阳虚者，可为多脏虚损，如心肾阳虚、心脾肾阳虚、心肝肾阳虚，也可是由单脏亏虚如心阳虚、脾阳虚、肺气虚等，日久累及肾，使肾阳不足，阳不制阴、虚寒内盛，或温煦、气化、开阖等功能减退，阴邪（痰浊、瘀血、寒邪）内生，阴乘阳位，导致心脉痹阻，同时阴邪主降，易困下焦，下元虚冷，膀胱虚寒，不能约束，使封藏失职，水液代谢失常，终见胸痹心痛兼小便频数或遗尿不禁等慢性肾病之症。如命门之火不足，则中焦脾胃犹如无火之釜，脾土不得温运，运化失常，则水湿内停，聚而生痰，或心阳无以鼓动，血行不畅，形成瘀血，痰瘀互阻心胸，而为胸痹；同时，温煦失司，寒从中生，下溜膀胱，开阖、封藏失职，水液失守，则见小便频数或遗尿不禁。若胸阳不足，温煦失司，阴邪（痰浊、瘀血、寒凝）乘虚而居于阳位，导致胸中闭塞，发为胸痹，或日久累及肾气亏虚，阴寒内盛，寒为阴邪，易困于下焦，膀胱虚冷，封藏失司，水液不固，而见小便频数或遗尿不禁。另外心肾气虚，无以温煦、运行津血，则湿聚成痰、血滞成瘀，痰瘀停滞心脉，发为胸痹，同时阴寒乘虚内生，虚寒困于下焦，肾与膀胱失约，封藏、固摄失司，水液代谢失常，出现小便频数或遗尿不禁。

综上所述，阳虚血瘀属冠心病合并慢性肾病的常见病机特征。阳虚则寒，一则易生痰浊、瘀血等阴性病理产物，二则脏腑功能受损，寒从中生；二者相互影响，进而损伤下焦，下元虚寒，可见冠心病合并慢性肾病的症状。故而临证中治病必求其本为原则，以温阳补肾之方为主，或加牛膝、枸杞子、肉苁蓉、仙茅、淫羊藿等温补肾阳之品，再根据兼夹之寒、气、痰、瘀之不同，分别配以散寒、行气、化痰、活血之品治之，每获良效。对于自述心悸，心前不适，胸闷，胸痛，肢体浮肿，神疲乏力，手足不温，形寒肢冷，面色㿠白，伴有夜尿频多或遗尿等症状的患者，辨证为由心肾阳虚所致，应用参芪瓜蒌薤白半夏汤加减。

2. 从心肾同病论治

张景岳曰："阳并于上，阴并于下，阴阳不交。"此与严用和所论"心火炎上而不息，肾水散漫而无归，上下不得交养，心肾受病"如出一辙。"病出于肾，阴气客游于心脘下"（《素问·阴阳类论》），因而可见，心病日久必然累及肾脏；肾脏受累反过来又会加重心脏负担，恶性循环而致心肾同病之病理状态。临床上将心肾同病分成以下4型：

水饮凌心型：心乃君主之官，具温煦之力。肾阳为人体阳气之根本，主水，有蒸腾气化之功。柯韵伯论曰："若君火不足，则肾液之输于心下者，不能入心为汗，又不能下输膀胱，所以心下有水气也。"心火虚衰，温煦失司，不能温煦肾阳，使肾之水寒不化，上凌于心，阻遏心阳，则见心悸胸闷、咳嗽咳痰；水寒泛溢，上下溢于肌肤则见水肿；波及膀胱之气化，则见小便不利；伴舌淡胖大、苔白腻，脉沉细。治以振奋心阳，温阳以化气行水，恢复肾阳气化功能。用苓桂术甘汤合真武汤加减。

阴虚火旺型：是指肾水枯竭，无力制约心火，使心火相对亢盛；抑或心阳上亢，郁久化火，煎灼肾水，均致水枯而火旺的阴虚火旺之证。肾水不足，无以济心火，虚火内生，扰动心神，则见心悸不宁、心烦少寐；腰府失养，见腰酸；治疗关键为滋补肾水，以降心火，水壮火熄，心肾恢复正常。正所谓"水壮而火熄，毋汲汲于清心"（《医宗必读》）。唐·王冰亦言："壮水之主，以制阳光。"多以黄连阿胶汤合知柏地黄丸为基本方加减化裁。

上热下寒型：心属火，性炎上，过热则火不归原，不能下济以滋肾；肾属水，性趋下，过寒则水沉于下，不能上行以济心。"心过于热而肾过于寒"，则心肾两不相交。《问斋医案》有云："肾水下亏，心阳上亢，阳跷脉满，不成寐。"临床表现为虚烦不得眠，心悸怔忡，头晕耳鸣，腰膝酸软，水肿。精微外泄则见血尿、蛋白尿。伴见舌质红，苔薄白，脉细数。治疗以交通心肾，方用交泰丸合大补阴丸加味化裁。

心肾阳虚型：心阳不振，不能下温肾阳，日久必损肾阳；命门火衰，肾阳不足必致心阳亦虚。肾阳乃是一身阳气之本，心阳是气血津液流注的原动力，是故心肾阳虚必为阴寒内盛，全身功能活动极度低下。心肾之阳气衰微，心失温养则心悸怔忡，胸闷气短；肾失开阖、主水无权则水肿；阳气不足，失于温煦则神疲乏力，畏寒肢冷；伴见舌淡，苔白，脉细弱。治宜温补心肾，利水消肿。予济生肾气丸合坎离丹加减化裁，可供借鉴。

3. 从心肾不交论治

冠心病合并慢性肾病患者临床表现复杂，往往阳虚、气滞、痰湿、痰浊、湿浊、瘀血并见。临证之时，执脏腑、阴阳、枢机为一体，灵活运用"交通心肾"法，治疗冠心病合并慢性肾病，临床疗效颇著。如患者因阳气虚衰，痰瘀痹阻，心肾不交，出现胸闷、胸痛、畏寒肢冷、腰膝酸痛等症状之时，常用参桂瓜蒌薤白半夏汤加减化裁以温阳补气，化痰祛瘀，宣通心肾；患者因肾虚精微不固而尿常规中出现尿蛋白，常用清心莲子饮以益气养阴，通泄肾浊，升降调枢；患者因心火上亢，肾水不足出现心烦口渴、腰膝酸痛、尿短赤等心肾不交症状时，常用三才封髓丹以清降心火，滋补肾水，交泰坎离。

阳虚痰瘀型：肾阳乃一身阳气之根本。肾阳虚损不能温煦心阳而致心阳亦虚损，心阳虚不能下降温养肾阳致肾阳进一步虚衰，最终导致肾水下寒上凌于心，使心阳虚衰加重，甚则导致肾阳大衰而出现阳气厥脱。临床上可见心悸、气短，活动后加重，心中空虚惕惕而动，面色晦暗或喘促气短，动则汗出甚或大汗淋漓，水肿，腰膝酸软，形寒肢冷，面白，精神萎靡，小便清长，甚则四肢厥冷，舌淡苔白，脉沉细弱或结代等症状。治以温通心肾，宣痹通脉，用参桂瓜蒌薤白半夏汤加减。方用人参、麦冬温补心气，桂枝通阳合甘草辛甘化阳，半夏、瓜蒌、薤白通泄痰浊，赤芍、川芎活血通络，泽泻、白术、茯苓利水渗湿，生龙骨、生牡蛎安神化痰（张锡纯谓龙骨若与牡蛎同用，为治痰之神品）。所以交通心肾者，盖因一气周流，阳气上升而生心，阳气下降而生肾之故也。

气虚精亏型：心气发挥其推动血液濡养五脏六腑形体官窍的生理功能有赖于肾气的摄纳。如若久病劳倦等病因致使肾气虚衰，肾失摄纳而导致的心气虚衰，会出现心悸气短，活动后加重，少气懒言，面白，神疲，自汗，腰膝酸软，小便频数清长，尿频或遗尿，男子早泄滑精，女子白带清稀量多，舌淡苔白，脉细弱。气失固精，精微外泄，可见蛋白尿或血尿。方选清心莲子饮。莲子、甘草、黄芪、人参、麦冬、茯苓健脾气以益心气，地骨皮、柴胡清散虚火。其中莲子，汪切庵谓其有"清心火而交心肾"之功。临床上也可加入朱雀丸，助其温肾纳气之力。

阴虚火旺型：肾阴乃一身阴气之根本，既制约肾火以防过旺，又上济于心以防心火过亢。当肾阴亏虚，不能上济于心制约心火时，则会出现肾阴亏虚心火旺盛之心肾不交证。临床表现可见眩晕耳鸣，腰膝酸软，形体消瘦，视力下降，五心烦热，口干舌燥的肾阴亏虚证；又可见心悸怔忡，心烦失眠，多梦，胸闷气短，健忘，汗出，口干口苦，面部烘热，小便短赤，舌红脉数之心火过旺证。治以下滋肾阴，上清心火，用三才封髓丹加减。天冬、人参、熟地黄补摄三焦精气，黄柏味苦入心清火而入肾坚阴，甘草益中气，缩砂仁味辛性温，善能入肾，肾之所恶在燥，而润之者唯辛，又能调畅中焦气机，故有交通心肾之效。此外，如有阴虚水热互结表现，则以猪苓汤加减。

　　湿浊内蕴型：冠心病合并慢性肾病后期，阳气无以通利，湿浊不能运化，则有心悸、心烦、恶心、口中秽味、水肿、皮肤瘙痒、二便不利等表现，甚或神志昏蒙，苔厚腻，或有瘀斑，脉沉或弦。治以解毒活血，清利湿浊。方选解毒活血汤加减。用连翘、土茯苓、白花蛇舌草利湿解毒，草果仁、厚朴、大黄、黄连化浊泄热，桃仁、红花、赤芍、生地黄、牡丹皮活血散血。湿浊蒙神者，再加石菖蒲、郁金醒神开窍。此时交通心肾，亦可祛除共同的病理产物。

第三章

冠心病合并病证候学研究

第一节 冠心病合并病的证候学研究现状

一、冠心病合并心力衰竭

冠心病合并心力衰竭既可以作为两种疾病并列存在，也可以看作一种疾病发展过程中的某一阶段。2000 年开展的一项对 2178 例心力衰竭住院患者的流行病学调查结果显示，心力衰竭首要病因为冠心病，占 55.7%。张鹏等研究 357 例冠心病心力衰竭患者发现，作为客观指标的心功能分级与中医辨证有一定的相关性。陈婵等运用临床流行病学调查的方法，对符合慢性心力衰竭诊断标准且年龄在 18 ～ 80 岁的患者进行四诊信息采集，对 200 例冠心病心力衰竭患者的全身症状、头面症状、脾胃及腹部症状、饮食及口味症状、睡眠及二便症状、舌象等方面进行了频数统计，发现部分症状和体征在心功能 Ⅱ、Ⅲ、Ⅳ级中出现率变动较大。与心功能 Ⅱ级相比，心功能 Ⅲ、Ⅳ级时浮肿、咳痰、畏寒、手足不温、肢体困重、脉促呈递增趋势；与心功能 Ⅲ级相比，心功能 Ⅳ级时手足不温、爪甲青紫、少尿、少苔或无苔出现率较高。

二、冠心病合并高血压

高血压是冠心病的主要危险因素，也是冠心病的常见合并症之一。20 世纪 60 年代，人们认识到高血压是心血管病的危险因素。冠心病并发高血压时，高血压可促使心绞痛、心肌梗死等冠心病临床事件的发生率升高，在并发心肌梗死的同时会导致更多的并发症发生，其发生机制可能与高血压所致的交感神经系统活性增强相关。大规模临床试验证实，控制高血压可预防冠心病的发展。崔云林通过对冠心病合并高血压患者 202 例证素资料进行统计分析，得出冠心病合并高血压的病位证素、虚性证素，并统计了病位证素与虚性证素的组合分布。付长庚等通过对 454 例冠心病合并高血压患者现况调查进行分析，研究其中医证候的分布情况。周景想等收集 2029 例冠心病心绞痛病例并建立相关证候数据库，其中合并高血压患者占 75.4%，研究结果显示血瘀为其主要证候要素。冠心病合并高血压多表现为血瘀证候。丁邦晗等通过对 375 例胸痹心痛患者行冠状造影检查，诊断出冠心病合并高血压患者 162 例，其中痰浊证和血瘀证在冠心病合并高血压患者中的比例明显高于单纯冠心病的患者，故认为冠心病合并高血压的重要病理基础是痰浊血瘀。刘洋通过对冠心病稳定期合并高血压 970 例患者进行研究，发现冠心病稳定期合并 2、3 级高血压病的患者在单一证型的单因素分析中显示其更易合并气虚证，复合证型患者更容易在血瘀、痰浊等实证的基础上合并阴虚证。何庆勇等收集了冠心病心绞痛患者 500 例，结果认为气阴两虚、痰瘀互阻二证型与冠心病合并高血压关系较为密切。胡海霞、何红涛等多位学者经过长时间临床观察，经过中医辨证均认为冠心病和高血压的共同特征是肝肾阴虚，冠心病合并高血压多属于阴虚阳亢、瘀血痹阻证。王建华等将 982 例心脑合病患者纳入研究，表明高血压与心脑合病痰瘀互结证关系密切，高血压可能促成了痰瘀互结证的发生发展或者痰瘀证对血压有影响。心脑合病痰瘀互结证患者男性稍多，患者平均年龄偏高，可能年老体虚更易诱发此证型。

三、冠心病合并中风

《中国心血管健康与疾病报告 2019》显示：卒中与冠心病的发病率和死亡率均呈上升趋势。动脉粥样硬化是冠心病和卒中共同的病因和病理基础，因此冠心病合并卒中是临床常见的合并病。目前，卒中一级预防已作为心血管内科医生治疗动脉硬化的重要目标之一，ACEI 类药物如培哚普利为其一线用药，注重降压和抗动脉粥样硬化治疗。杨关林课题组研究了中医危险因素对心脑合病的影响，采用横断面调查法，对 982 例心脑合病患者进行问卷调查，以卡方检验的方法，对外感六淫、饮食失节、七情内伤以及年老体虚等病因进行分析，结果显示引发心脑合病最主要的危险因素是外感六淫中的风邪；患者在动脉粥样硬化性血栓性脑梗死 2 ～ 8 周主要有气虚血瘀证、气阴两虚兼血瘀证、痰浊证、痰浊血瘀证四种证型，心脑合病的病性证素痰浊、气虚、阴虚与血瘀之间存在因果关系。

四、冠心病合并糖尿病

糖尿病是冠心病的等危症。已知持续性高血糖、脂代谢紊乱、血液黏度增高、中心性肥胖、胰岛素抵抗、高胰岛素血症、微量蛋白尿等是导致心脏病变的重要因素。中医文献曾记载消渴病与心病之间关系确有相关，《诸病源候论》中有"消渴重，心中痛"的论述。在 2007 年、2011 年和 2016 年，中华中医药学会分别发布了《糖尿病中医防治指南——糖尿病合并心脏病》和《糖尿病合并心脏病中医诊疗标准》《糖尿病中医药临床循证实践指南（2016 版）——糖尿病合并心脏病》，其中从脏腑虚实阴阳气血的角度，在病变全程总体把握，对糖尿病合并心脏病的病机进行了较为完整的阐述。

流行病学调查有病例回顾性研究和中西医结合研究等。如于丽红分析 1274 例 2 型糖尿病合并冠心病患者的临床信息，认为本病最常见症状是口干、多饮、乏力、胸闷、多尿；常见舌质为暗红、暗淡；常见舌苔是薄、白、腻、黄；脉象最常见的是细、弦、沉脉；证候方面，气阴两虚最多见，瘀血、痰湿等次之，瘀证贯穿始终。姜薇等研究糖尿病冠心病本虚标实证型与心脏事件发生率的关系，发现阳虚证是发生严重心律失常和急性左心衰竭的危险证型，寒凝和寒凝血瘀型是发生急性心肌梗死或急性冠脉综合征的危险证型。李莉等研究了 2 型糖尿病（T2 冠心病合并糖尿病）合并冠心病（CHD）中医证型与血脂的相关性，认为血脂异常可能是 T2 冠心病合并糖尿病合并 CHD 中医证型形成的物质基础之一。

五、冠心病合并慢性肾脏病

心血管疾病与慢性肾脏病有密切的病理生理联系，主要体现在肾素—血管紧张素—醛固酮系统（RAAS）激活、血流动力学改变、贫血、代谢紊乱等方面。RAAS 系统激活后，血管紧张素、醛固酮的分泌可导致心肌纤维化、左室重构、左室肥厚、血管平滑肌增生，影响血管舒张功能，加重心肌损伤和心功能恶化，并可加重慢性肾脏病的进展，引起肾小球纤维化、小管间质纤维化和蛋白尿；慢性肾脏病肾衰竭期对心脏的调节功能也会下降，出现心肌细胞受损；心脏输出量的 25% ～ 30% 供给肾组织，当冠心病出现心输出量减少时，肾脏的血流量也随之减少，而造成肾功能进一步受损；慢性肾脏病常伴发贫血，而贫血可引起心脏肥大、心率增快等问题。慢性肾脏病与冠心病均常伴有脂质代谢异常，而这也会加剧两者病情。虽然临床上常见到冠心病合并慢性肾脏病的患者，但目前尚没有对两者合并发病的证候学研究。

综上，在当前冠心病合并病的证候研究中，我国中医药工作者虽开展了大量工作，取得了一定的阶段性成果，但对冠心病合并病的证候研究还存在诸多不足。一是证候划分欠规范，病变分期标准没有得到统一，证候衔接尚不连贯，缺乏规律性，还需要对证候的相对确定性、稳定性和规律性认识进行深化研究；二是对证候实质性的研究比较少见，特别是缺乏对所在脏腑病位证候进行深入的定性分析、病势判断和病理转归研究；三是仅限于对证候的简单罗列，尚缺乏对证与证之间内在联系、病机转化、证候变化的多样性和整体证候演变进行深入细致的具体分析；四是症状分类和症状积分等级划分的研究目的是评价临床疗效，但是分析症状与证候相关的统计模型尚没有建立，难以界定主症与证候的相关性、兼症与证候的特异性；五是对冠心病合并病病机特点、证候要素、证候特征和证候演变规律的多学科、多领域交叉渗透研究涉猎不够。

第二节　冠心病合并病证候学研究方法

一、问卷的研制

1. 研制目的和意义

冠心病是人类的首位死因，多与其他系统疾病并见，涉及多个脏腑，而如何认识、治疗复合疾病目前尚是临床与科研的短板。从临床出发，选取五种冠心病常见合并病（冠心病合并心力衰竭、合并高血压病、合并脑卒中、合并糖尿病、合并肾病）进行证候学研究是认识复合疾病的第一步。这需要通过科学设计，全面、准确地反映冠心病合并病的临床特征，首先便要研制冠心病合并常见慢性病的中医证候的标准化测量工具。

2. 中医意象思维为科学认识复杂性疾病提供新思路

合并病兼具数病的临床特征，体现为多脏腑功能的失调。西医从概念化思维方法出发，以疾病作为认识的单元，症状群间相对独立，合并病是疾病的加和，没有从人的整体层面来认识疾病的发生发展，主要是对症治疗。然而，合并病在病机上相互联系，病程发展中相互影响，非线性复杂系统内各因素的涨落、相互间的关联、信息间流动是概念性思维方法无法全面规律认识的，以系统性思维方式认知合并病的特点为妥。

中医意象思维具有一定系统思维特点，更适用于对合并病的认识与处理。意象思维的目标在于"立象尽意"，天、地、人、物随时间变化的各阶段的现象、表象、征象、整体的印象，皆是象思维所法的对象。它不但关注临床的多维表现（空间的象），更关注时间属性对临床表现的作用，以及临床表现之间相互的作用（时空的象），从而在人体系统的角度通盘考虑，并拟定对证的治则治法（立象尽意）。临床中合并病表象多端，症状有主症、次症，征象有真象、假象，病程迁移则表象亦变，这时便需要"以象为素，以素为候，以候为证，据证言病，病证结合，方证相应"。

基于此，"据象辨证，病证结合"是认识合并病的主要思路。在研制标准化测量工具时，应当基于中医象思维，临床立象，充分考虑各类干预条件，构建冠心病合并病证候量表，通过科学测量与分析，探寻冠心病常见合并病的证候学特征，呈现认识复杂疾病的中医特色。

3. 问卷结构与内容的设计

合并病证候临床专家调查问卷，坚持内容的中医主体和结构的量表学规范化要求，面向临床，充分考虑适合性、有效性和可行性。

明确评价目标：冠心病 5 个常见合并病的证候要素、证候特征、证候演变规律。

确定维度（内涵）和方面：每个合并病量表包含发病因素、主症、兼症、舌脉象、实验室检查 5 个维度，体现象的物质属性，全面反映病证特征。除发病因素外，每个维度均含依据国际最新相关指南界定病程划分的节点，体现象的时间属性，动态反映合并病的发展面貌。

建立条目池和筛选条目：条目池基于疾病临床表现和体征而建立。通过临床经验、文献查询法、访谈法、专家咨询法等写出相关的条目，将各个条目汇总，进行相关整理，包括归类、筛除、合并等，所有不同的条目构成条目池。中医名词术语依据《中医临床诊疗术语》等国家、行业标准进行规范，疾病诊断、病程分期等均依据最新指南界定，力图衔接国际标准，以利未来临床推广，较好地解决了条目标准化的问题。

4. 各合并病的参考标准

中医症状体征：参照国家药品监督管理局《中药新药临床研究指导原则》（2002 年版），参照中华中医药学会发布的《中医内科常见病诊疗指南》（中医病症部分），人民卫生出版社《中医药学高级丛书》中医内科学部分及上海科学技术出版社第五版《中医诊断学》《中医内科学》教材。问卷条目池根据国家中医药管理局颁布的《中医临床诊疗术语（疾病部分）》（GB / T16751.1—1997）、《中医病证诊断疗效标准》（GB / T16751.2—1997）予以规范，并将条目池中不常见的术语附录为《临床专家调查问卷术语说明》。

冠心病诊断标准参照国际心脏病学会和协会及世界卫生组织临床命名及标准化联合专题组报告《缺血性心脏病的命名及诊断标准》。

合并心力衰竭疾病诊断标准：慢性心力衰竭诊断标准参考中华医学会心血管病学分会《慢性心力衰竭诊断治疗指南》（2007 年版），急性心力衰竭诊断标准参考中华医学会心血管病学分会《急性心力衰竭诊断治疗指南》（2010 年版），并依此划分合并病的病程分期，将其分为前心衰阶段（阶段 A）、前临床阶段（阶段 B）、临床阶段（阶段 C）、终末阶段（阶段 D）。阶段 A 包括心衰的高发危险人群，但目前尚无心脏的结构或功能异常，也无心衰的症状和（或）体征；阶段 B 是指患者无心衰的症状和（或）体征，但已发展成结构性心脏病，这一阶段相当于无症状性心衰，或 NYHA 心功能 Ⅰ 级；阶段 C 是指患者已有基础的结构性心脏病，以往或目前有心衰的症状和（或）体征，或目前虽无心衰的症状和（或）体征，但以往曾因此治疗过，这一阶段包括 NYHA Ⅱ、Ⅲ级和部分Ⅳ级心功能患者；阶段 D 是指患者有进行性结构性心脏病，虽经积极的内科治疗，休息时仍有症状，且需要特殊干预。另外，为了方便起见，急性心力衰竭原则上按照阶段 C 进行统计。

合并高血压疾病诊断标准：高血压诊断标准参照 2009 年美国高血压协会（ASH）高血压协作组（HWG）更新的高血压定义及分类制定，并依此划分合并病的病程分期，将其分为正常人群、1 期、2 期、3 期四个阶段。正常人群是指静息 BP（血压）≤ 120/80mmHg，无早期心血管疾病指标及靶器官损伤的证据，但 BP 可偶尔升高者；1 期高血压的特征是出现高血压性心脏病（CVD）早期标记且 BP＞115/75mmHg，常合并＞1 项的危险因素，但无靶器官损伤表现；2 期高血压病患者静息 BP≥140/90mmHg，且合并多种 CVD 标记，有进行性疾病的表现，但早期靶器官损伤的证据却很少；3 期高血压病患者常常静息 BP＞160/100mmHg，即使在充分治疗的情况下也可能维持在 140/90mmHg 以上，可被明确诊断出患有 CVD。（注：为了避免字面引起的歧义，本调查将"正常人群"阶段称为"0 期"。）

合并糖尿病（DM）诊断标准：糖尿病诊断标准参照中华医学会糖尿病学分会《中国糖尿病防治指南》（2004 年版）、美国糖尿病协会《糖尿病防治指南》（2010 年版），并依此划分合并病的病程分期，将其分为 DM 前期、DM 期与慢性并发症期。DM 前期是指由血糖调节正常发展为糖调节受损（IGR），血糖升高但尚未达到糖尿病诊断标准，包括空腹血糖受损（IFG）、糖耐量受损（IGT），二者可单独或合并出现；DM 期指符合 WHO 对糖尿病的诊断标准（1999 年）；慢性并发症期指确诊糖尿病的同时，存在神经病变、视网膜、肾脏、周围神经或血管等全身大血管、微血管并发症。

合并肾病诊断标准：肾病诊断标准参照中华医学会肾病学分会《中国肾病防治指南》、美国肾病协会《肾病防治指南》，并依此划分合并病的病程分期，将其分为冠心病合并慢性肾脏病 1 期、冠心病合并慢性肾脏病 2 期、冠心病合并慢性肾脏病 3 期、冠心病合并慢性肾脏病 4 期、冠心病合并慢性肾脏病 5 期。

设计可操作性条目：充分考虑临床专家能够接受的应答时间范围，设计出既能反映冠心病本病特点，又能反映与他病并见的临床特点的条目。注意体现合并病"病"与"证"的特点，保证不同合并病量表之间、条目之间的代表性、独立性、敏感性。避免歧义和重复条目。采用半结构化量表模式，为临床专家提供"其他"项供填写，兼有结构严谨、内容全面的优点。

此外，考虑到合并病的临床表现较为复杂，本问卷答案可单选或多选。设计中充分考虑统计方面的要求，若临床专家认为两个选项会同时发生则在选项间用"+"连接，若认为两个选项同等重要则在选项间用"="连接，并需按照病证诊断意义的贡献度大小对答案进行排序。这些创新性的设计有利于后期有效提取指标权重、归纳症状群。

定性评价与修正条目：问卷初稿经过三轮德尔菲法征询国内同行和统计专家的意见与建议。第一轮主要规范术语名词，第二轮主要调整条目池结构以符合统计要求，并补充实验室检查维度；第三轮主要整合中西辨证框架下的相关条目。通过专家咨询的方式，测评、筛选、修正条目池，优化问卷条目与结构，保证测量条目更具有代表性，使问卷内容能贴切反映冠心病及其合并病的特质，内容效度良好。

预调查和定量评价：委托中国中医科学院、商智通（北京）信息技术有限公司开发临床研究问卷调查系统。依托该网络数据库平台，实现冠心病合并病证候问卷的在线填写。向东北、华北、华东、华南、西北、西南六大地区 17 所三级甲等中医院（或西医院中医科）符合资格的临床医师发放 302 份预调查问卷。

预调查分析结果显示：5 个冠心病常见合并病证候问卷的 Cronbach's α 系数范围在 0.9865 ～ 0.9915，信度良好；专家咨询法显示其内容效度良好，多因子分析显示 5 个问卷每个模块多个公因子的累计贡献率均在 80% 以上，其结构效度良好（系列问卷的信度效度分析另有文章报道）。其定性与定量评价结果理想，显示其可用于冠心病常见合并病的证候研究。

二、问卷调查

1. 问卷发放

将调查问卷发放给全国六大地区 51 家医院的临床一线医生，对其进行问卷调查。

（1）东北地区　辽宁中医药大学附属医院、长春中医药大学附属医院、辽宁省人民医院、沈阳市中医院、长春市中医院、大连市中医院、铁岭市中医院、海城市中医院，共 8 家医院。

（2）华北地区　北京中医药大学东直门医院、北京中医药大学东方医院、中国中医科学院西苑医院、中国中医科学院广安门医院、中国中医科学院望京医院、中日友好医院、北京中医药大学第三附属医院、首都医科大学北京中医医院，共 8 家医院。

（3）西北地区　甘肃中医学院附属医院、甘肃省中医院、榆中县中医院、兰州大学第一医院、兰州石化总医院、陕西中医学院附属医院、兰州市西固区人民医院、陕西中医学院附属二院、青海省中医院、青海省人民医院，共 10 家医院。

（4）东南地区　广东省中医院、广州中医药大学第一附属医院、广东省第二中医院、广州市慈善医院、广东省中医院二沙岛分院广州市中医院、深圳市中医院、佛山市中医院、深圳市福田区中医院，共 8 家医院。

（5）西南地区　成都中医药大学附属医院、重庆医科大学第二附属医院、重庆市中医院、重庆市北碚区中医院、四川省人民医院、重庆市渝北区人民医院、四川省中医药科学院、重庆市江中医院、绵阳市中医院、成都市青羊区人民医院，共 10 家医院。

（6）华南地区　上海中医药大学附属岳阳医院、上海中医药大学附属曙光医院、上海中医药大学附属龙华医院、上海市中医院、上海市南汇区光明中医院、上海仁济医院、江苏省中医院，共 7 家医院。

2. 问卷发放对象

临床专家参与调查的入选资格：①从事医疗工作的专业人员（中医或中西医结合专业）。②具有 3 年及 3 年以上连续从事冠心病及其合并病治疗的临床一线医师（副高以上每周出两个半天专家诊即可）。

排除标准：①主观上不同意对冠心病合并病的治疗采取中医药早期干预。②近 3 年内没有连续从事临床一线医疗工作的行政或医辅人员等。

3. 问卷完成情况

依托网络数据库平台，从 2013 年 5 月至 2013 年 12 月在东北、华北、东南、华南、西北、西南六大地区 51 所医院（或西医院中医科）合计发放 1517 份正式调查问卷，回收 1504 份。其中西北地区由于网络设施不完备，采用纸质问卷进行调查。

4. 问卷质量控制

①撰写问卷调查操作规范，对课题组调研人员进行标准化培训。②课题组调研人员对临床专家进行问卷填写培训，并发放问卷说明，讲解答题规则，最大限度地克服被调查者的主观偏倚。③问卷发放过程中有临床专家不适应在线作答的方式，课题组人员为其示范讲解予以解决。④及时核对在线填写的问卷，对不符合填写要求的问卷（如排序、答案连接符使用不规范等）进行有效筛选，与临床专家积极沟通，明确填写规则，重新填写合格问卷，修正错误。⑤西北不具备在线作答条件的医院采用纸质问卷回答，再由研究生双录入双核查，经数据核查比对，进行质量控制。⑥数据处理阶段，由临床研究问卷调查系统开发方负责对数据进行符合统计要求的数据整理，并由课题组完成数据整理阶段的质量控制。

三、统计方法的选用

1. 频数分析（frequency analysis）

频数是在一组依大小顺序排列的测量值中，按一定的组距进行分组，统计出落在各组内的测量值的数目。频数分析是一种初级的数据挖掘法，在流行病学调查中有着广泛的应用。此法可将已分类好的资料进行分析，找出资料的主要分布情况，以了解数据的基本特性。可见，通过频数分析可以使人们十分清楚地了解变量取值的分布情况。将频数分析用于冠心病合并病调查问卷的各个环节，统计全体被调查者同时选中某一症状的次数及证候构成比，有利于从直观上掌握冠心病合并病辨证论治的概况。

2. 决策树

决策树算法是目前应用最广泛的归纳推理算法之一，其以实例为基础，着眼于从一组无次序、无规则的数据中，根据不同的特征，以树型结构表示分类或决策集合，产生规则和发现规律，通常用来形成分类器和预测模，是一种逼近离散值函数的方法。决策树归纳分析具有易于提取显式规则、计算量相对较小、可以显示重要的决策属性和较高的分类准确率等优点。本研究应用决策树对冠心病合并病中医证型研究的数据进行探索性分析，以树形图的形式表达冠心病合并病中医证候要素的分类结果，分类规则比较直观，且易于理解。

3. 神经网络

神经网络又称为人工神经网络，其原理是通过模拟生物的神经网络结构和功能，实现对各种信息的有效处理。神经网络是以神经元为基本运算单位，通常包含一个输入层、输出层以及一个或几个隐含层。在冠心病合并病中医证候学研究中，样本（证候）被概括为一对输入与输出的抽象的数学映射关系，"候"为各种物理表征信息，为输入单元，"证"为最终的输出结果。中医证候的诊断规律被看作一个映射问题，利用神经网络的自主学习能力从大量的样本中进行证候特征的规则提取，通过症状找出对应的证候诊断，神经网络把"候"与"证"的对应关系通过输入与输出的映射转化成了一个非线性优化问题。人工神经网络建立的证候模型是否具有强大的推广能力，取决于训练样本的含量以及样本所含信息的全面程度。因此，必须保证训练样本的含量足够大、样本所蕴含的证候诊断信息足够全面，这样才能够抽提出比较全面的内在规律，尽量真实地展示证候全貌。本研究中主要用于证候要素的验证性分析。

4. 聚类分析（cluster analysis）

聚类分析又称集群分析，是将样本个体或指标变量按其具有的特性进行分类，主要是通过距离的远近与相似程度来判断个体是否有聚集现象，是一种通过"物以类聚"的数理统计方法用于中医证候研究的有效方法。其基本思路：①首先确定类数。②确定 K 个类的初始类中心点。初始类中心点可以通过系统根据样本数据的具体情况选择 K 个有代表性的样本数据作为初始类中心点。③计算所有样本数据点到 K 个类中心点的距离，然后按照距 K 个类中心点距离最短的原则，把所有样本分派到各中心点所在的类中，形成一个新的 K 类，完成一次迭代过程。④重新计算 K 个类的类中心点。计算每类中各个变量的变量值均值，并以均值点作为新的类中心点。⑤重复③和④步，直至达到指定的迭代次数或达到终止迭代的判断要求为止。

判断是否结束迭代过程的标准有两个，满足其中一个即可结束快速聚类分析过程：①迭代次数等于指定的迭代次数。②迭代收敛标准：本次迭代产生新的类中心点距上次迭代后确定的类中心点的最大距离小于 2%。

聚类分析后，统计各症状在各类中出现的频数情况，挑选出各类具有代表性的证候特征。症状变量挑选所遵循的原则是：按照各个变量出现的百分比大小，由大到小依次选取，直至这些症状能够构成某一证候为止。聚类分析的应用可将中医药科研活动从传统的以定性描述为主逐步转为定量研究，本研究中主要用于证候特征的分析。

5. 转移概率矩阵

转移概率矩阵是线性代数中马尔可夫链中的重要概念，可以将其应用于中医证候研究，经过转移概率矩阵的计算，并运用中医理论，对中医病机内在规律进行分析和阐述，以揭示中医证候病机之间的演变规律。从任意一个状态出发，经过任意一次转移，必然出现状态 1、2、…、t 中的一个，其基本原理为计算 $P（X_{t+1}=i_{t+1}/X_t=i_t）=P（X_{t+1}=j/X_t=i）=P_{ij}（t）$，矩阵 $P（t）=[P_{ij}（t）]$，这种状态之间的转移称为概率转移，实际上是采用证候出现的频率来估计该概率值，得出各个阶段的所有证候发展为下一阶段某一证候的最大概率。冠心病合并病概率转移数据标准化处理说明：做概率转移时每位专家在每个阶段只能倾向于一种主要的证候。因此，为满足该条件，对在每个阶段倾向于两种或两种以上证候的专家，计算其证候得分后根据其得分判断该专家倾向于哪一种证候。同时，证候间若存在概率转移，必须满足以下条件：①冠心病合并病第一期存在证候的专家在冠心病合并病第二期也要有证候；②冠心病合并病第二期存在证候的专家在冠心病合并病第三期也要有证候；③冠心病合并病第三期存在证候的专家在冠心病合并病第四期也要有证候，以此类推。根据上述限制条件，对数据进行标准化统计。本研究中主要用于证候演变规律分析。

第三节　冠心病合并病证候要素研究结果与分析

一、证候要素与编码条目池

问卷数据库中构成证候因素的编码条目词，按照以下原则选取：① 2002 年卫生部颁发《中药新药治疗冠心病心绞痛的临床研究指导原则》；②中华人民共和国国家标准 GB/T15657—1995 中医病证分类与代码（Classification and codes of diseases and ZHENG Of Traditional Chinese Medicine）的内容；③上海科学技术出版社出版第五版《中医诊断学》《中医内科学》本科教材；④报告 3.2.1 部分的西医疾病指南。结合问卷的具体条目和变量，分类编次。各合并病的主要证候要素条目池如下：

（一）冠心病合并心力衰竭证候要素条目池

1. 气滞

Q1_M8	气郁质
Q21_M5	胸痛特点　胀痛
Q21_M6	胸痛特点　掣痛
Q711_M2	胸膺部不适　胸中烦闷郁结如满
Q711_M3	胸膺部不适　胸部如有气结，胀满不适
Q711_M5	胸膺部不适　心下痞满，按之濡软
Q721_M2	胁肋部不适　胁胀

| Q731_M2 | 腹部不适 | 自觉腹部胀满，查外形无胀满之征 |

Q731_M2　　　腹部不适　自觉腹部胀满，查外形无胀满之征
Q731_M4　　　腹部不适　肠中胀满
Q961_M12　　　脉象　涩
Q961_M13　　　脉象　弦

2. 血瘀

Q21_M3　　　胸痛特点　刺痛
Q21_M15　　　胸痛特点　拒按
Q531_M9　　　饮水情况　但欲漱水而不欲咽
Q611_M14　　　面色变化　发灰或发黑
Q611_M15　　　面色变化　黧黑
Q621_M4　　　口唇变化　口唇紫暗
Q621_M5　　　口唇变化　口唇瘀斑
Q711_M4　　　胸膺部不适　心下痞满，按之坚硬
Q721_M4　　　胁肋部不适　胁肋作痛，如有针刺
Q841_M8　　　形体官窍特征表现　爪甲青紫
Q841_M9　　　形体官窍特征表现　皮肤紫绀
Q841_M10　　　形体官窍特征表现　肌肤甲错
Q911_M4　　　舌象　舌色　绛
Q911_M5　　　舌象　舌色　紫
Q911_M6　　　舌象　舌色　暗
Q921_M7　　　舌象　舌形　瘀斑
Q921_M10　　　舌象　舌形　舌下络脉青紫迂曲
Q921_M11　　　舌象　舌形　舌下青筋显露
Q931_M9　　　舌象　苔质　有根
Q961_M12　　　脉象　涩
Q961_M21　　　脉象　结

3. 痰饮

Q1_M5　　　痰湿质
Q21_M10　　　胸痛特点　胸闷如窒或憋闷疼痛
Q321_M13　　　心悸伴随症状　不欲饮水
Q421_M1　　　呼吸形式　气短伴胸部窒闷，甚则夜半憋醒
Q431_M6　　　咳嗽、咳痰　咳嗽夜重昼轻，咳痰色白量多，滑而易咳出
Q511_M4　　　浮肿部位　下肢
Q521_M1　　　水液停留部位　胃肠
Q521_M2　　　水液停留部位　胁下
Q521_M3　　　水液停留部位　四肢肌表
Q521_M4　　　水液停留部位　胸膈

Q531_M8	饮水情况　水入即吐
Q731_M3	腹部不适　腹大胀满，按之如囊裹水，甚则动摇有声
Q831_M6	睡眠情况　嗜睡
Q831_M7	睡眠情况　昏睡
Q831_M8	睡眠情况　鼾眠
Q911_M2	舌象　舌色　淡白
Q921_M2	舌象　舌形　胖大
Q921_M4	舌象　舌形　齿痕
Q931_M3	舌象　苔质　滑
Q931_M4	舌象　苔质　厚
Q931_M7	舌象　苔质　腐
Q931_M8	舌象　苔质　腻
Q941_M1	舌象　苔色　白
Q951_M1	舌象　舌态　强硬
Q951_M5	舌象　舌态　短缩
Q961_M11	脉象　滑
Q961_M13	脉象　弦

4. 心气虚

Q311_M1	自觉悸动不安的部位　心中
Q311_M3	自觉悸动不安的部位　虚里
Q321_M2	心悸伴随症状　心下空虚
Q321_M5	心悸伴随症状　以手护胸，喜按

（上述 4 条必居其一加以下任意一条即可为心气虚）

| Q1_M2 | 气虚质 |
| Q841_M3 | 形体官窍特征表现　乏力 |

（以下为心气虚或然证，可有可无）

Q21_M4	胸痛特点　隐痛
Q21_M14	胸痛特点　喜按
Q311_M2	自觉悸动不安的部位　胃脘部
Q311_M4	自觉悸动不安的部位　脐下
Q421_M2	呼吸形式　劳累后气短
Q611_M10	面色变化　淡白
Q811_M3	神识表现　神疲
Q911_M2	舌象　舌色　淡白
Q941_M1	舌象　苔色　白
Q961_M6	脉象　细
Q961_M9	脉象　虚

Q961_M16   脉象   弱

5. 脾气虚

Q741_M1   消化功能异常特点   口淡

Q741_M12   消化功能异常特点   大便溏薄

（上述 2 条必居其一加以下任意一条即可为脾气虚）

Q1_M2   气虚质

Q841_M3   形体官窍特征表现   乏力

（以下为脾气虚或然证，可有可无）

Q611_M13   面色变化   萎黄

Q611_M12   面色变化   发黄

Q911_M2   舌象   舌色   淡白

Q921_M2   舌象   舌形   胖大

Q921_M4   舌象   舌形   齿痕

Q941_M1   舌象   苔色   白

Q961_M6   脉象   细

Q961_M9   脉象   虚

Q961_M15   脉象   缓

Q961_M16   脉象   弱

6. 心阳虚

Q311_M1   自觉悸动不安的部位   心中

Q311_M3   自觉悸动不安的部位   虚里

Q321_M2   心悸伴随症状   心下空虚

Q321_M5   心悸伴随症状   以手护胸，喜按

（上述 4 条必居其一加以下任意一条即可为心阳虚）

Q1_M3   阳虚质

Q321_M12   心悸伴随症状   手足不温 / 四肢逆冷

Q821_M2   寒热感觉   畏寒

Q841_M5   形体官窍特征表现   手足不温

（以下为心阳虚或然证，可有可无）

Q21_M4   胸痛特点   隐痛

Q21_M12   胸痛特点   喜温

Q21_M14   胸痛特点   喜按

Q541_M6   出汗情况   汗多清稀

Q821_M2   寒热感觉特点   畏寒

Q911_M2   舌象   舌色   淡白

Q921_M2   舌象   舌形   胖大

Q931_M3   舌象   苔质   滑

Q941_M1	舌象	苔色	白
Q961_M2	脉象	沉	
Q961_M3	脉象	迟	
Q961_M6	脉象	细	
Q961_M16	脉象	弱	
Q961_M21	脉象	结	
Q961_M22	脉象	代	

7. 肾阳虚

Q841_M4	形体官窍特征表现	腰膝酸软	

（上述 1 条必备加以下任意一条即可为肾阳虚）

Q1_M3	阳虚质		
Q321_M12	心悸伴随症状	手足不温 / 四肢逆冷	
Q821_M2	寒热感觉	畏寒	
Q841_M5	形体官窍特征表现	手足不温	

（以下为肾阳虚或然证，可有可无）

Q511_M4	浮肿部位	下肢	
Q511_M5	浮肿部位	全身	
Q521_M3	水液停留部位	四肢肌表	
Q551_M2	小便变化情况	量少甚或无尿	
Q551_M6	小便变化特点	夜尿频数	
Q551_M8	小便变化情况	癃闭	
Q611_M15	面色变化	黧黑	
Q741_M3	消化功能异常	口咸	
Q741_M13	消化功能异常	大便自利	
Q911_M2	舌象	舌色	淡白
Q921_M2	舌象	舌形	胖大
Q931_M3	舌象	苔质	滑
Q941_M1	舌象	苔色	白
Q961_M2	脉象	沉	

（二）冠心病合并高血压证候要素条目池

1. 实性证素

（1）风邪

Q331_M1	头痛伴随症状	头皮麻木	
Q41_M3	头晕特点	头晕，闭目即止	
Q41_M8	头晕特点	晕眩甚则仆倒	
Q831_M11	全身症状	腰背四肢不适	抽搐

Q861_M14	全身症状　其他特征表现　血压波动
Q911_M2	舌象脉象表现特点舌色　淡白
Q931_M5	舌象脉象表现特点苔质　薄
Q951_M1	舌象脉象表现特点舌态　强硬
Q951_M3	舌象脉象表现特点舌态　颤动
Q951_M4	舌象脉象表现特点舌态　歪斜
Q961_M1	舌象脉象表现特点脉象　浮
Q961_M15	舌象脉象表现特点脉象　缓

（2）气滞

Q11_M8	多发体质　气郁质
Q311_M4	头痛性质　胀痛
Q331_M2	头痛伴随症状　头皮发胀
Q331_M7	头痛伴随症状　时轻时重
Q811_M2	全身症状　面部特征改变面色发青
Q821_M22	全身症状　颈项胸腹部不适　胁痛
Q821_M18	全身症状　颈项胸腹部不适　腹胀
Q961_M13	舌象脉象表现特点脉象　弦
Q961_M21	舌象脉象表现特点脉象　结

（3）血瘀

Q11_M7	多发体质　血瘀质
Q311_M8	头痛性质　头痛如刺、痛有定处
Q331_M6	头痛伴随症状　晨轻暮重
Q331_M12	头痛伴随症状　痛有定处
Q811_M7	全身症状　面部特征改变面色黧黑
Q811_M8	全身症状　面部特征改变面色晦滞
Q811_M10	全身症状　面部特征改变口唇青紫或紫暗
Q831_M4	全身症状　腰背四肢不适　妇女行经色暗或夹血块
Q911_M5	舌象脉象表现特点舌色　紫
Q911_M6	舌象脉象表现特点舌色　暗
Q921_M7	舌象脉象表现特点舌形　瘀斑
Q921_M10	舌象脉象表现特点舌形　舌下络脉青紫迂曲
Q921_M11	舌象脉象表现特点舌形　舌下青筋显露
Q961_M12	舌象脉象表现特点脉象　涩
Q961_M21	舌象脉象表现特点脉象　结

（4）情志

Q21_M3	刺激因素　喜怒情志过激
Q21_M4	刺激因素　长期抑郁或情志不遂

Q21_M9	刺激因素	更年期前后
Q311_M10	头痛性质	剧痛如裂
Q41_M9	头晕特点	伴耳鸣、易怒
Q71_M4	神识改变	心烦
Q71_M5	神识改变	烦躁
Q71_M6	神识改变	善惊
Q71_M7	神识改变	易怒
Q961_M19	舌象脉象表现特点脉象	动
Q961_M22	舌象脉象表现特点脉象	代

（5）热邪

Q21_M2	刺激因素	感受热邪
Q331_M4	头痛伴随症状	鼻衄
Q331_M5	头痛伴随症状	就凉则安，遇暖则痛
Q331_M10	头痛伴随症状	烦躁易怒
Q51_M8	视觉改变	目胀
Q51_M9	视觉改变	目痛
Q51_M10	视觉改变	目赤
Q51_M11	视觉改变	目衄
Q61_M5	听觉异常	耳鸣突然发作
Q61_M7	听觉异常	耳痛
Q61_M8	听觉异常	耳衄
Q71_M4	神识改变	心烦
Q71_M5	神识改变	烦躁
Q821_M2	全身症状 颈项胸腹部不适	咽干
Q821_M7	全身症状 颈项胸腹部不适	气粗
Q821_M8	全身症状 颈项胸腹部不适	气急
Q821_M11	全身症状 颈项胸腹部不适	咳血
Q841_M2	全身症状 饮食口味变化	口干渴
Q841_M4	全身症状 饮食口味变化	口苦
Q841_M8	全身症状 饮食口味变化	口臭
Q841_M12	全身症状 饮食口味变化	多食易饥
Q841_M13	全身症状 饮食口味变化	口舌生疮
Q851_M2	全身症状 二便表现	小便黄赤
Q851_M10	全身症状 二便表现	尿血
Q851_M12	全身症状 二便表现	便秘
Q911_M3	舌象脉象表现特点舌色	红
Q911_M4	舌象脉象表现特点舌色	绛

Q911_M5	舌象脉象表现特点舌色	紫
Q921_M3	舌象脉象表现特点舌形	肿胀
Q921_M6	舌象脉象表现特点舌形	点刺（红点、白点或黑点）
Q931_M2	舌象脉象表现特点苔质	燥
Q941_M2	舌象脉象表现特点苔色	黄
Q941_M4	舌象脉象表现特点苔色	灰
Q941_M5	舌象脉象表现特点苔色	黑
Q951_M1	舌象脉象表现特点舌态	强硬
Q951_M5	舌象脉象表现特点舌态	短缩
Q961_M4	舌象脉象表现特点脉象	数
Q961_M5	舌象脉象表现特点脉象	洪
Q961_M11	舌象脉象表现特点脉象	滑
Q961_M20	舌象脉象表现特点脉象	促
Q961_M23	舌象脉象表现特点脉象	疾

2. 虚性证素

肾阴虚

| Q831_M2 | 全身症状 腰背四肢不适 | 腰膝酸软 |
| Q831_M3 | 全身症状 腰背四肢不适 | 遗精带下 |

（上述 2 条必备其一加以下任意 1 条即可为肾阴虚）

Q11_M4	多发体质	阴虚质
Q861_M2	全身症状 其他特征表现	五心烦热
Q861_M3	全身症状 其他特征表现	潮热颧红
Q861_M9	全身症状 其他特征表现	盗汗

（以下为肾阴虚或然证，可有可无）

Q311_M3	头痛性质	空痛
Q331_M14	头痛伴随症状	腰膝酸软
Q331_M15	头痛伴随症状	心烦不寐，五心烦热
Q331_M13	头痛伴随症状	目涩耳鸣
Q41_M13	头晕特点	伴腰膝酸软
Q41_M15	头晕特点	伴心烦不寐，五心烦热
Q61_M3	听觉异常	耳鸣如刮风、如蝉鸣
Q61_M6	听觉异常	耳鸣病程较长
Q61_M9	听觉异常	听力减退，甚则全聋
Q71_M4	神识改变	心烦
Q811_M3	全身症状 面部特征改变	颜面潮红
Q821_M2	全身症状 颈项胸腹部不适	咽干
Q831_M3	全身症状 腰背四肢不适	遗精带下

Q851_M2	全身症状　二便表现　小便黄赤
Q911_M3	舌象脉象表现特点舌色　红
Q911_M4	舌象脉象表现特点舌色　绛
Q921_M5	舌象脉象表现特点舌形　瘦薄
Q921_M8	舌象脉象表现特点舌形　裂纹
Q931_M6	舌象脉象表现特点苔质　少苔或无苔
Q951_M2	舌象脉象表现特点舌态　痿软
Q961_M4	舌象脉象表现特点脉象　数
Q961_M6	舌象脉象表现特点脉象　细

3. 虚实夹杂（肝阳上亢）

Q311_M4	头痛性质　胀痛
Q311_M10	头痛性质　剧痛如裂
Q41_M4	头晕特点　头晕目眩
Q41_M6	头晕特点　头重脚轻，有失平衡之感
Q41_M9	头晕特点　伴耳鸣、易怒
Q41_M13	头晕特点　伴腰膝酸软
Q51_M3	视觉改变　目昏头眩
Q51_M7	视觉改变　黑矇
Q51_M8	视觉改变　目胀
Q51_M9	视觉改变　目痛
Q51_M10	视觉改变　目赤
Q61_M5	听觉异常　耳鸣突然发作
Q61_M4	听觉异常　耳鸣如钟、如风雷、如潮
Q71_M4	神识改变　心烦
Q71_M5	神识改变　烦躁
Q71_M7	神识改变　易怒
Q71_M8	神识改变　夜眠易醒
Q71_M9	神识改变　多梦
Q831_M2	全身症状　腰背四肢不适　腰膝酸软
Q831_M10	全身症状　腰背四肢不适　步履飘忽，足如踩棉
Q841_M4	全身症状　饮食口味变化　口苦
Q851_M2	全身症状　二便表现　小便黄赤
Q911_M3	舌象脉象表现特点舌色　红
Q911_M4	舌象脉象表现特点舌色　绛
Q961_M4	舌象脉象表现特点脉象　数
Q961_M6	舌象脉象表现特点脉象　细
Q961_M13	舌象脉象表现特点脉象　弦

（三）冠心病合并中风证候要素条目池

1. 实性证素

（1）风邪

Q21_M1	病势特点	发病突然，急性起病
Q21_M3	病势特点	病势突变
Q51_M4	感觉异常	面部口周麻木
Q51_M5	感觉异常	偏身麻木
Q51_M18	感觉异常	闭目难立
Q611_M7	肢体功能异常	肢体姿态	四肢强直
Q611_M9	肢体功能异常	肢体姿态	四肢抽搐
Q611_M12	肢体功能异常	肢体姿态	筋惕肉瞤
Q611_M13	肢体功能异常	肢体姿态	手颤
Q71_M3	头面部表现	头摇不能自制
Q71_M5	头面部表现	面肿
Q71_M8	头面部表现	二目上吊
Q71_M9	头面部表现	目偏不瞬
Q71_M10	头面部表现	眼球震颤
Q71_M14	头面部表现	口角歪斜
Q71_M16	头面部表现	口唇颤动
Q811_M3	全身表现	头部	头痛连颈，项背强直
Q811_M6	全身表现	头部	头皮麻木
Q931_M5	舌象脉象	苔质	薄
Q951_M1	舌象脉象	舌态	强硬
Q951_M3	舌象脉象	舌态	颤动
Q951_M4	舌象脉象	舌态	歪斜
Q961_M1	舌象脉象	脉象	浮

（2）寒凝

Q831_M20	全身表现	躯干部	囊缩
Q851_M2	全身表现	出汗情况	无汗
Q861_M6	全身表现	寒热感觉	手足厥冷
Q871_M3	全身表现	面色口唇	发青
Q871_M13	全身表现	面色口唇	发灰或发黑
Q871_M15	全身表现	面色口唇	口唇青灰
Q911_M2	舌象脉象	舌色	淡白
Q911_M5	舌象脉象	舌色	紫
Q911_M6	舌象脉象	舌色	暗

Q931_M3	舌象脉象	苔质	滑
Q941_M1	舌象脉象	苔色	白
Q941_M4	舌象脉象	苔色	灰
Q951_M5	舌象脉象	舌态	短缩
Q961_M3	舌象脉象	脉象	迟
Q961_M10	舌象脉象	脉象	实
Q961_M14	舌象脉象	脉象	紧
Q961_M21	舌象脉象	脉象	结

（3）气滞

Q1_M8	体质	气郁质	
Q811_M9	舌象脉象	头部	目胀
Q811_M10	全身表现	头部	耳根胀痛
Q831_M16	全身表现	躯干部	腹胀
Q961_M12	舌象脉象	脉象	涩
Q961_M13	舌象脉象	脉象	弦
Q961_M21	舌象脉象	脉象	结

（4）血瘀

Q1_M7	体质	血瘀质	
Q51_M11	感觉异常	偏盲	
Q831_M4	全身表现	躯干部	饮水发呛
Q831_M17	全身表现	躯干部	腹满拒按
Q871_M14	全身表现	面色口唇	黧黑
Q871_M16	全身表现	面色口唇	口唇紫暗
Q871_M17	全身表现	面色口唇	口唇瘀斑
Q911_M5	舌象脉象	舌色	紫
Q911_M6	舌象脉象	舌色	暗
Q921_M7	舌象脉象	舌形	瘀斑
Q921_M10	舌象脉象	舌形	舌下络脉青紫迂曲
Q921_M11	舌象脉象	舌形	舌下青筋显露
Q961_M10	舌象脉象	脉象	实
Q961_M12	舌象脉象	脉象	涩
Q961_M21	舌象脉象	脉象	结

（5）痰饮

Q1_M5	体质	痰湿质	
Q31_M15	神志变化	迷蒙	
Q31_M16	神志变化	神昏	
Q41_M2	语言功能变化	构音不清	

Q41_M3　　　　　语言功能变化　语句不全

Q41_M4　　　　　语言功能变化　字词不清

Q41_M6　　　　　语言功能变化　舌謇不能言

Q611_M3　　　　肢体功能异常　肢体姿态　肢体松懈，痿软不温，静卧不烦（四肢瘫）

Q611_M15　　　肢体功能异常　肢体姿态　患肢肿胀

Q811_M7　　　　全身表现　头部　头昏

Q811_M8　　　　全身表现　头部　目眩

Q821_M7　　　　全身表现　呼吸特点　咯痰或痰多

Q821_M9　　　　全身表现　呼吸特点　痰鸣漉漉

Q911_M2　　　　舌象脉象　舌色　淡白

Q921_M2　　　　舌象脉象　舌形　胖大

Q921_M4　　　　舌象脉象　舌形　齿痕

Q931_M3　　　　舌象脉象　苔质　滑

Q931_M4　　　　舌象脉象　苔质　厚

Q931_M7　　　　舌象脉象　苔质　腐

Q931_M8　　　　舌象脉象　苔质　腻

Q941_M4　　　　舌象脉象　苔色　灰

Q951_M1　　　　舌象脉象　舌态　强硬

Q951_M5　　　　舌象脉象　舌态　短缩

Q961_M10　　　舌象脉象　脉象　实

Q961_M11　　　舌象脉象　脉象　滑

Q961_M13　　　舌象脉象　脉象　弦

（6）情志

Q21_M2　　　　病势特点　发病前多有诱因

Q31_M3　　　　神志变化　心烦

Q31_M4　　　　神志变化　烦躁

Q31_M6　　　　神志变化　情绪激动

Q31_M7　　　　神志变化　易怒

Q31_M8　　　　神志变化　善哭笑

Q961_M19　　　舌象脉象　脉象　动

Q961_M22　　　舌象脉象　脉象　代

（7）热邪

Q31_M5　　　　神志变化　躁扰不宁

Q31_M17　　　神志变化　谵妄

Q51_M12　　　感觉异常　暴盲

Q611_M10　　　肢体功能异常　肢体姿态　两手握固

Q71_M11	头面部表现　目赤
Q71_M17	头面部表现　口噤不开
Q811_M2	全身表现　头部　突发头痛，剧如刀劈
Q821_M3	全身表现　呼吸特点　呼吸急促
Q821_M4	全身表现　呼吸特点　呼吸气粗
Q821_M8	全身表现　呼吸特点　痰多而黏
Q821_M10	全身表现　呼吸特点　痰鸣如拽锯
Q831_M7	全身表现　躯干部　口燥
Q831_M11	全身表现　躯干部　渴喜冷饮
Q841_M6	全身表现　二便　便干
Q841_M7	全身表现　二便　便秘
Q841_M10	全身表现　二便　大小便闭
Q861_M3	全身表现　寒热感觉　身热肢冷
Q861_M5	全身表现　寒热感觉　壮热
Q871_M4	全身表现　面色口唇　发红
Q871_M5	全身表现　面色口唇　满面通红
Q911_M3	舌象脉象　舌色　红
Q911_M4	舌象脉象　舌色　绛
Q911_M5	舌象脉象　舌色　紫
Q921_M3	舌象脉象　舌形　肿胀
Q921_M6	舌象脉象　舌形　点刺（红点、白点、黑点）
Q921_M8	舌象脉象　舌形　裂纹
Q931_M2	舌象脉象　苔质　燥
Q941_M2	舌象脉象　苔色　黄
Q941_M3	舌象脉象　苔色　淡黄
Q941_M4	舌象脉象　苔色　灰
Q941_M5	舌象脉象　苔色　黑
Q951_M1	舌象脉象　舌态　强硬
Q951_M5	舌象脉象　舌态　短缩
Q961_M4	舌象脉象　脉象　数
Q961_M5	舌象脉象　脉象　洪
Q961_M10	舌象脉象　脉象　实
Q961_M11	舌象脉象　脉象　滑
Q961_M20	舌象脉象　脉象　促
Q961_M23	舌象脉象　脉象　疾

（8）毒邪

Q31_M2	神志变化　突然昏仆，不省人事

Q31_M16	神志变化　神昏
Q31_M18	神志变化　妄听妄视
Q71_M12	头面部表现　瞳神散大
Q71_M13	头面部表现　瞳神缩小
Q911_M4	舌象脉象　舌色　绛
Q911_M5	舌象脉象　舌色　紫
Q911_M6	舌象脉象　舌色　暗
Q921_M3	舌象脉象　舌形　肿胀
Q921_M6	舌象脉象　舌形　点刺（红点、白点、黑点）
Q931_M2	舌象脉象　苔质　燥
Q931_M7	舌象脉象　苔质　腐
Q931_M9	舌象脉象　苔质　有根
Q941_M2	舌象脉象　苔色　黄
Q941_M5	舌象脉象　苔色　黑
Q961_M4	舌象脉象　脉象　数
Q961_M5	舌象脉象　脉象　洪
Q961_M10	舌象脉象　脉象　实
Q961_M18	舌象脉象　脉象　伏

（9）湿热

Q1_M6	体质　湿热质
Q21_M10	病势特点　反复性
Q611_M17	肢体功能异常　肢体姿态　手足重滞
Q811_M5	全身表现　头部　头沉重感
Q831_M9	全身表现　躯干部　口苦
Q831_M10	全身表现　躯干部　口臭
Q841_M1	全身表现　二便　尿短赤
Q841_M4	全身表现　二便　小便异味
Q841_M9	全身表现　二便　大便黏浊
Q841_M12	全身表现　二便　大便通而黄腻苔不退
Q871_M11	全身表现　面色口唇　发黄
Q911_M3	舌象脉象　舌色　红
Q921_M6	舌象脉象　舌形　点刺（红点、白点、黑点）
Q931_M3	舌象脉象　苔质　滑
Q931_M4	舌象脉象　苔质　厚
Q931_M8	舌象脉象　苔质　腻
Q941_M2	舌象脉象　苔色　黄
Q961_M4	舌象脉象　脉象　数

Q961_M10	舌象脉象	脉象	实
Q961_M11	舌象脉象	脉象	滑
Q961_M17	舌象脉象	脉象	濡

2. 虚性证素

（1）心气虚

| Q831_M1 | 全身表现 | 躯干部 | 心悸 |

（上述 1 条必备，加以下任意一条即可为心气虚）

| Q1_M2 | 体质 | 气虚质 |
| Q851_M3 | 全身表现 | 出汗情况 | 自汗乏力 |

（以下为心气虚或然证，可有可无）

Q31_M14	神志变化	精神恍惚
Q811_M4	全身表现	头部	头晕
Q821_M2	全身表现	呼吸特点	气短
Q831_M2	全身表现	躯干部	胸闷
Q871_M8	全身表现	面色口唇	㿠白
Q871_M9	全身表现	面色口唇	淡白
Q911_M2	舌象脉象	舌色	淡白
Q941_M1	舌象脉象	苔色	白
Q961_M6	舌象脉象	脉象	细
Q961_M7	舌象脉象	脉象	微
Q961_M9	舌象脉象	脉象	虚
Q961_M16	舌象脉象	脉象	弱
Q961_M22	舌象脉象	脉象	代

（2）肺气虚

| Q821_M5 | 全身表现 | 呼吸特点 | 呼吸微弱或不规则 |

（上述 1 条必备，加以下任意一条即可为肺气虚）

| Q1_M2 | 体质 | 气虚质 |
| Q851_M3 | 全身表现 | 出汗情况 | 自汗乏力 |

（以下为肺气虚或然证，可有可无）

Q821_M2	全身表现	呼吸特点	气短
Q831_M2	全身表现	躯干部	胸闷
Q871_M8	全身表现	面色口唇	㿠白
Q871_M9	全身表现	面色口唇	淡白
Q911_M2	舌象脉象	舌色	淡白
Q941_M1	舌象脉象	苔色	白
Q961_M6	舌象脉象	脉象	细
Q961_M7	舌象脉象	脉象	微

| Q961_M9 | 舌象脉象 脉象 虚 |
| Q961_M16 | 舌象脉象 脉象 弱 |

（3）脾气虚

| Q831_M16 | 全身表现 躯干部 腹胀 |
| Q841_M5 | 全身表现 二便 便溏 |

（上述 2 条必居其一，加以下任意一条即可为脾气虚）

| Q1_M2 | 体质 气虚质 |
| Q851_M3 | 全身表现 出汗情况 自汗乏力 |

（以下为脾气虚或然证，可有可无）

Q31_M13	神志变化 精神萎靡
Q611_M4	肢体功能异常 肢体姿态 肢体肌肉萎缩
Q621_M2	肢体功能异常 运动功能障碍 上肢上举力弱
Q621_M4	肢体功能异常 运动功能障碍 上肢上举不到肩，最多可略摆
Q621_M5	肢体功能异常 运动功能障碍 上肢不能动
Q621_M7	肢体功能异常 运动功能障碍 手指力弱
Q621_M8	肢体功能异常 运动功能障碍 手指握拳伸指不全
Q621_M9	肢体功能异常 运动功能障碍 手指略动
Q621_M10	肢体功能异常 运动功能障碍 手指全瘫
Q621_M13	肢体功能异常 运动功能障碍 下肢抬高不足 45°
Q621_M14	肢体功能异常 运动功能障碍 下肢摆动平移略动
Q621_M15	肢体功能异常 运动功能障碍 下肢不能动
Q621_M17	肢体功能异常 运动功能障碍 足趾力弱
Q621_M18	肢体功能异常 运动功能障碍 足趾屈伸不全
Q621_M19	肢体功能异常 运动功能障碍 足趾可略动
Q621_M20	肢体功能异常 运动功能障碍 足趾全瘫
Q71_M4	头面部表现 面肌松弛
Q71_M6	头面部表现 眼睑下垂
Q71_M7	头面部表现 眼睑闭合不全
Q71_M15	头面部表现 口角流涎
Q871_M12	全身表现 面色口唇 萎黄
Q921_M2	舌象脉象 舌形 胖大
Q921_M4	舌象脉象 舌形 齿痕
Q941_M1	舌象脉象 苔色 白
Q961_M6	舌象脉象 脉象 细
Q961_M9	舌象脉象 脉象 虚
Q961_M15	舌象脉象 脉象 缓
Q961_M16	舌象脉象 脉象 弱

（4）肾气虚

| Q831_M19 | | 全身表现 | 躯干部 | 腰胫酸软 |

（上述 1 条必备，加以下任意一条即可为肾气虚）

Q1_M2　　　　　　体质　气虚质

Q851_M3　　　　　全身表现　出汗情况　自汗乏力

（以下为肾气虚或然证，可有可无）

Q51_M1　　　　　感觉异常　耳鸣

Q51_M14　　　　　感觉异常　耳聋

Q821_M2　　　　　全身表现　呼吸特点　气短

Q841_M2　　　　　全身表现　二便　小便自利

Q871_M9　　　　　全身表现　面色口唇　淡白

Q911_M2　　　　　舌象脉象　舌色　淡白

Q941_M1　　　　　舌象脉象　苔色　白

Q961_M6　　　　　舌象脉象　脉象　细

Q961_M9　　　　　舌象脉象　脉象　虚

Q961_M16　　　　舌象脉象　脉象　弱

（5）心阳虚

Q831_M1　　　　　全身表现　躯干部　心悸

（上述 1 条必备，加以下任意一条即可为心阳虚）

Q1_M3　　　　　　阳虚质

Q861_M4　　　　　全身表现　寒热感觉　形寒肢冷

（以下为心阳虚或然证，可有可无）

Q821_M2　　　　　全身表现　呼吸特点　气短

Q831_M2　　　　　全身表现　躯干部　胸闷

Q871_M8　　　　　全身表现　面色口唇　㿠白

Q871_M9　　　　　全身表现　面色口唇　淡白

Q911_M2　　　　　舌象脉象　舌色　淡白

Q941_M1　　　　　舌象脉象　苔色　白

Q961_M2　　　　　舌象脉象　脉象　沉

Q961_M3　　　　　舌象脉象　脉象　迟

Q961_M6　　　　　舌象脉象　脉象　细

Q961_M9　　　　　舌象脉象　脉象　虚

Q961_M16　　　　舌象脉象　脉象　弱

Q961_M21　　　　舌象脉象　脉象　结

Q961_M22　　　　舌象脉象　脉象　代

（6）脾阳虚

Q831_M16　　　　全身表现　躯干部　腹胀

Q841_M5　　　　全身表现　二便　便溏

（上述 2 条必居其一，加以下任意一条即可为脾阳虚）

Q1_M3　　　　　阳虚质

Q861_M4　　　　全身表现　寒热感觉　形寒肢冷

（以下为脾阳虚或然证，可有可无）

Q31_M13　　　　神志变化　精神萎靡

Q851_M3　　　　全身表现　出汗情况　自汗乏力

Q871_M8　　　　全身表现　面色口唇　㿠白

Q871_M12　　　　全身表现　面色口唇　萎黄

Q911_M2　　　　舌象脉象　舌色　淡白

Q921_M2　　　　舌象脉象　舌形　胖大

Q921_M4　　　　舌象脉象　舌形　齿痕

Q931_M3　　　　舌象脉象　苔质　滑

Q941_M1　　　　舌象脉象　苔色　白

Q961_M2　　　　舌象脉象　脉象　沉

Q961_M3　　　　舌象脉象　脉象　迟

Q961_M9　　　　舌象脉象　脉象　虚

（7）肾阳虚

Q831_M19　　　　全身表现　躯干部　腰胫酸软

（上述 1 条必居，加以下任意一条即可为肾阳虚）

Q1_M3　　　　　阳虚质

Q861_M4　　　　全身表现　寒热感觉　形寒肢冷

（以下为肾阳虚或然证，可有可无）

Q51_M13　　　　感觉异常　耳鸣

Q51_M14　　　　感觉异常　耳聋

Q611_M16　　　　肢体功能异常　肢体姿态　下肢浮肿

Q841_M2　　　　全身表现　二便　小便自利

Q841_M3　　　　全身表现　二便　小便清长

Q851_M3　　　　全身表现　出汗情况　自汗乏力

Q851_M6　　　　全身表现　出汗情况　周身湿冷

Q871_M2　　　　全身表现　面色口唇　晦暗无华

Q871_M8　　　　全身表现　面色口唇　㿠白

Q871_M14　　　　全身表现　面色口唇　黧黑

Q911_M2　　　　舌象脉象　舌色　淡白

Q941_M1　　　　舌象脉象　苔色　白

Q961_M2　　　　舌象脉象　脉象　沉

Q961_M9　　　　舌象脉象　脉象　虚

Q961_M16　　　　舌象脉象　脉象　弱

（8）阳脱

Q31_M2　　　　　神志变化　突然昏仆，不省人事

Q611_M11　　　　肢体功能异常　肢体姿态　手撒肢冷

Q71_M18　　　　　头面部表现　目合口开

Q821_M6　　　　　全身表现　呼吸特点　鼻鼾息微

Q841_M11　　　　全身表现　二便　二便自遗

Q851_M5　　　　　全身表现　出汗情况　大汗淋漓，如珠如油

Q861_M6　　　　　全身表现　寒热感觉　手足厥冷

Q871_M7　　　　　全身表现　面色口唇　颧红如妆

Q951_M2　　　　　舌象脉象　舌态　痿软

Q961_M6　　　　　舌象脉象　脉象　细

Q961_M7　　　　　舌象脉象　脉象　微

Q961_M8　　　　　舌象脉象　脉象　散

Q961_M16　　　　舌象脉象　脉象　弱

（9）心血虚

Q831_M1　　　　　全身表现　躯干部　心悸

（上述 1 条必备，加以下任意一条即可为心血虚）

Q871_M9　　　　　全身表现　面色口唇　淡白

Q871_M19　　　　全身表现　面色口唇　口唇色淡

Q911_M2　　　　　舌象脉象　舌色　淡白

（以下为心血虚或然证，可有可无）

Q31_M9　　　　　神志变化　夜眠易醒

Q31_M10　　　　　神志变化　多梦

Q51_M15　　　　　感觉异常　舌麻

Q921_M5　　　　　舌象脉象　舌形　瘦薄

Q921_M8　　　　　舌象脉象　舌形　裂纹

Q951_M2　　　　　舌象脉象　舌态　痿软

Q961_M6　　　　　舌象脉象　脉象　细

Q961_M7　　　　　舌象脉象　脉象　微

Q961_M9　　　　　舌象脉象　脉象　虚

Q961_M12　　　　舌象脉象　脉象　涩

Q961_M16　　　　舌象脉象　脉象　弱

（10）肝血虚

Q51_M8　　　　　感觉异常　黑矇

Q51_M9　　　　　感觉异常　视物昏渺

（上述 2 条必居其一，加以下任意一条即可为肝血虚）

Q871_M9	全身表现	面色口唇	淡白
Q871_M19	全身表现	面色口唇	口唇色淡
Q911_M2	舌象脉象	舌色	淡白

（以下为肝血虚或然证，可有可无）

Q51_M2	感觉异常	肌肤不仁	
Q51_M3	感觉异常	手足麻木	
Q51_M6	感觉异常	肢体麻木	
Q51_M10	感觉异常	目歧	
Q611_M8	肢体功能异常	肢体姿态	四肢拘急
Q921_M5	舌象脉象	舌形	瘦薄
Q921_M8	舌象脉象	舌形	裂纹
Q951_M2	舌象脉象	舌态	痿软
Q961_M6	舌象脉象	脉象	细
Q961_M9	舌象脉象	脉象	虚
Q961_M12	舌象脉象	脉象	涩
Q961_M13	舌象脉象	脉象	弦
Q961_M16	舌象脉象	脉象	弱

（11）心阴虚

Q831_M1	全身表现	躯干部	心悸

（上述1条必备，加以下任意一条即可为心阴虚）

Q1_M4	体质	阴虚质	
Q31_M9	神志变化	夜眠易醒	
Q851_M4	全身表现	出汗情况	盗汗
Q861_M1	全身表现	寒热感觉	手足心热
Q861_M2	全身表现	寒热感觉	五心烦热
Q871_M6	全身表现	面色口唇	潮红

（以下为心阴虚或然证，可有可无）

Q31_M3	神志变化	心烦	
Q831_M8	全身表现	躯干部	口干
Q911_M3	舌象脉象	舌色	红
Q911_M4	舌象脉象	舌色	绛
Q921_M5	舌象脉象	舌形	瘦薄
Q921_M8	舌象脉象	舌形	裂纹
Q931_M6	舌象脉象	苔质	少苔或无苔
Q931_M10	舌象脉象	苔质	无根
Q951_M2	舌象脉象	舌态	痿软
Q961_M4	舌象脉象	脉象	数

| Q961_M6 | 舌象脉象　脉象　细 |

（12）肾阴虚

| Q831_M19 | 全身表现　躯干部　腰胫酸软 |

（上述1条必备，加下面任意一条即可为肾阴虚）

Q1_M4	体质　阴虚质
Q851_M4	全身表现　出汗情况　盗汗
Q861_M1	全身表现　寒热感觉　手足心热
Q861_M2	全身表现　寒热感觉　五心烦热

（以下为肾阴虚或然证，可有可无）

Q51_M13	感觉异常　耳鸣
Q51_M14	感觉异常　耳聋
Q51_M16	感觉异常　步履不正
Q51_M17	感觉异常　头重脚轻
Q621_M13	肢体功能异常　运动功能障碍　下肢抬高不足45°
Q621_M14	肢体功能异常　运动功能障碍　下肢摆动平移略动
Q621_M15	肢体功能异常　运动功能障碍　下肢不能动
Q621_M17	肢体功能异常　运动功能障碍　足趾力弱
Q621_M18	肢体功能异常　运动功能障碍　足趾屈伸不全
Q621_M19	肢体功能异常　运动功能障碍　足趾可略动
Q621_M20	肢体功能异常　运动功能障碍　足趾全瘫
Q831_M6	全身表现　躯干部　咽干
Q831_M8	全身表现　躯干部　口干
Q871_M6	全身表现　面色口唇　潮红
Q871_M18	全身表现　面色口唇　口唇干红
Q911_M3	舌象脉象　舌色　红
Q921_M5	舌象脉象　舌形　瘦薄
Q921_M8	舌象脉象　舌形　裂纹
Q931_M6	舌象脉象　苔质　少苔或无苔
Q931_M10	舌象脉象　苔质　无根
Q951_M2	舌象脉象　舌态　痿软
Q961_M2	舌象脉象　脉象　沉
Q961_M4	舌象脉象　脉象　数
Q961_M6	舌象脉象　脉象　细

（四）冠心病合并糖尿病证候要素条目池

1. 实性证素

（1）气滞

Q1_M8	多发体质　气郁质	
Q211_M5	胸痛特点　胀痛	
Q221_M3	心悸表现　心下痞满	
Q71_M8	肢体感觉变化　行走后疼痛可减轻	
Q871_M3	全身症状腹部不适特点　伴胁胀	
Q871_M4	全身症状腹部不适特点　伴胁痛	
Q871_M6	全身症状腹部不适特点　伴呃逆或嗳气	
Q8101_M6	全身症状大便情况　溏结不调	
Q971_M10	舌象脉象表现特点脉象　实	
Q971_M12	舌象脉象表现特点脉象　涩	
Q971_M13	舌象脉象表现特点脉象　弦	

（2）血瘀

Q921_M7	舌象脉象表现特点舌形　瘀斑	
Q931_M3	舌象脉象表现特点舌下脉络　色青紫	
Q931_M4	舌象脉象表现特点舌下脉络　色紫绛	
Q931_M5	舌象脉象表现特点舌下脉络　有紫黑小疱	
Q931_M6	舌象脉象表现特点舌下脉络　主干微粗或迂曲，周围出现细小络脉或分支	
Q931_M7	舌象脉象表现特点舌下脉络　脉形粗张或迂曲如卧蚕	
Q931_M8	舌象脉象表现特点舌下脉络　脉络两侧分支浮现，团积成片	
Q931_M11	舌象脉象表现特点舌下脉络　迂曲如条索、团块，布满舌底	
Q971_M10	舌象脉象表现特点脉象　实	
Q971_M12	舌象脉象表现特点脉象　涩	
Q971_M21	舌象脉象表现特点脉象　结	

（3）痰饮

Q411_M9	水液代谢失常水肿部位　全身	
Q821_M4	全身症状喘促特点　伴咳嗽咳痰	
Q821_M7	全身症状喘促特点　伴喘憋	
Q831_M2	全身症状咳嗽特点　咳声重浊	
Q841_M4	全身症状咳痰特点　痰白滑量多易咳	
Q851_M6	全身症状睡眠改变特点　嗜睡	
Q861_M5	全身症状睡眠改变伴随症状　伴目眩	
Q871_M7	全身症状腹部不适特点　伴泛恶	

Q871_M9	全身症状腹部不适特点	伴头晕
Q911_M2	舌象脉象表现特点舌色	淡白
Q921_M2	舌象脉象表现特点舌形	胖大
Q921_M4	舌象脉象表现特点舌形	齿痕
Q941_M3	舌象脉象表现特点苔质	滑
Q941_M4	舌象脉象表现特点苔质	厚
Q941_M7	舌象脉象表现特点苔质	腐
Q941_M8	舌象脉象表现特点苔质	腻
Q951_M1	舌象脉象表现特点苔色	白
Q961_M1	舌象脉象表现特点舌态	强硬
Q961_M5	舌象脉象表现特点舌态	短缩
Q971_M10	舌象脉象表现特点脉象	实
Q971_M11	舌象脉象表现特点脉象	滑
Q971_M13	舌象脉象表现特点脉象	弦

（4）热邪

Q211_M8	胸痛特点　灼痛
Q211_M13	胸痛特点　喜冷
Q311_M2	三多一少饮水特点　口干
Q311_M3	三多一少饮水特点　口渴
Q311_M4	三多一少饮水特点　渴欲饮水
Q311_M7	三多一少饮水特点　渴喜冷饮
Q3211_M3	三多一少进食特点　消谷善饥
Q3221_M4	三多一少口味变化　口苦
Q3221_M8	三多一少口味变化　口有秽臭
Q331_M6	三多一少小便特点　短赤
Q51_M5	视听感觉异常特点　目痛
Q51_M7	视听感觉异常特点　暴盲
Q51_M9	视听感觉异常特点　耳鸣如钟
Q51_M10	视听感觉异常特点　耳聋
Q61_M4	皮肤异常变化　局部皮色紫红或暗红
Q61_M8	皮肤异常变化　红肿而根盘紧束
Q61_M9	皮肤异常变化　灼热
Q61_M12	皮肤异常变化　热痛
Q61_M14	皮肤异常变化　皮下有脓液，质地稠厚
Q71_M7	肢体感觉变化　灼热疼痛
Q811_M3	全身症状面部口唇变化　面发红
Q811_M4	全身症状面部口唇变化　满面通红

Q811_M16	全身症状面部口唇变化	唇干红
Q811_M18	全身症状面部口唇变化	口舌生疮
Q831_M3	全身症状咳嗽特点	咳声响亮
Q841_M6	全身症状咳痰特点	痰黄黏稠
Q861_M12	全身症状睡眠改变伴随症状	伴烦躁
Q881_M7	全身症状手足心热特点	伴口苦
Q8101_M3	全身症状大便情况	大便秘结
Q911_M3	舌象脉象表现特点舌色	红
Q911_M4	舌象脉象表现特点舌色	绛
Q911_M5	舌象脉象表现特点舌色	紫
Q911_M6	舌象脉象表现特点舌色	暗
Q921_M3	舌象脉象表现特点舌形	肿胀
Q921_M6	舌象脉象表现特点舌形	点刺（红点、白点或黑点）
Q931_M2	舌象脉象表现特点舌下脉络	色红绛
Q931_M4	舌象脉象表现特点舌下脉络	色紫绛
Q941_M2	舌象脉象表现特点苔质	燥
Q951_M2	舌象脉象表现特点苔色	黄
Q951_M3	舌象脉象表现特点苔色	淡黄
Q951_M4	舌象脉象表现特点苔色	灰
Q951_M5	舌象脉象表现特点苔色	黑
Q961_M1	舌象脉象表现特点舌态	强硬
Q961_M5	舌象脉象表现特点舌态	短缩
Q971_M4	舌象脉象表现特点脉象	数
Q971_M5	舌象脉象表现特点脉象	洪
Q971_M10	舌象脉象表现特点脉象	实
Q971_M11	舌象脉象表现特点脉象	滑
Q971_M20	舌象脉象表现特点脉象	促
Q971_M23	舌象脉象表现特点脉象	疾

2. 虚性证素

（1）脾气虚

Q871_M5	全身症状腹部不适特点	伴纳呆
Q8101_M5	全身症状大便情况	大便溏薄

（上述 2 条必居其一，加以下任意一条即可为脾气虚）

Q1_M2	多发体质	气虚质
Q871_M10	全身症状腹部不适特点	伴乏力

（以下为脾气虚或然证，可有可无）

Q3221_M2	三多一少口味变化	口淡乏味

Q341_M2	三多一少体重变化与体型特点　体重下降
Q341_M4	三多一少体重变化与体型特点　形体消瘦（BMI < 18.5）
Q61_M7	皮肤异常变化　漫肿
Q61_M15	皮肤异常变化　破溃久不收
Q71_M10	肢体感觉变化　肢体痿软无力，甚则痿废
Q811_M9	全身症状面部口唇变化　面萎黄
Q811_M17	全身症状面部口唇变化　唇淡白
Q871_M2	全身症状腹部不适特点　脘腹胀闷
Q8101_M4	全身症状大便情况　大便先硬后溏
Q911_M2	舌象脉象表现特点舌色　淡白
Q921_M2	舌象脉象表现特点舌形　胖大
Q921_M4	舌象脉象表现特点舌形　齿痕
Q931_M10	舌象脉象表现特点舌下脉络　脉形细短
Q971_M9	舌象脉象表现特点脉象　虚
Q971_M17	舌象脉象表现特点脉象　濡

（2）肾阴虚

Q891_M2	全身症状腰膝酸软特点　伴腰痛
Q891_M3	全身症状腰膝酸软特点　伴月经不调
Q891_M6	全身症状腰膝酸软特点　伴遗精
Q891_M7	全身症状腰膝酸软特点　伴早泄

（上述 4 条必居其一，加以下任意一条即可为肾阴虚）

Q1_M4	多发体质　阴虚质
Q221_M5	心悸表现　怵惕不安
Q431_M4	水液代谢失常汗出特点　潮热盗汗
Q431_M6	水液代谢失常汗出特点　入夜出汗

（以下为肾阴虚或然证，可有可无）

Q51_M8	视听感觉异常特点　耳鸣如蝉
Q811_M5	全身症状面部口唇变化　面潮红
Q811_M19	全身症状面部口唇变化　耳轮干枯
Q811_M20	全身症状面部口唇变化　耳郭萎缩晦暗
Q881_M9	全身症状手足心热特点　伴口渴
Q911_M3	舌象脉象表现特点舌色　红
Q911_M4	舌象脉象表现特点舌色　绛
Q971_M2	舌象脉象表现特点脉象　沉
Q971_M4	舌象脉象表现特点脉象　数
Q971_M6	舌象脉象表现特点脉象　细
Q971_M9	舌象脉象表现特点脉象　虚

（五）冠心病合并慢性肾脏病证候要素条目池

1. 实性证素

（1）风邪

Q3_1_1_2 ＝ 水肿部位　颜面

Q3_1_1_3 ＝ 水肿部位　眼睑

Q3_3_1_2 ＝ 浮肿特点　起病急骤

Q3_3_1_4 ＝ 浮肿特点　眼睑先肿，继则四肢及全身皆肿

Q3_3_1_5 ＝ 浮肿特点　腰以上肿甚

Q3_3_1_8 ＝ 浮肿特点　肤色光亮而薄

Q3_4_1_14 ＝ 浮肿伴随症状　伴抽搐

Q8_3_1_3 ＝ 皮肤变化　皮肤瘙痒

Q9_4_1_1 ＝ 舌象　苔色　白

Q9_5_1_1 ＝ 舌象　舌态　强硬

Q9_5_1_3 ＝ 舌象　舌态　颤动

Q9_5_1_4 ＝ 舌象　舌态　歪斜

Q9_6_1_1 ＝ 脉象　浮

（2）寒凝

Q2_1_10 ＝ 咳吐清稀白痰

Q3_5_1_10 ＝ 小便　小便清长

Q4_1_5 ＝ 腰部不适的特点　冷或冷痛

Q4_1_12 ＝ 腰部不适的特点　伴脘腹冷痛

Q5_2_1_7 ＝ 呕恶　呕吐物清稀无味

Q8_2_1_4 ＝ 头面唇甲　面色苍白

Q8_2_1_7 ＝ 头面唇甲　面色青晦

Q9_1_1_2 ＝ 舌象　舌色　淡白

Q9_1_1_5 ＝ 舌象　舌色　紫

Q9_1_1_6 ＝ 舌象　舌色　暗

Q9_3_1_3 ＝ 舌象　苔质　滑

Q9_4_1_1 ＝ 舌象　苔色　白

Q9_4_1_4 ＝ 舌象　苔色　灰

Q9_4_1_5 ＝ 舌象　苔色　黑

Q9_5_1_5 ＝ 舌象　舌态　短缩

Q9_6_1_3 ＝ 脉象　迟

Q9_6_1_14 ＝ 脉象　紧

Q9_6_1_21 ＝ 脉象　结

（3）气滞

Q1_8 = 气郁质

Q2_1_4 = 胸闷

Q3_4_1_2 = 浮肿伴随症状 伴腹胀

Q3_4_1_3 = 浮肿伴随症状 伴胸闷

Q4_1_4 = 腰部不适的特点 胀痛

Q5_1_1_6 = 胸脘痞闷

Q5_1_1_9 = 胁痛

Q5_3_1_6 = 溏结不调

Q9_6_1_12 = 脉象 涩

Q9_6_1_13 = 脉象 弦

（4）血瘀

Q1_7 = 血瘀质

Q2_1_3 = 心胸刺痛

Q3_4_1_1 = 浮肿伴随症状 伴腹部膨隆

Q3_4_1_13 = 浮肿伴随症状 伴头痛

Q4_1_7 = 腰部不适的特点 刺痛

Q8_2_1_7 = 头面唇甲 面色青晦

Q8_2_1_8 = 头面唇甲 面色黧黑

Q8_2_1_11 = 头面唇甲 口唇瘀斑

Q8_3_1_4 = 皮肤变化 肌肤甲错

Q9_1_1_4 = 舌象 舌色 绛

Q9_1_1_5 = 舌象 舌色 紫

Q9_1_1_6 = 舌象 舌色 暗

Q9_2_1_7 = 舌象 舌形 瘀斑

Q9_2_1_10 = 舌象 舌形 舌下络脉青紫迂曲

Q9_2_1_11 = 舌象 舌形 舌下青筋显露

Q9_3_1_9 = 舌象 苔质 有根

Q9_6_1_12 = 脉象 涩

Q9_6_1_21 = 脉象 结

（5）痰饮

Q1_5 = 痰湿质

Q2_1_4 = 胸闷

Q2_1_10 = 咳吐清稀白痰

Q3_1_1_4 = 水肿部位 腹背

Q3_1_1_5 = 水肿部位 胸腔

Q3_1_1_6 = 水肿部位 腹腔

Q3_1_1_8 ＝ 水肿部位 四肢

Q3_1_1_8 ＝ 水肿部位 全身

Q3_2_1_2 ＝ 水肿程度 轻度水肿

Q3_2_1_3 ＝ 水肿程度 中度水肿

Q3_2_1_4 ＝ 水肿程度 重度水肿

Q3_4_1_3 ＝ 浮肿伴随症状 伴胸闷

Q3_4_1_9 ＝ 浮肿伴随症状 伴气喘不能平卧

Q3_4_1_11 ＝ 浮肿伴随症状 伴恶心呕吐

Q5_1_1_6 ＝ 胸脘痞闷

Q5_2_1_2 ＝ 呕恶 泛恶

Q5_2_1_4 ＝ 呕恶 偶见呕吐

Q5_2_1_5 ＝ 呕恶 呕恶频作

Q8_1_1_2 ＝ 淡漠

Q8_1_1_4 ＝ 嗜睡

Q9_1_1_2 ＝ 舌象 舌色 淡白

Q9_2_1_2 ＝ 舌象 舌形 胖大

Q9_2_1_4 ＝ 舌象 舌形 齿痕

Q9_3_1_3 ＝ 舌象 苔质 滑

Q9_3_1_4 ＝ 舌象 苔质 厚

Q9_3_1_7 ＝ 舌象 苔质 腐

Q9_3_1_8 ＝ 舌象 苔质 腻

Q9_4_1_1 ＝ 舌象 苔色 白

Q9_5_1_1 ＝ 舌象 舌态 强硬

Q9_5_1_5 ＝ 舌象 舌态 短缩

Q9_6_1_13 ＝ 脉象 弦

Q9_6_1_11 ＝ 脉象 滑

（6）情志

Q2_1_5 ＝ 心烦

Q8_1_1_2 ＝ 淡漠

Q8_1_1_3 ＝ 神疲

Q8_1_1_5 ＝ 惊恐

Q8_1_1_6 ＝ 烦躁

Q8_1_1_7 ＝ 坐卧不宁 伴头痛少寐

Q9_6_1_19 ＝ 脉象 动

Q9_6_1_22 ＝ 脉象 代

（7）热邪

Q2_1_5 ＝ 心烦

Q3_4_1_8　＝　浮肿伴随症状　伴咽干口燥

Q3_4_1_12　＝　浮肿伴随症状　伴口有秽臭

Q3_4_1_13　＝　浮肿伴随症状　伴头痛

Q3_4_1_15　＝　浮肿伴随症状　伴神昏

Q3_4_1_16　＝　浮肿伴随症状　伴谵语

Q3_5_1_7　＝　小便　色黄赤

Q3_5_1_8　＝　小便　尿短少

Q4_1_8　＝　腰部不适的特点　灼痛

Q5_1_1_3　＝　多食易饥

Q5_1_1_5　＝　胃中灼痛

Q5_1_1_8　＝　口苦

Q5_1_1_10　＝　口渴

Q5_2_1_6　＝　呕恶　伴口有秽臭

Q5_2_1_8　＝　呕恶　呕吐物混浊酸臭

Q5_3_1_3　＝　大便秘结

Q7_1_2　＝　鼻衄

Q7_1_3　＝　齿衄

Q7_1_4　＝　咳血

Q7_1_5　＝　吐血

Q7_1_7　＝　尿血

Q7_1_9　＝　出血　紫斑

Q8_1_1_6　＝　烦躁

Q8_1_1_8　＝　谵妄　伴抽搐

Q9_1_1_3　＝　舌象　舌色　红

Q9_1_1_4　＝　舌象　舌色　绛

Q9_1_1_5　＝　舌象　舌色　紫

Q9_1_1_6　＝　舌象　舌色　暗

Q9_2_1_3　＝　舌象　舌形　肿胀

Q9_2_1_6　＝　舌象　舌形　点刺（红点、白点或黑点）

Q9_3_1_2　＝　舌象　苔质　燥

Q9_4_1_2　＝　舌象　苔色　黄

Q9_4_1_3　＝　舌象　苔色　淡黄

Q9_4_1_4　＝　舌象　苔色　灰

Q9_4_1_5　＝　舌象　苔色　黑

Q9_5_1_1　＝　舌象　舌态　强硬

Q9_5_1_5　＝　舌象　舌态　短缩

Q9_6_1_4　＝　脉象　数

Q9_6_1_5　=　脉象　洪

Q9_6_1_11　=　脉象　滑

Q9_6_1_20　=　脉象　促

Q9_6_1_23　=　脉象　疾

（8）毒邪

Q9_1_1_4　=　舌象　舌色　绛

Q9_1_1_5　=　舌象　舌色　紫

Q9_1_1_6　=　舌象　舌色　暗

Q9_2_1_3　=　舌象　舌形　肿胀

Q9_2_1_6　=　舌象　舌形　点刺（红点、白点或黑点）

Q9_3_1_7　=　舌象　苔质　腐

Q9_3_1_9　=　舌象　苔质　有根

Q9_4_1_2　=　舌象　苔色　黄

Q9_4_1_5　=　舌象　苔色　黑

Q9_5_1_3　=　舌象　舌态　颤动

Q9_6_1_4　=　脉象　数

Q9_6_1_23　=　脉象　疾

（9）湿浊

Q4_1_11　=　腰部不适的特点　伴肢节酸楚

Q4_1_2　=　腰部不适的特点　酸或酸痛

Q4_1_6　=　腰部不适的特点　重或重痛

Q4_1_15　=　腰部不适的特点　伴带下量多

Q5_1_1_6　=　胸脘痞闷

Q6_1_5　=　乏力　伴身体困重

Q8_3_1_6　=　皮肤变化　皮下水溢绷急

Q9_3_1_4　=　舌象　苔质　厚

Q9_3_1_3　=　舌象　苔质　滑

Q9_3_1_8　=　舌象　苔质　腻

Q9_6_1_6　=　脉象　细

Q9_6_1_17　=　脉象　濡

Q9_6_1_11　=　脉象　滑

Q9_6_1_15　=　脉象　缓

（10）湿热

Q1_6　=　湿热质

Q2_1_5　=　心烦

Q3_5_1_2　=　小便　有泡沫

Q3_5_1_3　=　小便　混浊如脂膏

Q3_5_1_4 ＝ 小便　有甜味

Q3_5_1_6 ＝ 小便　氨味

Q3_5_1_7 ＝ 小便　色黄赤

Q3_5_1_8 ＝ 小便　尿短少

Q3_5_1_12 ＝ 小便　灼热

Q3_5_1_13 ＝ 小便　涩痛

Q5_1_1_7 ＝ 厌油腻

Q5_3_1_2 ＝ 大便黏滞

Q7_1_8 ＝ 出血　伴尿痛

Q9_4_1_2 ＝ 舌象　苔色　黄

Q9_4_1_3 ＝ 舌象　苔色　淡黄

Q9_3_1_3 ＝ 舌象　苔质　滑

Q9_3_1_8 ＝ 舌象　苔质　腻

Q9_6_1_4 ＝ 脉象　数

Q9_6_1_17 ＝ 脉象　濡

Q9_6_1_11 ＝ 脉象　滑

2. 虚性证素

（1）心气虚

Q2_1_6 ＝ 心悸

（上述 1 条必居，加以下任意一条即可为心气虚）

Q1_2 ＝ 气虚质

Q6_1_2 ＝ 乏力　活动较多即感倦怠乏力

Q6_1_3 ＝ 乏力　稍做活动即感乏力

Q6_1_4 ＝ 乏力　静息时即感乏力

（以下为心气虚或然证，可有可无）

Q2_1_2 ＝ 心胸隐痛

Q2_1_4 ＝ 胸闷

Q3_4_1_3 ＝ 浮肿伴随症状　伴胸闷

Q3_4_1_4 ＝ 浮肿伴随症状　伴心悸

Q3_4_1_5 ＝ 浮肿伴随症状　伴乏力

Q3_4_1_6 ＝ 浮肿伴随症状　伴气短

Q6_1_6 ＝ 乏力　伴头晕

Q6_1_7 ＝ 乏力　伴倦怠神疲

Q6_1_8 ＝ 乏力　伴气短

Q6_1_12 ＝ 乏力　伴自汗

Q8_1_1_3 ＝ 神疲

Q8_2_1_2 ＝ 头面唇甲　面色㿠白

Q8_2_1_3 ＝ 头面唇甲　面色淡白

Q9_1_1_2 ＝ 舌象　舌色　淡白

Q9_4_1_1 ＝ 舌象　苔色　白

Q9_6_1_6 ＝ 脉象　细

Q9_6_1_9 ＝ 脉象　虚

Q9_6_1_16 ＝ 脉象　弱

（2）肺气虚

Q2_1_10 ＝ 咳吐清稀白痰

（上述1条必居，加以下任意一条即可为肺气虚）

Q1_2 ＝ 气虚质

Q6_1_2 ＝ 乏力　活动较多即感倦怠乏力

Q6_1_3 ＝ 乏力　稍做活动即感乏力

Q6_1_4 ＝ 乏力　静息时即感乏力

（以下为肺气虚或然证，可有可无）

Q2_1_4 ＝ 胸闷

Q3_4_1_3 ＝ 浮肿伴随症状　伴胸闷

Q3_4_1_5 ＝ 浮肿伴随症状　伴乏力

Q3_4_1_6 ＝ 浮肿伴随症状　伴气短

Q6_1_7 ＝ 乏力　伴倦怠神疲

Q6_1_8 ＝ 乏力　伴气短

Q6_1_9 ＝ 乏力　伴懒言

Q6_1_12 ＝ 乏力　伴自汗

Q8_1_1_3 ＝ 神疲

Q8_2_1_3 ＝ 头面唇甲　　面色淡白

Q8_2_1_2 ＝ 头面唇甲　　面色㿠白

Q9_1_1_2 ＝ 舌象　舌色　淡白

Q9_4_1_1 ＝ 舌象　苔色　白

Q9_6_1_6 ＝ 脉象　细

Q9_6_1_9 ＝ 脉象　虚

Q9_6_1_16 ＝ 脉象　弱

（3）脾气虚

Q5_1_1_4 ＝ 食少纳呆

Q5_3_1_5 ＝ 大便溏薄

（上述2条必居其一，加以下任意一条即可为脾气虚）

Q1_2 ＝ 　气虚质

Q6_1_2 ＝ 乏力　活动较多即感倦怠乏力

Q6_1_3 ＝ 乏力　稍做活动即感乏力

Q6_1_4　=　乏力　静息时即感乏力

（以下为脾气虚或然证，可有可无）

Q3_4_1_2　=　浮肿伴随症状　伴腹胀

Q3_4_1_5　=　浮肿伴随症状　伴乏力

Q3_5_1_3　=　小便　混浊如脂膏

Q5_3_1_4　=　大便　先硬后溏

Q5_3_1_6　=　溏结不调

Q6_1_9　=　乏力　伴懒言

Q6_1_7　=　乏力　伴倦怠神疲

Q6_1_12　=　乏力　伴自汗

Q8_1_1_3　=　神疲

Q8_2_1_2　=　头面唇甲　面色㿠白

Q8_2_1_6　=　头面唇甲　面色萎黄

Q9_1_1_2　=　舌象　舌色　淡白

Q9_2_1_2　=　舌象　舌形　胖大

Q9_2_1_4　=　舌象　舌形　齿痕

Q9_4_1_1　=　舌象　苔色　白

Q9_6_1_6　=　脉象　细

Q9_6_1_9　=　脉象　虚

Q9_6_1_15　=　脉象　缓

Q9_6_1_16　=　脉象　弱

（4）肾气虚

Q4_1_2　=　腰部不适的特点　酸或酸痛

Q4_1_9　=　腰部不适的特点　伴腿软

Q4_1_10　=　腰部不适的特点　伴膝酸痛

Q4_1_11　=　腰部不适的特点　伴肢节酸楚

Q4_1_13　=　腰部不适的特点　伴耳鸣

Q4_1_14　=　腰部不适的特点　伴月经不调

Q4_1_16　=　腰部不适的特点　伴遗精

Q4_1_17　=　腰部不适的特点　伴早泄

Q4_1_18　=　腰部不适的特点　伴阳痿

Q4_1_19　=　腰部不适的特点　伴性欲低下

（上述 10 条必居其一，加以下任意一条即可为肾气虚）

Q1_2　=　气虚质

Q6_1_2　=　乏力　活动较多即感倦怠乏力

Q6_1_3　=　乏力　稍做活动即感乏力

Q6_1_4　=　乏力　静息时即感乏力

（以下为肾气虚或然证，可有可无）

Q3_4_1_5 = 浮肿伴随症状 伴乏力

Q3_5_1_3 = 小便 混浊如脂膏

Q3_5_1_10 = 小便 小便清长

Q3_5_1_14 = 小便 余沥不尽

Q3_5_1_15 = 小便 小便失禁

Q6_1_11 = 乏力 伴腰酸

Q8_1_1_3 = 神疲

Q8_1_1_5 = 惊恐

Q8_2_1_3 = 头面唇甲 面色淡白

Q9_1_1_2 = 舌象 舌色 淡白

Q9_4_1_1 = 舌象 苔色 白

Q9_6_1_2 = 脉象 沉

Q9_6_1_6 = 脉象 细

Q9_6_1_9 = 脉象 虚

Q9_6_1_16 = 脉象 弱

（5）心阳虚

Q2_1_6 = 心悸

（上述1条必居，加以下任意一条即可为心阳虚）

Q1_3 = 阳虚质

Q6_1_10 = 乏力 伴畏寒肢冷

（以下为心阳虚或然证，可有可无）

Q2_1_2 = 心胸隐痛

Q2_1_4 = 胸闷

Q3_4_1_3 = 浮肿伴随症状 伴胸闷

Q3_4_1_4 = 浮肿伴随症状 伴心悸

Q3_4_1_5 = 浮肿伴随症状 伴乏力

Q3_4_1_6 = 浮肿伴随症状 伴气短

Q6_1_12 = 乏力 伴自汗

Q8_2_1_2 = 头面唇甲 面色㿠白

Q9_1_1_2 = 舌象 舌色 淡白

Q9_2_1_2 = 舌象 舌形 胖大

Q9_3_1_3 = 舌象 苔质 滑

Q9_4_1_1 = 舌象 苔色 白

Q9_6_1_2 = 脉象 沉

Q9_6_1_3 = 脉象 迟

Q9_6_1_6 = 脉象 细

Q9_6_1_16　=　脉象　弱

Q9_6_1_21　=　脉象　结

Q9_6_1_22　=　脉象　代

（6）脾阳虚

Q5_1_4　=　食少纳呆

Q5_3_1_5　=　大便溏薄

（上述 2 条必居其一，加以下任意一条即可为脾阳虚）

Q1_3　=　阳虚质

Q6_1_10　=　乏力　伴畏寒肢冷

（以下为脾阳虚或然证，可有可无）

Q3_2_1_2　=　水肿程度　轻度水肿

Q3_2_1_3　=　水肿程度　中度水肿

Q3_2_1_4　=　水肿程度　重度水肿

Q3_3_1_3　=　浮肿特点　起病缓慢

Q3_3_1_11　=　浮肿特点　按之没指，恢复较慢

Q3_3_1_12　=　浮肿特点　按之凹陷不起

Q3_4_1_2　=　浮肿伴随症状　伴腹胀

Q5_1_1_6　=　胸脘痞闷

Q5_3_1_6　=　溏结不调

Q8_2_1_2　=　头面唇甲　面色㿠白

Q8_2_1_6　=　头面唇甲　面色萎黄

Q9_1_1_2　=　舌象　舌色　淡白

Q9_2_1_2　=　舌象　舌形　胖大

Q9_2_1_4　=　舌象　舌形　齿痕

Q9_3_1_3　=　舌象　苔质　滑

Q9_4_1_1　=　舌象　苔色　白

Q9_6_1_2　=　脉象　沉

Q9_6_1_3　=　脉象　迟

Q9_6_1_15　=　脉象　缓

（7）肾阳虚

Q4_1_2　=　腰部不适的特点　酸或酸痛

Q4_1_3　=　腰部不适的特点　隐痛

Q4_1_5　=　腰部不适的特点　冷或冷痛

Q4_1_9　=　腰部不适的特点　伴腿软

Q4_1_10　=　腰部不适的特点　伴膝酸痛

Q4_1_11　=　腰部不适的特点　伴肢节酸楚

Q4_1_12　=　腰部不适的特点　伴脘腹冷痛

Q4_1_13　=　腰部不适的特点　伴耳鸣

Q4_1_14　=　腰部不适的特点　伴月经不调

Q4_1_16　=　腰部不适的特点　伴遗精

Q4_1_17　=　腰部不适的特点　伴早泄

Q4_1_18　=　腰部不适的特点　伴阳痿

Q4_1_19　=　腰部不适的特点　伴性欲低下

（上述 13 条必居其一，加以下任意一条即可为肾阳虚）

Q1_3　=　阳虚质

Q6_1_10　=　乏力　伴畏寒肢冷

（以下为肾阳虚或然证，可有可无）

Q3_1_1_7　=　水肿部位　腰膝以下部位

Q3_2_1_2　=　水肿程度　轻度水肿

Q3_2_1_3　=　水肿程度　中度水肿

Q3_2_1_4　=　水肿程度　重度水肿

Q3_3_1_3　=　浮肿特点　起病缓慢

Q3_3_1_5　=　浮肿特点　下肢先肿，继则四肢及全身皆肿

Q3_3_1_6　=　浮肿特点　腰以下肿甚

Q3_3_1_9　=　浮肿特点　肤色萎黄或晦黯

Q3_3_1_11　=　浮肿特点　按之没指，恢复较慢

Q3_3_1_12　=　浮肿特点　按之凹陷不起

Q3_4_1_10　=　浮肿伴随症状　伴尿闭

Q3_5_1_3　=　小便　混浊如脂膏

Q3_5_1_10　=　小便　小便清长

Q3_5_1_9　=　小便　癃闭

Q3_5_1_11　=　小便　夜尿增多

Q5_3_1_7　=　大便自利

Q6_1_11　=　乏力　伴腰酸

Q8_2_1_2　=　头面唇甲　面色㿠白

Q8_2_1_8　=　头面唇甲　面色黧黑

Q9_1_1_2　=　舌象　舌色　淡白

Q9_2_1_2　=　舌象　舌形　胖大

Q9_3_1_3　=　舌象　苔质　滑

Q9_4_1_1　=　舌象　苔色　白

Q9_6_1_2　=　脉象　沉

Q9_6_1_16　=　脉象　弱

（8）心血虚

Q2_1_6　=　心悸

Q2_1_7　=　失眠

（上述 2 条必居其一，加以下任意一条即可为心血虚）

Q8_2_1_5　=　头面唇甲　面色无华

Q8_2_1_6　=　头面唇甲　面色萎黄

Q8_2_1_10　=　头面唇甲　口唇色淡

Q8_2_1_12　=　头面唇甲　爪甲色淡

（以下为心血虚或然证，可有可无）

Q2_1_11　=　头晕健忘

Q3_4_1_4　=　浮肿伴随症状　伴心悸

Q3_4_1_7　=　浮肿伴随症状　伴失眠

Q6_1_6　=　乏力　伴头晕

Q8_3_1_2　=　皮肤变化　皮肤干燥

Q9_2_1_5　=　舌象　舌形　瘦薄

Q9_2_1_8　=　舌象　舌形　裂纹

Q9_4_1_1　=　舌象　苔色　白

Q9_5_1_1　=　舌象　舌态　痿软

Q9_6_1_6　=　脉象　细

Q9_6_1_7　=　脉象　微

Q9_6_1_9　=　脉象　虚

Q9_6_1_12　=　脉象　涩

Q9_6_1_16　=　脉象　弱

（9）肝血虚

Q5_1_1_9　=　胁痛

（上述 1 条必居，加以下任意一条即可为肝血虚）

Q8_2_1_5　=　头面唇甲　面色无华

Q8_2_1_10　=　头面唇甲　口唇色淡

Q8_2_1_12　=　头面唇甲　爪甲色淡

（以下为肝血虚或然证，可有可无）

Q6_1_6　=　乏力　伴头晕

Q8_3_1_2　=　皮肤变化　皮肤干燥

Q9_2_1_5　=　舌象　舌形　瘦薄

Q9_2_1_8　=　舌象　舌形　裂纹

Q9_4_1_1　=　舌象　苔色　白

Q9_5_1_1　=　舌象　舌态　痿软

Q9_6_1_6　=　脉象　细

Q9_6_1_13　=　脉象　弦

Q9_6_1_12　=　脉象　涩

（10）心阴虚

Q2_1_6 = 心悸

Q2_1_7 = 失眠

（上述 2 条必居，加以下任意一条即可为心阴虚）

Q1_4 = 阴虚质

Q8_2_1_9 = 头面唇甲　两颧潮红

（以下为心阴虚或然证，可有可无）

Q2_1_5 = 心烦

Q2_1_8 = 咽喉干痛

Q3_4_1_4 = 浮肿伴随症状　伴心悸

Q3_4_1_7 = 浮肿伴随症状　伴失眠

Q3_4_1_8 = 浮肿伴随症状　伴咽干口燥

Q3_5_1_8 = 小便　尿短少

Q5_1_1_10 = 口渴

Q8_1_1_6 = 烦躁

Q9_1_1_3 = 舌象　舌色　红

Q9_1_1_4 = 舌象　舌色　绛

Q9_2_1_5 = 舌象　舌形　瘦薄

Q9_2_1_8 = 舌象　舌形　裂纹

Q9_3_1_6 = 舌象　苔质　少苔或无苔

Q9_3_1_10 = 舌象　苔质　无根

Q9_5_1_1 = 舌象　舌态　痿软

Q9_6_1_6 = 脉象　细

Q9_6_1_4 = 脉象　数

（11）肺阴虚

Q7_1_4 = 咳血

（上述 1 条必居，加以下任意一条即可为肺阴虚）

Q1_4 = 阴虚质

Q8_2_1_9 = 头面唇甲　两颧潮红

（以下为肺阴虚或然证，可有可无）

Q2_1_8 = 咽喉干痛

Q3_4_1_8 = 浮肿伴随症状　伴咽干口燥

Q5_1_1_10 = 口渴

Q8_3_1_5 = 皮肤变化　粗糙不润

Q9_1_1_3 = 舌象　舌色　红

Q9_1_1_4 = 舌象　舌色　绛

Q9_2_1_5 = 舌象　舌形　瘦薄

Q9_2_1_8　=　舌象　舌形　裂纹

Q9_3_1_6　=　舌象　苔质　少苔或无苔

Q9_3_1_10　=　舌象　苔质　无根

Q9_6_1_6　=　脉象　细

Q9_6_1_4　=　脉象　数

（12）胃阴虚

Q5_1_1_2　=　饥不欲食

（上述 1 条必居，加以下任意一条即可为胃阴虚）

Q1_4　=　阴虚质

Q8_2_1_9　=　头面唇甲　两颧潮红

（以下为胃阴虚或然证，可有可无）

Q2_1_5　=　心烦

Q2_1_8　=　咽喉干痛

Q3_4_1_8　=　浮肿伴随症状　伴咽干口燥

Q5_2_1_3　=　呕恶　干呕

Q5_3_1_3　=　大便秘结

Q8_3_1_5　=　皮肤变化　粗糙不润

Q9_1_1_3　=　舌象　舌色　红

Q9_3_1_6　=　舌象　苔质　少苔或无苔

Q9_3_1_10　=　舌象　苔质　无根

Q9_2_1_8　=　舌象　舌形　裂纹

Q9_2_1_9　=　舌象　舌形　镜面舌

Q9_6_1_6　=　脉象　细

Q9_6_1_4　=　脉象　数

（13）肾阴虚

Q4_1_2　=　腰部不适的特点　酸或酸痛

Q4_1_3　=　腰部不适的特点　隐痛

Q4_1_9　=　腰部不适的特点　伴腿软

Q4_1_10　=　腰部不适的特点　伴膝酸痛

Q4_1_11　=　腰部不适的特点　伴肢节酸楚

Q4_1_13　=　腰部不适的特点　伴耳鸣

Q4_1_14　=　腰部不适的特点　伴月经不调

Q4_1_16　=　腰部不适的特点　伴遗精

（上述 8 条必居其一，加以下任意一条即可为肾阴虚）

Q1_4　=　阴虚质

Q8_2_1_9　=　头面唇甲　两颧潮红

（以下为肾阴虚或然证，可有可无）

Q2_1_5 = 心烦

Q2_1_8 = 咽喉干痛

Q3_4_1_8 = 浮肿伴随症状 伴咽干口燥

Q3_5_1_5 = 小便 烂苹果味

Q3_5_1_7 = 小便 色黄赤

Q3_5_1_8 = 小便 尿短少

Q6_1_11 = 乏力 伴腰酸

Q7_1_7 = 尿血

Q9_1_1_3 = 舌象 舌色 红

Q9_1_1_4 = 舌象 舌色 绛

Q9_3_1_10 = 舌象 苔质 无根

Q9_5_1_1 = 舌象 舌态 痿软

Q9_6_1_2 = 脉象 沉

Q9_6_1_6 = 脉象 细

Q9_6_1_4 = 脉象 数

扫码看结果

二、冠心病合并心力衰竭证候要素研究

（一）频数分析结果

1. 冠心病合并心衰患者多发体质

从频数分析的结果可以看出，冠心病合并心力衰竭多发于阳虚质、血瘀质、气虚质及痰湿质的患者。

分析： 中医很早就提出"治未病"思想，通过体质辨识可以实现中医"未病先防"的目的。《素问·四气调神大论》中指出"圣人不治已病治未病"。本病发病早期患者多有轻微症状，如阳虚质者常表现为手足发凉、畏寒等；血瘀质者常表现为紫斑、口唇黯淡、刺痛等；气虚质者常表现为疲乏无力、自汗、易感冒、短气等；痰湿质者则表现为困倦、多汗、四肢及眼睑浮肿等。因此，冠心病合并心力衰竭多发于阳虚质、血瘀质、气虚质及痰湿质的患者。

从频数分析的结果可以看出，前心衰阶段冠心病合并心力衰竭患者心胸隐痛和心胸部无不适表现居多，少量患者可见到胸闷如窒或憋闷疼痛、喜温、喜按；前临床阶段冠心病合并心力衰竭患者多数心胸隐痛，临床阶段冠心病合并心力衰竭患者多数胸闷如窒或憋闷疼痛，终末阶段冠心病合并心力衰竭患者多数胸闷如窒或憋闷疼痛，胸背彻痛剧烈，面灰肢冷，少量患者可见喜温、感觉隐痛、刺痛。这符合本病本虚标实的特点，也佐证了证候变化逐渐由气虚血瘀变为阳虚血瘀的过程。

分析： 疼痛是本病的重要症状，古人很早就有论述，如《素问·标本病传论》曰"心病先心痛"，《圣济总录·胸痹门》亦云"胸痛者，胸痹痛之类也"。本病早期患者症状多不显著，多数没有胸部疼痛或疼痛并不剧烈。此病是从冠心病发展导致，所以部分

患者表现为冠心病早期的症状。本病常见于阳虚质的患者，可见少量患者有喜温、喜按的阳虚表现。从无胸痛发展到心胸隐痛，再到胸闷如窒或憋闷疼痛，最后胸背彻痛剧烈，面灰肢冷，这是一个症状不断加重的过程。其结果符合临床患者的症状特点。

2. 冠心病合并心衰患者心律失常特征

从频数分析的结果可以看出，前心衰阶段冠心病合并心力衰竭患者出现心悸的部位主要在心中、胃脘部、虚里及脐下，患者心悸多无伴随症状；前临床阶段冠心病合并心力衰竭患者多数心悸部位在心中、虚里，患者多数心下空虚、心烦；临床阶段冠心病合并心力衰竭患者多数心悸部位在心中、虚里，怔忡不眠、怵惕不安；终末阶段冠心病合并心力衰竭患者多数心悸部位在心中、虚里，少量患者心悸部位在胃脘部、脐下，患者多数心悸伴手足不温或四肢逆冷、怔忡不眠。可见随着病情的发展，心悸部位逐渐扩大，疾病后期患者向阳虚证发展，同时伴随痰饮内停的数量增加。

分析：心律失常在古代中医典籍中称为"心悸""怔忡"。张仲景《伤寒论》首次提出"心动悸""心下悸"的称谓，宋代严用和《济生方》中首次提出"怔忡"的病名，并指出此病是由心血不足引起——"夫怔忡者，此心血不足也。盖心主于血，血乃心之主，心乃形之君，血富则心君自安矣。"心血是否充盈直接影响心律失常的发病与否，认为心血虚是导致本证的主要因素，与严用和观点一致。随着本病的发展，心律失常的症状逐渐加重，心悸的部位也有所扩大。

3. 冠心病合并心衰患者呼吸特征

从频数分析的结果可以看出：前心衰阶段冠心病合并心力衰竭患者呼吸体位多数正常且不伴咳嗽、咳痰；前临床阶段冠心病合并心力衰竭患者多数倚息不能卧或呼吸正常，劳累后气短，咳嗽间断，干咳无痰或痰量极少；临床阶段冠心病合并心力衰竭患者多数倚息不能卧或端坐位，气短伴胸部窒闷，甚则夜半憋醒、喘促，咳嗽夜重昼轻，咳痰白稀量多；终末阶段冠心病合并心力衰竭患者呼吸体位为端坐位，呼吸伴发绀、大汗，咳嗽频繁，咳粉红色泡沫样痰。可见随着病情的发展，肺循环淤血的症状逐渐加重，肺水肿症状加重，也说明痰饮不仅是本病的致病因素，同时也是病理产物。

分析："胸痹之病，喘息咳唾，胸背痛，短气"，这类似冠心病与心衰的表现，呼吸特征是其中需要把握的环节。在前心衰阶段，因尚无心脏的结构或功能异常，所以患者多数并无明显的心衰症状表现。即使个别的患者出现冠心病早期的症状，其程度也十分轻微。此时，患者极少有呼吸体位方面的变化。随着病情的发展，心衰的加重导致肺循环淤血、肺水肿的加重，因此出现咳嗽、咳粉红色泡沫样痰、端坐位呼吸等典型症状。

4. 冠心病合并心衰患者水液代谢失常特征

从频数分析的结果可以看出，前心衰阶段冠心病合并心力衰竭患者多数全身无明显水肿，饮水正常，汗出正常，小便正常；前临床阶段冠心病合并心力衰竭患者多数下肢水肿，水液停留部位主要是四肢肌表、胁下，多口干，自汗易感，小便次数增多；临床阶段冠心病合并心力衰竭患者多数下肢浮肿、颜面部位水肿，水液停留部位在四肢肌表，渴不欲饮，自汗易感，小便量少甚或无尿；终末阶段冠心病合并心力衰竭患者多数全身水肿或下肢部位水肿，水液停留部位在胸膈，但欲漱水而不欲咽或水入即吐，大汗淋漓，如珠如油，小便量少甚或无尿。

可见随着病情的发展，水肿范围逐渐扩大，水饮邪气随着阳气的衰弱逐渐上凌于心，水饮停聚情况逐渐加重，晚期阳气易随津液而脱，阳虚不能化气行水导致水液代谢障碍。

分析："心水者，其身重而少气，不得卧"，张仲景"心水"论述与现代医学慢性心力衰竭导致脏腑四肢水肿的病机特征极为类似。中医学认为心为阳中之阳，心气虚日久会导致心阳虚，心阳不足累及脾阳，脾阳虚则水液运化失司，水饮泛滥导致水肿、小便不利等。西医学认为，右心衰和全心衰会使体循环淤血，导致周身浮肿。水液由正常代谢到发生病变也反映了阳气随病程变化的情况。

5. 冠心病合并心衰患者面、唇、咽部及颈脉改变特征

从频数分析的结果可以看出，前心衰阶段冠心病合并心力衰竭患者多数面色、口唇无变化、咽喉部、颈脉无变化；前临床阶段冠心病合并心力衰竭患者多数面色晦暗无华，口唇紫暗，咽喉如有气阻迫，甚觉咽中发痒或咽喉无变化，颈脉无变化或颈脉贲起张急，与虚里跳动相应；临床阶段冠心病合并心力衰竭患者多数面色晦暗无华，口唇紫暗、瘀斑，咽喉如有气阻迫，甚觉咽中发痒，颈脉怒张，按压右胁肋部则颈脉充盈；终末阶段冠心病合并心力衰竭患者多数面色晦暗无华，面部发灰或发黑，口唇紫暗、瘀斑，喉中介介作声，如梗阻状，咽中发紧或拘急，颈脉怒张，按压右胁肋部则颈脉充盈。

从面色变化可见以气虚、阳虚证为主。从口唇变化可见患者血瘀证表现加重。

从咽喉部异感主要表现可见随着病情发展气机不利，水聚痰停。从颈脉变化可见人迎脉盛，阴阳俱溢。

分析：《灵枢·邪气脏腑病形》曰"十二经脉，三百六十五络，其血气皆上于面而走空窍"，故观察患者颜面、口唇的表现可以反映其气血津液的盛衰。患者发病早期往往气血津液未伤，因此多数患者并无明显改变。颈静脉充盈怒张是右心衰的典型体征，早期患者多没有明显变化。气虚日久可产生瘀血，因此出现口唇紫暗、瘀斑。本病晚期心阳虚衰，因此可有面色晦暗无华、面部发灰或发黑、发白、苍白及口唇色淡等阳虚证的表现。

6. 冠心病合并心衰躯干部不适特征

从频数分析的结果可以看出，前心衰阶段冠心病合并心力衰竭患者胸膺部多数无变化，胁肋部胁胀，胁肋部如有气自胁肋逆于心，腹部自觉有气自少腹上冲，自觉腹部胀满，查外形无胀满之征，多数口淡、食欲不振；前临床阶段冠心病合并心力衰竭患者多数胸中烦闷郁结如满或胸部如有气结，胀满不适，胁肋部胁胀或胁肋部如有气自胁肋逆于心，自觉腹部胀满，查外形无胀满之征，食欲不振，口淡；临床阶段冠心病合并心力衰竭患者多数胸部如有气结，胀满不适，或胸中烦闷郁结如满，多数胁肋部胁胀，作痛，如有针刺，肠中胀满，腹大胀满，按之如囊裹水，甚则动摇有声，食欲不振，得食则满；终末阶段冠心病合并心力衰竭患者多数心下痞满，按之坚硬，胁肋部可扪及肿大肝脏，腹大胀满，按之如囊裹水，甚则动摇有声，食欲不振、恶心呕吐。

从胸膺部不适特点可见气滞与气虚是本病的重要证候要素。从胁肋部不适特点可见症状逐期加重，同时伴有瘀血的表现。从腹部不适特点可见疾病从气分到血分发展，血不利而化为水。从消化功能异常特点可见脾虚程度逐渐加重。

分析：《灵枢·水胀》中曰"水始起也，目窠上微肿，如新卧起之状，其颈脉动，时咳，阴股间寒，足胫肿，腹乃大，其水已成矣。以手按其腹，随手而起，如裹水之状，此其候也"，水胀是由于阳气不足不能化水所致，与本病形成的水肿中医病机一致。本病前心衰阶段患者多无明显不适，少量患者虽有胸满、胁胀、胁痛等自觉症状，但都表现轻微。脾胃为气血生化之源，患者早期稍有不适便可累及，因此可见部分患者有口淡、食欲不振等脾气虚证的表现。前临床阶段开始出现胸部烦闷郁结、气逆、腹胀的表现，提示病情加重。临床阶段症状进一步加重，出现胸胁刺痛的症状。终末阶段患者出现食欲不振、恶心、呕吐，此时脾阳已虚，水液运化功能失司，甚至出现腹大胀满，按之如囊裹水的脏器瘀血的体征。

7. 冠心病合并心衰全身症状

从频数分析的结果可以看出，前心衰阶段冠心病合并心力衰竭患者多数神识正常，寒热感觉正常，多数睡眠正常，形体官窍正常；前临床阶段冠心病合并心力衰竭患者多数神疲，畏寒或寒热感觉正常，不易入睡，或睡后易醒，醒后难以入睡，乏力、头晕目眩；临床阶段冠心病合并心力衰竭患者多数神疲、烦躁，畏寒或五心烦热，少寐伴惊悸，睡后易醒，醒后难以入睡，肢体困重、乏力；终末阶段冠心病合并心力衰竭患者多数神昏或烦躁，畏寒，昏睡、嗜睡，皮肤紫绀、爪甲青紫。

从神识表现特点可见：随着病情的发展，心主神明的生理功能逐渐衰弱。从寒热感觉特点可见阳虚到寒热错杂的变化。从睡眠情况特点可见心行血功能与主神明功能的病变。从形体官窍特征可见阳虚、水饮、血瘀的表现逐渐典型。

分析：《伤寒论》曰"伤寒若吐、若下后，心下逆满，气上冲胸，起则头眩，脉沉紧，发汗则动经，身为振振摇者，茯苓桂枝白术甘草汤主之"，苓桂术甘汤证描述的表现与心力衰竭患者的症状有相似之处，苓桂术甘汤也是中医治疗本病的常用方剂。本病前心衰阶段多数患者全身表现并没有发生明显改变，症状的出现通常在前临床阶段以后。患者早期的症状往往比较轻微，如神疲、畏寒、不易入睡等。临床阶段患者的症状逐渐加重，出现烦躁、少寐伴惊悸、肢体困重，提示病情进一步加重。在终末阶段，疾病已进入晚期，患者出现神昏、昏睡、嗜睡、皮肤紫绀、爪甲青紫等严重的阳虚血瘀证表现，说明此时患者病情危重，预后较差。

8. 冠心病合并心衰舌象脉象特征

从频数分析的结果可以看出，前心衰阶段冠心病合并心力衰竭患者多数舌色淡红，舌形适中，苔质适中，苔色白，舌态痿软；前临床阶段冠心病合并心力衰竭患者多数舌色淡白、淡红，舌形胖大、有齿痕，患者多数苔质滑、腻，苔色白、淡黄，舌态痿软；临床阶段冠心病合并心力衰竭患者多数舌色暗、紫，舌有瘀斑，苔质腻、滑，苔色灰、黄；终末阶段冠心病合并心力衰竭患者多数舌色暗、紫，舌下络脉青紫迂曲，舌形瘀斑，少苔或无苔、苔质无根，苔色黑、灰，舌态短缩、痿软。

分析：舌象的变化可以反映人体气血津液的改变。心开窍于舌，舌为心之苗，心之经脉与舌根相连，心气上通于舌，因此，心的生理和病理表现可由舌色、舌形、舌苔与舌态反映出来。本病发病早期多数患者的舌象并没有明显改变，与正常人的舌象基本一致。随着病情的发展，气滞、寒凝、痰饮、气虚及阳虚等病理因素导致瘀血的产生，表现在舌象为舌色暗、红、绛，舌有瘀点或瘀斑。在临床阶段患者因心阳虚累及脾阳，水湿内停，出现舌苔滑、腻。终末阶段患者气血俱虚，因此出现舌态短缩、痿软。

9. 冠心病合并心力衰竭脉象特征

从频数分析的结果可以看出，前心衰阶段冠心病合并心力衰竭患者多数脉象沉；前临床阶段冠心病合并心力衰竭患者多数脉象沉；临床阶段冠心病合并心力衰竭患者多数脉象沉、细；终末阶段冠心病合并心力衰竭患者多数脉象结、代。

分析： 患者在前心衰阶段和前临床阶段多数表现为沉脉。沉脉主里证，因邪郁在里，气血内困，则脉见沉象。脉沉而有力，为里实证，脉沉而无力，为里虚证。发展到临床阶段出现细脉，说明伤及气血，已现虚象。本病的终末阶段出现结脉与代脉，提示阳气虚衰，鼓动气血无力，血脉运行不畅。

（二）决策树分析结果

1. 阶段 A

（1）气滞　结果显示，无气滞的判断正确的比例为 66.62%，无气滞的判断为气滞的比例为 1.53%，有气滞的判断为无的比例为 0.60%，有气滞的判断为气滞的比例为 31.25%。误判率为 2.13%。

（2）血瘀　结果显示，无血瘀的判断正确的比例为 75.40%，无血瘀的判断为血瘀的比例为 2.86%，有血瘀的判断为无的比例为 0.27%，有血瘀的判断为血瘀的比例为 21.48%。误判率为 3.12%。

（3）痰饮　结果显示，无痰饮的判断正确的比例为 40.96%，无痰饮的判断为痰饮的比例为 1.53%，有痰饮的判断为无的比例为 1.93%，有痰饮的判断为痰饮的比例为 55.59%。误判率为 3.46%。

（4）心气虚　结果显示，无心气虚的判断正确的比例为 66.22%，无心气虚的判断为心气虚的比例为 0.00%，有心气虚的判断为无的比例为 0.00%，有心气虚的判断为心气虚的比例为 33.78%。误判率为 0.00%。

（5）脾气虚　结果显示，无脾气虚的判断正确的比例为 74.20%，无脾气虚的判断为脾气虚的比例为 0.00%，有脾气虚的判断为无的比例为 0.00%，有脾气虚的判断为脾气虚的比例为 25.80%。误判率为 0.00%。

（6）心阳虚　结果显示，无心阳虚的判断正确的比例为 86.64%，无心阳虚的判断为心阳虚的比例为 0.00%，有心阳虚的判断为无的比例为 0.07%，有心阳虚的判断为心阳虚的比例为 13.30%。误判率为 0.07%。

（7）肾阳虚　结果显示，无肾阳虚的判断正确的比例为 97.07%，无肾阳虚的判断为肾阳虚的比例为 0.00%，有肾阳虚的判断为无的比例为 0.00%，有肾阳虚的判断为肾阳虚的比例为 2.93%。误判率为 0.00%。

2. 阶段 B

（1）气滞　结果显示，无气滞的判断正确的比例为 57.51%，无气滞的判断为气滞的比例为 1.66%，有气滞的判断为无的比例为 0.73%，有气滞的判断为气滞的比例为 40.09%。误判率为 2.39%。

（2）血瘀　结果显示，无血瘀的判断正确的比例为 58.84%，无血瘀的判断为血瘀的比例为 2.86%，有血瘀的判断为无的比例为 1.40%，有血瘀的判断为血瘀的比例为 36.90%。误判率为 4.26%。

（3）痰饮　结果显示，无痰饮的判断正确的比例为 46.48%，无痰饮的判断为痰饮的比例为 2.99%，有痰饮的判断为无的比例为 2.73%，有痰饮的判断为痰饮的比例为 47.81%。误判率为 5.72%。

（4）心气虚　结果显示，无心气虚的判断正确的比例为 43.48%，无心气虚的判断为心气虚的比例为 0.00%，有心气虚的判断为无的比例为 0.00%，有心气虚的判断为心气虚的比例为 56.52%。误判率为 0.00%。

（5）脾气虚　结果显示，无脾气虚的判断正确的比例为 71.48%，无脾气虚的判断为脾气虚的比例为 0.00%，有脾气虚的判断为无的比例为 0.00%，有脾气虚的判断为脾气虚的比例为 28.52%。误判率为 0.00%。

（6）心阳虚　结果显示，无心阳虚的判断正确的比例为 73.67%，无心阳虚的判断为心阳虚的比例为 0.00%，有心阳虚的判断为无的比例为 0.00%，有心阳虚的判断为心阳虚的比例为 26.33%。误判率为 0.00%。

（7）肾阳虚　结果显示，无肾阳虚的判断正确的比例为 88.83%，无肾阳虚的判断为肾阳虚的比例为 0.00%，有肾阳虚的判断为无的比例为 0.00%，有肾阳虚的判断为肾阳虚的比例为 11.17%。误判率为 0.00%。

3. 阶段 C

（1）气滞　结果显示，无气滞的判断正确的比例为 52.19%，无气滞的判断为气滞的比例为 1.46%，有气滞的判断为无的比例为 1.00%，有气滞的判断为气滞的比例为 45.35%。误判率为 2.46%。

（2）血瘀　结果显示，无血瘀的判断正确的比例为 39.63%，无血瘀的判断为血瘀的比例为 2.26%，有血瘀的判断为无的比例为 2.19%，有血瘀的判断为血瘀的比例为 55.92%。误判率为 4.45%。

（3）痰饮　结果显示，无痰饮的判断正确的比例为 46.21%，无痰饮的判断为痰饮的比例为 2.86%，有痰饮的判断为无的比例为 2.39%，有痰饮的判断为痰饮的比例为 48.54%。误判率为 5.25%。

（4）心气虚　结果显示，无心气虚的判断正确的比例为 47.54%，无心气虚的判断为心气虚的比例为 0.00%，有心气虚的判断为无的比例为 0.00%，有心气虚的判断为心气虚的比例为 52.46%。误判率为 0.00%。

（5）脾气虚　结果显示，无脾气虚的判断正确的比例为 75.73%，无脾气虚的判断为脾气虚的比例为 0.00%，有脾气虚的判断为无的比例为 0.00%，有脾气虚的判断为脾气虚的比例为 24.27%。误判率为 0.00%。

（6）心阳虚　结果显示，无心阳虚的判断正确的比例为 52.33%，无心阳虚的判断为心阳虚的比例为 0.07%，有心阳虚的判断为无的比例为 0.00%，有心阳虚的判断为心阳虚的比例为 47.61%。误判率为 0.07%。

（7）肾阳虚　结果显示，无肾阳虚的判断正确的比例为 78.79%，无肾阳虚的判断为肾阳虚的比例为 0.00%，有肾阳虚的判断为无的比例为 0.00%，有肾阳虚的判断为肾阳虚的比例为 21.21%。误判率为 0.00%。

4. 阶段 D

（1）气滞　结果显示，无气滞的判断正确的比例为 65.89%，无气滞的判断为气滞的比例为 1.46%，有气滞的判断为无的比例为 0.86%，有气滞的判断为气滞的比例为 31.78%。误判率为 2.33%。

（2）血瘀　结果显示，无血瘀的判断正确的比例为 48.40%，无血瘀的判断为血瘀的比例为 1.46%，有血瘀的判断为无的比例为 1.99%，有血瘀的判断为血瘀的比例为 48.14%。误判率为 3.46%。

（3）痰饮　结果显示，无痰饮的判断正确的比例为 47.67%，无痰饮的判断为痰饮的比例为 3.06%，有痰饮的判断为无的比例为 2.33%，有痰饮的判断为痰饮的比例为 46.94%。误判率为 5.39%。

（4）心气虚　结果显示，无心气虚的判断正确的比例为 60.04%，无心气虚的判断为心气虚的比例为 0.00%，有心气虚的判断为无的比例为 0.00%，有心气虚的判断为心气虚的比例为 39.96%。误判率为 0.00%。

（5）脾气虚　结果显示，无脾气虚的判断正确的比例为 77.93%，无脾气虚的判断为脾气虚的比例为 0.00%，有脾气虚的判断为无的比例为 0.00%，有脾气虚的判断为脾气虚的比例为 22.07%。误判率为 0.00%。

（6）心阳虚　结果显示，无心阳虚的判断正确的比例为 34.57%，无心阳虚的判断为心阳虚的比例为 0.00%，有心阳虚的判断为无的比例为 0.00%，有心阳虚的判断为心阳虚的比例为 65.43%。误判率为 0.00%。

（7）肾阳虚　结果显示，无肾阳虚的判断正确的比例为 75.27%，无肾阳虚的判断为肾阳虚的比例为 0.00%，有肾阳虚的判断为无的比例为 0.00%，有肾阳虚的判断为肾阳虚的比例为 24.73%。误判率为 0.00%。

（三）神经网络分析结果

1. 阶段 A

从结果可以看出，主要证素神经网络模型预测错判率均小于1%，因此预测效果较好，同时也佐证了决策树的判断效果。

2. 阶段 B

从结果可以看出，主要证素神经网络模型预测错判率均小于1%，因此预测效果较好，同时也佐证了决策树的判断效果。

3. 阶段 C

从结果可以看出，主要证素神经网络模型预测错判率均小于1%，因此预测效果较好，同时也佐证了决策树的判断效果。

4. 阶段 D

从结果可以看出，主要证素神经网络模型预测错判率均小于1%，因此预测效果较好，同时也佐证了决策树的判断效果。

数据挖掘（data-mining）是通过深入挖掘大数据来揭示有意义的关系、趋势和模式的过程。研究大数据的分类问题，常采用决策树的图形化形式展示挖掘结果，多用于为管理部门的决策提供依据。从统计学角度来说，决策树属于"非参数"统计，其打破了传统的线性处理方式，消弭了变量间的共线性，避免了复杂参数估计来解释变量间关系而不能用函数表达的分类问题。决策树能丰富地展示变量间的交互效应，在分类预测中应用广泛。决策树是一个类似流程图的树型结构，从根到叶结点的每条路径对应一条规则，整棵树对应的是一组分类规则，因此能通过目标变量预测属性变量。

人工神经网络是一种非程序化、适应性、大脑风格的信息处理，其本质是通过网络的变换和动力学行为得到一种并行分布式的信息处理功能，并在不同程度和层次上模仿人脑神经系统的信息处理功能。人工神经网络在疾病预测方面越来越受到医学工作者的重视。它是涉及神经科学、思维科学、人工智能、计算机科学等多个领域的交叉学科。通过神经网络训练的预测效果结果可以看出，各阶段训练集、验证集、评估集的预测错判率均小于1%，说明神经网络对主要证候要素的预测效果较一致，同时也佐证了决策树的判断效果。

气滞： 前心衰阶段决定"气滞"的重要变量有胁胀、腹部自觉胀满，查外形无胀满之征、胸胀痛、脉弦、胸膺部烦闷郁结如满、胸膺部如有气结胀满不适、脉涩、肠中胀满。

前临床阶段决定"气滞"的重要变量有胁胀、胸中胀痛、胸膺部烦闷郁结如满、脉弦、胸膺部如有气结胀满不适、腹部胀满，查外形无胀满之征、肠中胀满、胸掣痛。

临床阶段决定"气滞"的重要变量有胁胀、肠中胀满、脉涩、胸中胀痛、胸膺部如有气结胀满不适、胸掣痛、心下痞满按之濡软、脉弦、腹部胀满，查外形无胀满之征。

终末阶段决定"气滞"的重要变量有胁胀、肠中胀满、胸膺部如有气结胀满不适、腹部胀满，查外形无胀满之征、胸膺部烦闷郁结如满、胸中胀痛。

分析： 气可以推动血液津液在体内正常运行，气滞会导致血液与津液运行不畅。饮食不节，邪气侵袭，或七情郁结，或体弱气虚均可导致气滞。气滞过甚可致血瘀、痰浊等证。《沈氏尊生书》载："气运乎血，血本随气以周流，气凝则血亦凝矣，气凝在何处，则血亦凝在何处。"心气不足是贯穿于心力衰竭病程中最基本的病理机制，本病辨证分型呈气阴两虚向气滞血瘀再到阳虚水泛变化。

血瘀： 前心衰阶段决定"血瘀"的重要变量有口唇紫暗、舌见瘀斑、胸刺痛、但欲漱水而不欲咽、舌色暗、胁肋作痛如有针刺、舌苔质有根。

前临床阶段决定"血瘀"的重要变量有舌色暗、舌色绛、但欲漱水而不欲咽、胁肋作痛如有针刺、舌色紫、胸刺痛、舌见瘀斑、口唇紫暗、脉涩、舌下络脉青紫迂曲。

临床阶段决定"血瘀"的重要变量有舌见瘀斑、皮肤紫绀、舌苔质有根、口唇紫暗、面色发灰或发黑、舌下络脉青紫迂曲、胁肋作痛如有针刺、但欲漱水而不欲咽。

终末阶段决定"血瘀"的重要变量有舌下络脉青紫迂曲、结脉、舌见瘀斑、舌下青筋显露、面色黧黑、爪甲青紫、肌肤甲错、舌色绛。

分析：有研究表明，中医诊治心衰多从本虚标实立论，即心气阳两虚为本，血瘀水停为标。血瘀指经脉之血不能及时消散和瘀滞于某一处，或血流不畅，运行受阻，郁积于经脉或器官之内呈凝滞状态。血瘀可导致多种病变发生。血为气之母，血能载气，因此可导致气机阻滞。血瘀影响血液正常运行，临床表现可见舌紫暗瘀斑、口唇青紫、脉涩等。血瘀日久耗伤正气，可导致气虚、寒凝等证。同时血瘀亦可导致新血不生。若瘀血长期停滞体内，影响水液的循行，甚则损伤脏腑水液代谢，就可成为新的致病因素，导致痰饮。

痰饮：前心衰阶段决定"痰饮"的重要变量有下肢浮肿、舌态强硬、舌苔白、脉弦、脉滑、气短伴胸部窒闷甚则夜半憋醒、舌色淡白、胸闷如窒或憋闷疼痛、舌形胖大。

前临床阶段决定"痰饮"的重要变量有舌见齿痕、舌形胖大、胸闷如窒或憋闷疼痛、脉滑、舌苔腻、舌苔滑、舌态强硬、下肢浮肿。

临床阶段决定"痰饮"的重要变量有舌形胖大、苔质腻、气短伴胸部窒闷甚则夜半憋醒、下肢浮肿、舌见齿痕、胸闷如窒或憋闷疼痛、舌苔滑、舌态强硬、舌态短缩、舌色淡白、舌苔厚、舌苔白、腹大胀满按之如囊裹水甚则动摇有声。

终末阶段决定"痰饮"的重要变量有舌见齿痕、下肢浮肿、水入即吐、腹大胀满按之如囊裹水甚则动摇有声、脉滑、气短伴胸部窒闷甚则夜半憋醒、鼾眠、舌苔厚、昏睡、舌苔白、舌苔腻、舌形胖大。

分析：痰饮为有形之阴邪，具有黏、滞特性，可阻滞气机，影响经脉气血运行。脾为生痰之源，肺为贮痰之器。痰饮的产生与肺、脾的关系密切。气滞、血瘀、寒凝、阳虚都可导致痰饮。痰饮作为病理产物与冠心病的发病机制密切相关。终末阶段是疾病发展的晚期，多数患者患病日久，症状复杂多样，且病情较重。此阶段多以虚证为主，痰饮虽为实邪，实则为本虚标实。心衰引起的心肌重构与痰饮关系密切。

心气虚：前心衰阶段决定"心气虚"的重要变量有乏力、心悸伴心下空虚、虚里悸动不安、心中悸动不安。

前临床阶段决定"心气虚"的重要变量有乏力、虚里悸动不安、心悸伴心下空虚、心中悸动不安。

临床阶段决定"心气虚"的重要变量有乏力、虚里悸动不安、心悸伴以手护胸喜按、心中悸动不安。

终末阶段决定"心气虚"的重要变量有乏力、虚里悸动不安、心中悸动不安。

分析：气具有推动、温煦、防御、固摄和气化的功能，心气虚多因禀赋不足、心气素虚；年迈体衰、脏气渐弱；劳倦思虑过度，耗伤心气；或由久病气血双亏，心气乏源；或因误汗、汗出过多，使心气随之而泄，导致心气不足。临床阶段"心气虚"与前临床阶段的表现大致相同，只是在症状轻重的程度上有差别，增加了"以手护胸，喜按"的症状，表明心气虚开始向心阳虚转变。

脾气虚：冠心病合并心力衰竭各阶段决定"脾气虚"的重要变量有乏力、口淡、大便溏薄。

分析：脾主运化，是气血生化之源，为后天之本。《灵枢·天年》中有"七十岁，脾气虚，皮肤枯"的论述。《脾胃论·脾胃虚实传变论》曰："元气之充足，皆由脾胃之气无所伤，而后能滋养元气。"心的正常生理功能依靠脾提供的水谷精微化生。同时，"诸湿肿满皆属于脾"，脾运化水液，脾失健运则生成痰饮，阻滞气机可形成瘀血。脾气虚日久可发展为脾阳虚，脾阳虚主要表现为温煦失司，寒从中生；生化乏源，心中空虚；易致气机升降失调；阳虚为病理基础，易携诸邪共犯。

心阳虚：前心衰阶段决定"心阳虚"的重要变量有手足不温、心悸伴手足不温、四肢逆冷。

前临床阶段决定"心阳虚"的重要变量有心悸伴手足不温、四肢逆冷、手足不温。

临床阶段决定"心阳虚"的重要变量有心中悸动不安、虚里部悸动不安、心悸伴手足不温、四肢逆冷、手足不温。

终末阶段决定"心阳虚"的重要变量有心悸伴手足不温，四肢逆冷、手足不温、虚里部悸动不安、心中悸动不安、心悸伴以手护胸喜按。

分析：《素问·生气通天论》有"阳气者，若天与日，失其所，则折寿而不彰"。用太阳在自然界的作用比喻阳气在人体的作用，强调阳气为生命之根本。心为五脏六腑之大主，心阳虚可以导致各个脏腑的功能失常。临床阶段"心阳虚"与前临床阶段的表现大致相同，只是在症状轻重的程度上有差别。冠心病合并心力衰竭终末期的患者多表现为心阳虚衰。心病日久，耗伤阳气，也可累及其他脏腑。气虚为阳虚之渐，阳虚为气虚之极。临床上很多患者是由于气虚久治不愈或失治误治发展成阳虚的。现代中医普遍认为心阳气亏虚是慢性心力衰竭的主要病机。

肾阳虚：前心衰阶段决定"肾阳虚"的重要变量有手足不温、腰膝酸软。

前临床阶段决定"肾阳虚"的重要变量有手足不温、腰膝酸软、心悸伴手足不温、四肢逆冷。

临床阶段决定"肾阳虚"的重要变量有腰膝酸软、手足不温、心悸伴手足不温、四肢逆冷。

终末阶段决定"肾阳虚"的重要变量有腰膝酸软、手足不温、心悸伴手足不温、四肢逆冷。

分析：肾为先天之本，肾阳又称元阳，是人体一切阳气的根本。肾主水，肾阳对水液有气化蒸腾作用，若肾阳不足，蒸腾气化无力，则出现一系列病理表现。元阳亏虚则手足不温、四肢逆冷，肾虚不荣则腰膝酸软，阳虚水泛则心悸；《素问经注节解·厥论》云"四肢为诸阳之本，阳既衰则阴独盛，故手足不温"。从四个阶段重要变量的变化可以看出，随着病情发展，心悸的症状开始出现，表明肾阳虚往往累及心。

三、冠心病合并高血压证候要素研究

扫码看结果

（一）频数分析结果

1. 冠心病合并高血压患者体质特点

本研究结果显示，冠心病合并高血压的患者常见体质按频数排列由高到低依次为阴虚质、痰湿质、气郁质、血瘀质、湿热质、气虚质、阳虚质、平和质、特禀质。

分析：2018 年版《中国高血压防治指南》中认为高血压家族史是高血压发病的重要危险因素。患者的体质类型相对恒定，对冠心病、高血压相关基因的分类与中医学的体质分型有许多相似之处，可以将高血压家族史等危险因素归属于中医学体质因素范畴。因此研究冠心病合并高血压患者中医体质类型的易患性，可以揭示冠心病合并高血压中医体质类型和心血管事件的关系，有助于明确中医体质在冠心病合并高血压的预测作用。

研究分析得出的体质分析结果与临床研究相一致，如阴虚体质最多，与高血压发病阴虚阳亢的病机关系密切；痰湿体质与高血压患者过食肥甘厚味、"肥人多痰湿"的特点相符合；气郁体质患者则与高血压患者"肝气郁结"的病机相关；"久病入络"，因此冠心病合并高血压患者亦多见有血瘀体质。

2. 冠心病合并高血压患者发病刺激因素

结果显示，冠心病合并高血压各期发病的刺激因素均与喜怒情志过激、长期抑郁或情志不遂、作息不规律、劳累过度、嗜好烟酒、饮食不节相关。

分析：

喜怒过激或情志不遂、用脑过度：《类经》中有"心为五脏六腑之大主，而总统魂魄，兼赅意志，故忧动于心则肺应，思动于心则脾应，怒动于心则肝应，恐动于心则肾应"。费伯雄言"七情所伤，虽归五脏，必动于心"，明确指出心与情志的密切关系。长期抑郁或情志不遂，可导致肝失疏泄，肝气郁结，气机内郁，郁久必化火而耗阴，肝肾阴虚，阴不制阳，肝阳上亢，血压陡升；思虑则伤脾，脾失健运，水液代谢失司，水湿蓄积，痰浊壅盛，上泛于脑，亦可导致眩晕的发生。

作息不规律、劳累过度：《素问·调经论》云"有所劳倦，形气衰少，谷气不盛，上焦不行，下脘不通，胃气热，热气熏胸中，故内热"，说明过劳可导致内热之病，热极耗伤阴液，致阴虚阳盛，发为高血压。

饮食不节：《素问·五脏生成》云"多食咸，则脉凝泣而变色"，《素问·奇病论》云"肥者令人内热，甘者令人中满"，暴食暴饮，脾胃失于健运，必聚湿生热，阻塞脉道，导致脉道不利，最终可导致机体阳盛阴虚，阴虚阳亢，成为高血压的重要危险因素。

嗜好烟酒：《灵枢·营卫生会》谓"酒者，熟谷之液也。其气悍以清，故后谷而入，先谷而液出焉"。酒者谷物之精气，其性为阳，其气精悍，易耗伤阴精，吸烟亦可熏灼阴津，《素问·厥论》中亦有"阴气衰于下。则为热厥……夫酒气盛而慓悍，肾气有衰，阳气独胜，故手足为之热也"。因饮酒太过损伤肾阴，阴虚不能上滋脑窍心神，可导致阴虚阳亢，发为眩晕昏仆，故长期嗜好烟酒可导致高血压的发生。

年龄因素：肾为先天之本，藏精生髓，年老肾衰，肾精不足，髓海空虚，水不涵木，久之则肝阴内耗，阴虚无以制阳，阳气独亢，虚热内生，浮阳夹肝风上扰清窍，发为高血压眩晕。

3. 冠心病合并高血压患者头痛症状

（1）**冠心病合并高血压的头痛性质**　结果显示，冠心病合并高血压患者的头痛性质0期以无异常或隐痛为主；1期可出现隐痛、胀痛之症状；2期、3期均出现胀痛、头痛如裹、跳痛、昏痛、头痛如刺、痛有定处之症状；2期可见有隐痛；到3期更有头剧痛如裂、头剧烈掣痛等表现。

分析：头为"诸阳之会"，神明之府，"脑为髓海"，头与五脏六腑之精血、阳气密切相关，五脏精华之血，六腑清阳之气皆能上注于头。《素问·五脏生成》指出"是以头痛颠疾，下虚上实"。《普济方》则认为"气血俱虚，风邪伤于阳经，入于脑中，则令人头痛"。冠心病合并高血压0期至2期，患者可由素体先天禀赋不足、年老气血衰败，或劳欲伤肾，阴精耗损，营血亏损，气血不能上荣于脑络，髓海不充而致头隐痛；随着病情加重，血压的不断增高，冠心病合并高血压各期均出现头胀痛，其病机为患者平素性情暴逆、恼怒太过或长期抑郁，肝气郁结，气郁化火，熏灼日久肝阴耗损，肝阳失敛而亢盛出现头胀痛；气壅脉满，肝络失于条达而拘急，清阳受扰可导致昏痛；风火乃阳邪，易袭人之上位，肝乃厥阴风木之脏，与少阳相火同居人体下焦，厥阴气逆则风生火发，易致头跳痛；《古今医统·头重》云："精滑脱，肾气竭而阴微，不能与胃气上升，以接清阳之气，故病多头重。"肾气亏虚则阴精不足，不能与胃气上升以致脾胃虚弱化生湿邪，湿性黏腻，上蒙头窍，困遏清阳，故头重如裹。冠心病合并高血压久病入络，气滞血瘀，络行不畅，脉络瘀阻而易致头痛如刺、痛有定处。冠心病合并高血压发展至3期可出现头剧痛如裂、头剧烈掣痛的危重证候，即真头痛。《灵枢·厥病》中有云"真头痛，头痛甚，脑尽痛，手足寒至节"。《辨证录·头痛门》中亦有"人有头痛连脑，双目赤红，如破如裂者，所谓真正头痛也。此病一时暴发，法在不救，盖邪入脑髓而不得出也"的论述。脑为元神之府，精神所聚之处，疾病后期气血肾精极虚，风热、湿浊、火毒之邪上犯清窍，脑络受邪则痛不可忍，出现头剧痛如裂、头剧烈掣痛。

（2）**冠心病合并高血压的头痛部位**　结果显示，冠心病合并高血压发病各阶段的头痛部位均可出现于颠顶、太阳穴。1期的头痛部位可出现于前额、眉棱骨；2期的头痛部位可出现于前额、眉棱骨并连及颈项；3期的头痛部位还可出现于前额、眉棱骨、脑后筋掣、脑户尽痛并连及颈项。

（3）**冠心病合并高血压患者头痛发作时伴见的特征**　结果显示，冠心病合并高血压发病各阶段均有明显的头皮发胀、头晕目眩症状。0期、1期有头皮麻木的症状；1期、2期有头痛时轻时重的症状；1期、2期、3期还可出现反复发作，遇劳加重、烦躁易怒等症状；至3期亦可出现目涩耳鸣、腰膝酸软、心烦不寐，五心烦热、身重困倦、痛有定处等表现。

分析：头为诸阳之会，中医经络理论中手、足三阳经和足厥阴肝经均上行头面，督脉直接与脑府相联系。由于受邪的脏腑经络不同，头痛的部位也不相同，《冷庐医话·头痛》云："头痛属太阳者，自脑后上至颠顶，其痛连项；属阳明者，上连目珠，痛在额前；属少阳者，上至两角，痛在头角。以太阳经行身之后，阳明经行身之前，少阳经行身之侧。厥阴之脉，会于颠顶，故头痛在颠顶；太阴少阴二经，虽不上头，然痰与气逆壅于膈，头上气不得畅而亦痛。"冠心病合并高血压各期均出现颠顶、太阳穴疼痛，此为足厥阴肝经循行所在，《素问·至真要大论》有云"厥阴之胜，耳鸣头眩，愦愦欲吐"。情志伤肝，日久气郁化火，肝阳上亢，气滞血瘀，甚则阳亢风动，与虚实夹杂之证相吻合。随着病情不断发展，外感风热或嗜好烟酒，饮食不节，内伤积热，易伤及脾胃，导致湿热内生，胃火炽盛，热毒上犯，表现为足阳明胃经循行的前额眉棱骨疼痛。至冠心病合并高血压中后期，素体气血亏虚或久病体虚，易遭受风寒，膀胱经首先感邪，邪气阻滞太阳经脉，故头痛连及颈项。叶天士《临证指南医案·头痛》中有"某高年气血皆虚，新凉上受，经脉不和，脑后筋掣牵痛，倏起倏静，乃阳风之邪"的论述。冠心病合并高血压至 3 期，病情日久，气血皆虚，经脉不和，故可表现出脑后筋掣，此为阳亢动风之象，甚则可发展为脑户尽痛并连及颈项等危重证候。

4. 冠心病合并高血压患者头晕症状

结果显示，冠心病合并高血压发病各阶段均见有头部昏沉不适；1 期、2 期、3 期可出现头晕目眩、头重脚轻，有失平衡之感、耳鸣、易怒、神疲乏力，劳则加剧之症状；到 3 期更伴有眩晕甚至仆倒、头重昏昧，胸闷痰多、头痛健忘、腰膝酸软、心烦不寐，五心烦热等表现。

分析：冠心病合并高血压发病各阶段均明显有头皮发胀、头晕目眩症状，其发生多与肾阴素亏不能养肝，水不涵木，阴亏于下，阳亢于上有关。

冠心病合并高血压 0 期、1 期时病情不甚严重，但患者有冠心病病史，平日多有作息不规律或平日劳累过度情况，其病理因素已然存在，出现头皮麻木或因劳倦伤脾，运化失职，水湿内停，聚而生痰，痰湿阻滞，经络不通；或因久病气血亏虚或脾虚生化不足，"营气虚则不仁"，皮肤失于濡养。

随着疾病的发展，至 1 期、2 期可出现头痛时轻时重，伴有烦躁易怒的症状。《辨证录》中有"人有患半边头风者，或痛在右，或痛在左……此病得之郁气不宣，又加风邪袭之于少阳之经，遂致半边头痛也。其病有时重有时轻，大约遇顺境则痛轻，遇逆境则痛重，遇拂抑之事而更加之风寒之天，则大痛而不能出户"的论述。患者素有长期精神紧张忧郁，情志郁怒，郁气不宣肝失疏泄，络脉失于条达，拘急而头痛，时发时止，常因七情波动而发作或加剧。冠心病合并高血压患者常脾胃虚弱，中气不足，气虚则升化无力，表现为头痛反复发作，遇劳则头痛更甚，其病机为清气升发不足，清窍失养，不荣则痛，此头痛多伴有头晕；脾气亏虚，湿浊不化，湿性黏滞，可遏伤阳气，阻碍气机，故可出现身重困倦；清阳不能上充精明之府，便有浊邪壅滞，蒙蔽清窍；或中气不足，运行无力，则气机郁滞，郁久则化热，故有头痛头昏头胀。冠心病合并高血压久病入络，气滞血瘀，络行不畅，脉络瘀阻而易致头痛有定处。肝郁气滞日久损伤阴津，精血亏虚，《景岳全书·杂证谟》云"阴虚头痛，即血虚之属也，凡久病者多有之"，故冠心病合并高血压 3 期可出现头痛伴有目涩耳鸣、腰膝酸软、心烦不寐和五心烦热等一派阴虚之象。

5. 冠心病合并高血压患者视觉症状

结果显示，冠心病合并高血压视觉症状 0 期、1 期以无异常为主；1 期见有两目干涩、目昏头眩或目胀；2 期、3 期可出现目昏头眩、两目干涩、视物昏渺、目胀、目赤、目痛等症状。到 3 期更可出现黑矇症状。

分析：本病多由情志、体虚久病、饮食内伤等病因，引起风、火、痰、瘀上扰清空或精亏血少，清窍失养为基本病机。目得血而能视，肝血不足不能上荣目窍可见两目干涩、视物昏渺；风木上扰清空，则头眩目胀；肝郁化火，风火上扰，则目胀、目赤、目痛。

6. 冠心病合并高血压患者听觉症状

结果显示，冠心病合并高血压患者听觉症状 0 期、1 期患者听觉可表现为无异常；1 期、2 期、3 期均可出现耳闭胀闷堵迫、耳鸣如刮风，如蝉鸣、耳鸣突然发作症状；2 期、3 期则出现耳鸣如钟，如风雷，如潮、耳鸣病程较长等症状；至 3 期更可出现听力减退，甚则全聋症状。

分析：耳为肾之窍，为肾所主，又与其他脏腑有着广泛的联系，因此五脏六腑、十二经脉之气血失调皆可导致耳鸣。耳鸣为冠心病合并高血压患者听觉改变的常见症状，根据其不同的病机特点可分为实证耳鸣和虚证耳鸣。实证耳鸣常表现为耳鸣如钟，如风雷、如潮，耳鸣突然发作。其病机有四：①风邪夹痰上扰，足少阳胆经循行于耳，下络于肝，肝胆火逆，水不涵木，虚风内扰，风火循少阳经脉上逆于耳。②肝主疏泄，喜条达而恶抑郁，肝与耳的生理功能密切相关，《素问》中有"木郁之发……甚则耳鸣旋转""肝病者……气逆则头痛，耳聋不聪"的论述。情志不遂，肝气郁结，肝失疏泄，气机不畅，郁久化火，火热之邪壅塞于耳，发为实证耳鸣。如《杂病源流犀烛·耳病源流》中有"有肝胆火盛，耳内蝉鸣，渐至于聋者"。《医学准绳六要·耳》曰："左脉弦急而数，属肝火，其人必多怒，耳鸣或聋。"③耳为清空之窍，若平素嗜好烟酒，饮食不节，过食肥甘厚味，则体内易生痰浊，痰火壅结，清窍被蒙。④思虑劳倦过度、损伤脾胃致脾胃运化失健，津液不行，清气不升、浊阴不降、湿浊停聚，日久化火，上蒙清窍所致，如《明医杂著》中有"此是痰火上升，郁于耳中而为鸣，郁甚则窒闭矣"。实证耳鸣反复发作，病情迁延日久不愈，则发为耳闭胀闷堵迫，《太平圣惠方·卷三十六》有关于"上焦风热，耳忽聋鸣"的论述，正如明代《医林绳墨·卷七》中所云"耳闭者，乃属少阳三焦之经气之闭也"。多为邪热内传肝胆，肝胆火热上蒸；或七情所伤，肝气郁结，郁火上扰，致火热之邪闭阻耳窍而为病。虚证耳鸣多与脾、肾相关。随着年龄增长，脏腑渐衰，或思虑劳倦过度，损伤脾胃，均可导致脾胃运化功能减弱，气血生化不足，耳窍失于濡养，以致耳鸣渐生。正如《灵枢·口问》中写道："耳者，宗脉之所聚也，故胃中空，则宗脉虚，虚则下溜，脉有所竭者，故耳鸣。"肾精生髓，脑为髓海，开窍于耳，《灵枢·海论》中有"髓海不足，则脑转耳鸣"，若禀赋不足，阴精素亏，或劳伤纵欲折损肾精，阴精虚损，生髓不足，继之髓海空虚，耳窍失养，则病发虚证耳鸣，耳鸣如刮风，如蝉鸣，耳鸣病程较长，《医林绳墨·耳》有云"耳属足少阴肾经……肾气虚败则耳聋，肾气不足则耳鸣"。至冠心病合并高血压 3 期，病情深重，肝肾阴虚，精血亏虚至极，可出现听力减退，甚则全聋。或肾脏虚衰，肾水不足，水不能涵木，可致肝火上扰，使火热之邪转移入胆，相火之热循胆经而上，内积于耳，导致耳聋，正如《华氏中藏经》言"肝气逆则头痛，耳聋"。

7. 冠心病合并高血压患者神识改变

结果显示，冠心病合并高血压患者发病各阶段均明显有注意力不集中症状。0 期以神识无异常为主；1 期神识可能无异常，或出现心烦、烦躁、易怒等症状；2 期、3 期均可出现烦躁、易怒、心烦、夜眠易醒、多梦、健忘、善惊等症状；至 3 期更可出现精神萎靡、意识模糊，神志昏迷、舌强语謇、嗜睡、白昼神清、暮晚神昏等神识改变。

分析：冠心病合并高血压各期均有明显的注意力不集中表现，其多与冠心病日久，脏腑阴阳失调有关。其具体病因病机有四：①气血虚弱，心失所养，以致心神不定；②饮食不节，过食膏粱厚味易碍脾伤胃，聚生痰热，扰动心神，神无所定；③肾精不足，髓海不充，精神失养；④阴不制阳，动静失调。

若肾阴亏虚，水不涵木而不得以制阳，肝阳亢盛则易激动而出现注意力不集中的现象，同时可以出现心烦、烦躁、易怒的症状；若因心神不安，阳不入阴，则可少寐失眠，如《景岳全书·不寐》云"如痰如火，如寒气水气，如饮食忿怒之不寐者，此皆内邪滞逆之扰也……思虑劳倦，惊恐忧疑，及别无所累而常多不寐者，总属其阴精血之不足，阴阳不交，而神有不安其室耳"，如肾精不足、髓海不充，可导致脑失精明，神智不聪，出现健忘；冠心病合并高血压发展至 3 期肝风、痰火上蒙清窍，进一步发展为阴阳失调，气血逆乱，血随气逆，直冲犯脑，神识状态可表现为精神萎靡、意识模糊，神志昏迷、舌强语謇、嗜睡、白昼神清、暮晚神昏，此症状亦可归为中风或脱证，严重者可危及生命。

8. 冠心病合并高血压患者身体症状

（1）冠心病合并高血压患者面部特征　结果显示，冠心病合并高血压 0 期面部特征以无异常为主；1 期以颜面潮红、面部无异常、面色发青为主；2 期、3 期均可出现颜面潮红、面色晦滞、颞部筋脉跃起、面色发青或面色㿠白的症状；2 期可出现面色青黄；到 3 期更可出现口唇青紫或紫暗、面色黧黑等症状。

分析：颜面潮红为阴虚内热；面色发青为肝郁气滞；面色晦滞提示瘀阻血脉；颞部筋脉跃起为肝阳上亢，气血上逆；面色㿠白多为阳气不足；面色青黄为肝郁脾虚；面淡白多属气血不足；口唇青紫或紫暗提示血瘀；面色黧黑多为瘀血久停气血运行不畅，肌肤失养。冠心病合并高血压 1 期多为阴虚内热、肝郁气滞；冠心病合并高血压 2 期在 1 期的基础上见有面色青黄，正如《金匮要略》云："见肝之病，知肝传脾。"肝失疏泄影响脾的运化功能，由肝郁气滞发展为肝郁脾虚，且有阳气不足和血瘀之征兆；而 3 期则为正气亏虚、瘀血内结。

（2）冠心病合并高血压患者颈项胸腹部不适　结果显示，冠心病合并高血压 0 期患者颈项胸腹部常无变化；1 期以颈项胸腹部无变化、咽干、气短、心悸或胸脘痞闷为主；2 期、3 期均可出现心悸、胸脘痞闷、胸痛、气短的症状；至 3 期更可出现恶心、呼吸困难或减慢、喷射样呕吐、气急等表现。

分析：本病多发于中老年人，年老体虚，肾气渐衰。肝肾亏虚，日久伤及心阴，心阴耗伤，阴虚火旺，虚火上扰，以致咽喉失养，出现咽干；《灵枢·本神》曰"阴虚则无气"，阴虚日久则损伤心气，心气不足，心失其养，胸中阳气不振以致气短；《丹溪心法》中有云"人之所主心者，心之所养者血，心血一虚，神气不守，此惊悸所启端也"，《伤寒明理论·悸》中又说"正气内虚而悸"，《圣济总录》中认为心悸的发生"每本于心气之不足"；心阴不足，血稠行涩，心脉失畅，心下痞满则有胸脘痞闷；胸痛病机有四：①肾阴亏虚，则不能滋养五脏之阴，阴虚则火旺，灼血为瘀，痰郁化火，火热又可炼液为痰，痰热上犯于心或痰瘀交阻，痹阻心脉，则为胸痛。②郁怒伤肝，肝郁气滞，郁久化火，灼津成痰，气滞痰浊痹阻心脉，而成胸痹心痛。③沈金鳌《杂病源流犀烛·心病源流》认为七情"除喜之气能散外，余皆足令心气郁结而为痛也"。《薛氏医案》云："肝气通于心气，肝气滞则心气涩，肝气通于心，肝气滞则心气乏，肝气通则心气和。"所以七情太过，情志失调忧思伤脾，脾虚气结，运化失司，津液不行，失于输布，聚而为痰，痰阻气机，气血运行不畅，心脉痹阻。④若饮食不当恣食肥甘厚味或饮食不节，日久损伤脾胃，运化失司，酿湿生痰，上犯心胸，清阳不展，气机不畅，心脉瘀阻，发为胸痛。至冠心病合并高血压3期，病情深重，正气不足，阴阳失调，精气虚衰可致气急、呼吸困难或减慢；肝阳暴张，阳亢风动，气血运行受阻，血随气逆，可通过经络影响于胃，使胃失去和降产生恶心甚至发生喷射样呕吐。

（3）冠心病合并高血压患者腰背四肢不适主要表现 结果显示，冠心病合并高血压发病各阶段均明显有腰膝酸软症状。0期患者腰背四肢常无不适表现；1期腰背四肢常无不适，或以四肢沉重为主；2期、3期均可出现四肢沉重、手足麻木夜间尤甚、下肢浮肿症状；到3期更可出现步履飘忽、足如踩棉、四肢厥冷、抽搐、肌肉𥆧动、畏寒肢冷等表现。

分析：腰为肾之府，肾藏精、主骨，骨主髓，久病及肾，则腰膝酸软。肾阴阳两亏，行水受阻，水液内停，溢于肌肤发为下肢浮肿。脾喜燥而恶湿，脾气亏虚不能行水则四肢沉重。年高久病体弱，气血亏虚推动无力，皮肉经络失于濡养；或肝肾不足，肢体筋脉、百骸失养，以致手足麻木，夜间尤甚。冠心病合并高血压患者年老肾气渐衰，至3期肝肾阴虚，如《临证指南医案·肝风》云"精液有亏，肝阴不足，血燥生热，热则风阳上升，窍络阻塞，头目不清，眩晕跌仆，甚则瘛疭痉厥矣"，诸风掉眩皆属于肝，则步履飘忽、足如踩棉、抽搐。

9. 冠心病合并高血压患者饮食口味变化主要表现

结果显示，冠心病合并高血压发病各阶段均明显有口干渴症状。0期、1期饮食口味可无变化；1期、2期、3期均可出现口苦、口淡无味或口中黏腻的症状；2期、3期均可出现纳呆、食少或口臭；至3期更可出现舌不知味、口舌生疮等症状。

分析：肾阴虚贯穿冠心病合并高血压始终，故发病各阶段均明显有口干渴，此为阴津亏虚，津液不能上承所致。口苦属火，马莳《素问注证发微》云"南方主夏，阳气炎蒸，故生热。热极则生火，火性炎上，其味作苦，故火生苦"。口苦多由胃热所致，亦可出现口臭。口淡无味病机为脾胃气虚，脾胃受纳腐熟，运化功能减弱，常伴有纳呆、食少。《医学正传·口病》曰"口淡者，知胃热也"，因此口淡也属脾胃湿热，亦可见于平素嗜食甘肥厚味、消化不良之人。脾胃湿热熏蒸，湿热为黏腻之邪，滞中焦肠胃，上溢于口常可出现口中黏腻。痰热胶结亦可见口黏不爽，常见于痰热互结之人，痰与热胶结不化，上溢于口，口中浊痰涎沫胶黏不化，因此其人口中常有甘黏不爽之感。冠心病合并高血压 3 期肾精亏虚，以致阳气不得潜藏，虚火上浮，舌不知味。疮疡皆属于火，但有实火与虚火的区别，口舌生疮原因有五：①心脾积热，湿热之邪，入里化火；②情志郁结，久而化火；③烟酒不节，嗜食肥甘厚味，脾胃湿热；④睡眠不足，长期疲劳而致人身体衰弱，阴火内生；⑤素体阴虚，热病伤阴，阴虚火旺。

10. 冠心病合并高血压患者二便变化

结果显示，冠心病合并高血压发病各阶段均明显有小便黄赤症状。0 期以二便正常多见；1 期以二便正常、小便清长、便秘、小便频数、夜间多尿为主；2 期、3 期均可出现夜间多尿、小便清长、小便频数、小便不利、便秘的症状；到 3 期更可出现便溏、小便失禁、尿后余沥、遗尿等症状。

分析： 冠心病合并高血压发病各阶段均明显有小便黄赤症状，《张氏医通》中有"诸病水液混浊。皆属于热"，《素问·六元正纪大论》中亦有"如肝热而溺赤，尿频涩痛……阴虚火旺而溺赤……"。说明肝热、胃热、肾虚火旺皆可导致湿热下注膀胱，气化失常则小便黄赤。肾为先天之本，主藏精而寓元阴元阳，肾气不足，膀胱气化失常则见有小便清长；肾阴亏损则阴虚阳盛、肾之开阖摄纳失职，阴虚则虚火内生，故影响膀胱气化而小便频数。《金匮要略》中亦有"趺阳脉浮而数，浮即为气，数即消谷而大坚，气盛则溲数"，脉浮而数为气盛，气有余便是火，水为火迫，则小便频数。阴津亏虚则便秘。至冠心病合并高血压 3 期，肾气不固日久，膀胱失约，则出现小便失禁，余沥不尽、遗尿等临床表现。长期情志不遂，肝木乘脾，伤及脾胃，失于健运，精微不布，水湿内生，水谷不化直趋下泄，表现为便溏。

11. 冠心病合并高血压患者其他特征表现

结果显示，冠心病合并高血压发病各阶段均可出现五心烦热、神疲、乏力。0 期、1 期可无其他表现；1 期、2 期、3 期以潮热颧红、身重困倦为主；2 期、3 期可出现身重麻木、自汗或盗汗的症状；至 3 期更可出现偏身感觉障碍或短暂性偏瘫等症状。

分析： 肾主五心，肾阴不足，阴不敛阳，虚热内扰则五心烦热，同时可伴有潮热颧红。脾主四肢肌肉，脾胃气虚，气血生化不足，湿浊内生，肢体失养，故身重困倦；脾气不足气血亏虚，中气不足，故神疲，乏力。《医宗必读·汗》云"汗者心之液也"，故心伤则汗出。脾气亏虚，不能顾护肌表，玄府不密，津液外泄，故可见汗出，即自汗。肾阴亏虚，卫气不固，营阴外泄，故可见汗出，即盗汗。《医学正传·汗证》云："盗汗者，寝中而通身如浴，觉来方知，属阴虚，营血之所主也。"冠心病合并高血压若兼头胀而痛，心烦易怒，身重麻木者，应警惕发生中风。正如清代李用粹《证治汇补·卷一·中风》所说："人手指麻木，不时眩晕，乃中风先兆，须预防之。"《金匮要略·中风历节病脉证并治》中有"邪在于络，肌肤不仁。邪在于经，即重不胜"。冠心病合并高血压日久气虚运血无力，气滞血行不畅，出现身重麻木；或因肝郁化火，热灼伤阴耗血，或因暴怒血蕴于上，阻滞脑络经脉，机体失于濡养，可发为偏身感觉障碍或短暂性偏瘫，缠绵难愈。

12. 冠心病合并高血压患者舌象表现

（1）冠心病合并高血压患者各期舌色表现　结果显示，冠心病合并高血压 0 期舌色多为淡红；冠心病合并高血压 1 期舌色多为淡红、红；冠心病合并高血压 2 期舌色多为红、绛、暗；冠心病合并高血压 3 期舌色多为暗、紫、红、绛。

分析：淡红舌主气血调和或病情轻浅，红舌主热证，绛舌主阴虚火旺或瘀血，舌暗、舌紫主血瘀。冠心病合并高血压 1 期病情尚浅，或有热邪。冠心病合并高血压 2 期、3 期则有明显热邪、阴虚火旺、血瘀等病机。冠心病合并高血压 3 期病情日久，血瘀更为严重。

（2）冠心病合并高血压患者舌形表现　结果显示，冠心病合并高血压 0 期、1 期舌形多适中；冠心病合并高血压 1 期、2 期、3 期舌形多为胖大、齿痕、瘦薄；冠心病合并高血压 2 期、3 期舌形见有瘀斑、舌下络脉青紫迂曲、点刺（红点、白点或黑点）；冠心病合并高血压 3 期舌形更见有舌下青筋显露、裂纹。

分析：舌胖大主水湿痰饮，兼有齿痕或舌形瘦薄多属气血两虚、禀赋不足。舌有瘀斑多为血瘀。舌下络脉青紫迂曲，提示气滞血瘀，痰瘀互结，舌下青筋显露则说明气滞血瘀或痰瘀互结程度严重。舌点刺（红点、白点或黑点）为热入营血之表现。病至后期精血亏耗，津液耗伤可导致舌体失养，出现裂纹舌。冠心病合并高血压 1 期肝郁乘脾，脾虚运化不利，气血亏虚，痰湿内生。冠心病合并高血压 2 期兼有痰瘀。3 期病情日久，热入营血，精亏津伤，血瘀更为严重。

（3）冠心病合并高血压患者苔质表现　结果显示，冠心病合并高血压 0 期苔质多为适中、薄；冠心病合并高血压 1 期、2 期、3 期苔质见有滑、厚、燥；冠心病合并高血压 1 期苔质可为适中、薄；冠心病合并高血压 2 期苔质可见有腻、少苔或无苔；冠心病合并高血压 3 期苔质多为少苔或无苔、腻、无根、腐。

分析：湿热内生，湿浊不化，浊气上犯则舌苔厚、腻、滑；热邪炽盛，阴液不足，津不上承，故见有燥苔；肾阴亏虚，阴虚火旺，胃阴枯竭、胃气大伤，见少苔或无苔。病至后期，阳气有余，蒸发胃中浊腐之气上泛于舌面，则出现腐苔；脏腑气血衰败，正气亏虚，故舌苔无根。从苔质看，冠心病合并高血压 0 期病情轻微，冠心病合并高血压 1 期则有明显湿浊、热邪为患，冠心病合并高血压 2 期湿浊更胜，更有阴虚火旺或热邪炽盛。冠心病合并高血压 3 期则表现为湿浊内盛，肾阴亏虚，胃阴枯竭，脏腑气血衰败之征象。

（4）冠心病合并高血压患者苔色表现　结果显示，冠心病合并高血压 0 期苔色多为白、淡黄；冠心病合并高血压 1 期苔色多为淡黄、白、黄；冠心病合并高血压 2 期苔色多为黄、淡黄、灰；冠心病合并高血压 3 期苔色多为黄、黑、灰。

分析：由于热邪熏灼，所以苔现黄色，苔淡黄热邪尚轻浅，深黄热重。灰苔主里证，常见于热证、阴虚火旺或痰饮内停。黑苔多见于痰湿内阻、心火亢盛、热盛伤津重症。从苔色看，冠心病合并高血压 0 期热邪轻微，冠心病合并高血压 1 期则有明显热邪为患，冠心病合并高血压 2 期热邪更胜，更有阴虚火旺或痰饮内停。冠心病合并高血压 3 期则表现为严重的心火亢盛、热极伤阴或痰湿内阻之征象。

（5）冠心病合并高血压患者舌态表现　结果显示，冠心病合并高血压 0 期舌态多为强硬、痿软；冠心病合并高血压 1 期和 2 期舌态多为痿软、颤动；冠心病合并高血压 3 期舌态多为颤动、短缩、歪斜、痿软、强硬。

分析： 冠心病合并高血压各期均出现痿软舌，多因气血虚极，热灼津伤，阴液亏虚，舌络失养所致。阳热内生，扰动心神，舌无所主；肝阳上亢，阴津不足，筋脉失养，或痰浊阻滞舌络均可导致强硬舌。气血两虚，舌络失养或热极伤津而生风，舌体震颤抖动可致颤动舌。痰湿内阻，引动肝风，风邪夹痰，壅阻舌根；热盛伤津，舌脉收引拘挛；气血俱虚，舌体失于濡养温煦可导致短缩舌，无论因虚因实，皆属危重证候。歪斜舌多因风邪中络，或风痰阻络所致。冠心病合并高血压发病各阶段均有热邪、阴虚、气血虚弱表现。冠心病合并高血压 0 期舌体强硬，有热邪，痰浊表现。冠心病合并高血压 1 期和 2 期均有舌体颤动，或为血虚生风，或为热极生风所致。冠心病合并高血压 3 期气血衰败，热盛伤津，风痰阻络则有舌短缩、歪斜等表现。

（6）冠心病合并高血压患者脉象表现　结果显示，冠心病合并高血压各期脉象均见有弦、沉、数、滑、细。冠心病合并高血压 0 期脉象可见有浮脉；冠心病合并高血压 2 期脉象可见有涩、紧脉；冠心病合并高血压 3 期脉象更可见结、涩、代、紧脉。

分析： 冠心病合并高血压各期脉象均有弦、沉、数、滑、细。弦脉是肝胆病的主脉，肝为刚脏，肝失疏泄，气机阻滞，阴阳不和，经脉筋经紧急，脉气因而紧张，正如《素问·玉机真脏论》曰"春脉如弦……其气来实而强，此谓太过……太过则令人善忘，忽忽眩冒而颠疾"，可知冠心病合并高血压的主要脉象为弦实且端直以长。沉脉多与气血有关，起病初期病邪在里，正气相搏于内，气血内困故沉脉多有力；病至后期脏腑虚弱，阳气衰微，气血不足，无力统运营气于表，见有沉脉多无力。本病发病虚实夹杂，因邪热盛，正气不虚，正邪交争剧烈，故脉数而有力；若久病耗伤阴精，阴虚内热，则脉虽数而无力。滑为邪盛有余之脉，邪气阻遏，血与邪搏击而波澜涌起，则激扬气血脉滑，此滑必按之有力；若正气虚衰较重，正虚贼火内炽，或正气不能内固而外泄时，脉亦可滑，此滑当按之无力。如《脉理求真》有云："或以气虚不能统摄阴火，脉见滑利者有之。"疾病日久经脉之气阻滞不行，气血阴阳亏虚，脉络失充，则见有细脉。冠心病合并高血压 0 期见有浮脉，提示病情尚轻浅，病邪在经络肌表部位，邪袭肌腠，卫阳奋起抵抗，脉气鼓动于外。冠心病合并高血压 2 期精伤血少津亏，不能濡养经脉，血行不畅；气滞血瘀，气机不畅，血行受阻，故脉象较前出现涩、紧。冠心病合并高血压 3 期脉象较前更出现结、代脉象，提示久病脏气衰微，气血衰败，痰瘀内结。

总之，冠心病合并高血压症状是由轻到重、由简单到复杂的嬗变过程，是具有一定规律可以被认识和掌握的。有鉴于此，本研究采用流行病学横断面调查方法，对专家调查问卷数据库进行统计分析，由此获取回顾性调查资料和相关性研究线索，分析冠心病合并高血压不同阶段的疾病特点与证候要素之间的关系。

（二）决策树分析结果

1. 冠心病合并高血压 0 期

（1）风邪　结果显示，无风邪的判断正确的比例为 87.43%，无风邪的判断为风邪的比例为 1.26%，有风邪的判断为无的比例为 0.73%，有风邪的判断为风邪的比例为 10.57%。误判率为 1.99%。

（2）气滞　结果显示，无气滞的判断正确的比例为 84.97%，无气滞的判断为气滞的比例为 1.26%，有气滞的判断为无的比例为 0.07%，有气滞的判断为气滞的比例为 13.70%。误判率为 1.33%。

（3）血瘀　结果显示，无血瘀的判断正确的比例为 89.10%，无血瘀的判断为血瘀的比例为 1.33%，有血瘀的判断为无的比例为 0.33%，有血瘀的判断为血瘀的比例为 9.24%。误判率为 1.66%。

（4）情志　结果显示，无情志的判断正确的比例为 77.79%，无情志的判断为情志的比例为 1.20%，有情志的判断为无的比例为 0.00%，有情志的判断为情志的比例为 21.01%。误判率为 1.20%。

（5）热邪　结果显示，无热邪的判断正确的比例为 79.85%，无热邪的判断为热邪的比例为 1.00%，有热邪的判断为无的比例为 1.40%，有热邪的判断为热邪的比例为 17.75%。误判率为 2.40%。

（6）肾阴虚　结果显示，无肾阴虚的判断正确的比例为 81.65%，无肾阴虚的判断为肾阴虚的比例为 1.46%，有肾阴虚的判断为无的比例为 0.66%，有肾阴虚的判断为肾阴虚的比例为 16.22%。误判率为 2.13%。

（7）虚实夹杂（肝阳上亢）　结果显示，无虚实夹杂（肝阳上亢）的判断正确的比例为 94.35%，无虚实夹杂（肝阳上亢）的判断为虚实夹杂（肝阳上亢）的比例为 0.07%，有虚实夹杂（肝阳上亢）的判断为无的比例为 0.00%，有虚实夹杂（肝阳上亢）的判断为虚实夹杂（肝阳上亢）的比例为 5.59%。误判率为 0.07%。

2. 冠心病合并高血压 1 期

（1）风邪　结果显示，无风邪的判断正确的比例为 86.30%，无风邪的判断为风邪的比例为 1.60%，有风邪的判断为无的比例为 0.66%，有风邪的判断为风邪的比例为 11.44%。误判率为 2.26%。

（2）气滞　结果显示，无气滞的判断正确的比例为 69.15%，无气滞的判断为气滞的比例为 0.86%，有气滞的判断为无的比例为 0.00%，有气滞的判断为气滞的比例为 29.99%。误判率为 0.86%。

（3）血瘀　结果显示，无血瘀的判断正确的比例为 72.34%，无血瘀的判断为血瘀的比例为 1.66%，有血瘀的判断为无的比例为 0.00%，有血瘀的判断为血瘀的比例为 26.00%。误判率为 1.66%。

（4）情志　结果显示，无情志的判断正确的比例为 58.31%，无情志的判断为情志的比例为 0.93%，有情志的判断为无的比例为 0.47%，有情志的判断为情志的比例为

40.29%。误判率为 1.40%。

（5）热邪　结果显示，无热邪的判断正确的比例为 51.13%，无热邪的判断为热邪的比例为 2.53%，有热邪的判断为无的比例为 1.99%，有热邪的判断为热邪的比例为 44.35%。误判率为 4.52%。

（6）肾阴虚　结果显示，无肾阴虚的判断正确的比例为 48.14%，无肾阴虚的判断为肾阴虚的比例为 2.39%，有肾阴虚的判断为无的比例为 2.86%，有肾阴虚的判断为肾阴虚的比例为 46.61%。误判率为 5.25%。

（7）虚实夹杂（肝阳上亢）　结果显示，无虚实夹杂的判断正确的比例为 86.50%，无虚实夹杂的判断为虚实夹杂的比例为 0.27%，有虚实夹杂的判断为无的比例为 0.00%，有虚实夹杂的判断为虚实夹杂的比例为 13.23%。误判率为 0.27%。

3. 冠心病合并高血压 2 期

（1）风邪　结果显示，无风邪的判断正确的比例为 83.05%，无风邪的判断为风邪的比例为 1.99%，有风邪的判断为无的比例为 0.86%，有风邪的判断为风邪的比例为 14.10%。误判率为 2.85%。

（2）气滞　结果显示，无气滞的判断正确的比例为 65.82%，无气滞的判断为气滞的比例为 0.47%，有气滞的判断为无的比例为 0.20%，有气滞的判断为气滞的比例为 33.51%。误判率为 0.67%。

（3）血瘀　结果显示，无血瘀的判断正确的比例为 65.29%，无血瘀的判断为血瘀的比例为 2.13%，有血瘀的判断为无的比例为 2.06%，有血瘀的判断为血瘀的比例为 30.52%。误判率为 4.19%。

（4）情志　结果显示，无情志的判断正确的比例为 71.41%，无情志的判断为情志的比例为 1.80%，有情志的判断为无的比例为 1.00%，有情志的判断为情志的比例为 25.80%。误判率为 2.80%。

（5）热邪　结果显示，无热邪的判断正确的比例为 52.26%，无热邪的判断为热邪的比例为 2.53%，有热邪的判断为无的比例为 2.06%，有热邪的判断为热邪的比例为 43.15%。误判率为 4.59%。

（6）肾阴虚　结果显示，无肾阴虚的判断正确的比例为 47.27%，无肾阴虚的判断为肾阴虚的比例为 1.53%，有肾阴虚的判断为无的比例为 1.53%，有肾阴虚的判断为肾阴虚的比例为 49.67%。误判率为 3.06%。

（7）虚实夹杂（肝阳上亢）　结果显示，无虚实夹杂的判断正确的比例为 81.58%，无虚实夹杂的判断为虚实夹杂的比例为 0.00%，有虚实夹杂的判断为无的比例为 0.00%，有虚实夹杂的判断为虚实夹杂的比例为 18.42%。误判率为 0.00%。

4. 冠心病合并高血压 3 期

（1）风邪　结果显示，无风邪的判断正确的比例为 70.15%，无风邪的判断为风邪的比例为 1.06%，有风邪的判断为无的比例为 1.46%，有风邪的判断为风邪的比例为 27.33%。误判率为 2.52%。

（2）气滞　结果显示，无气滞的判断正确的比例为 67.75%，无气滞的判断为气滞的比例为 0.47%，有气滞的判断为无的比例为 0.33%，有气滞的判断为气滞的比例为 31.45%。误判率为 0.80%。

（3）血瘀　结果显示，无血瘀的判断正确的比例为 49.27%，无血瘀的判断为血瘀的比例为 2.39%，有血瘀的判断为无的比例为 1.73%，有血瘀的判断为血瘀的比例为 46.61%。误判率为 4.12%。

（4）情志　结果显示，无情志的判断正确的比例为 65.23%，无情志的判断为情志的比例为 0.93%，有情志的判断为无的比例为 1.66%，有情志的判断为情志的比例为 32.18%。误判率为 2.59%。

（5）热邪　结果显示，无热邪的判断正确的比例为 48.54%，无热邪的判断为热邪的比例为 2.73%，有热邪的判断为无的比例为 2.46%，有热邪的判断为热邪的比例为 46.28%。误判率为 5.19%。

（6）肾阴虚　结果显示，无肾阴虚的判断正确的比例为 50.00%，无肾阴虚的判断为肾阴虚的比例为 1.80%，有肾阴虚的判断为无的比例为 1.80%，有肾阴虚的判断为肾阴虚的比例为 46.41%。误判率为 3.60%。

（7）虚实夹杂　结果显示，无虚实夹杂的判断正确的比例为 83.64%，无虚实夹杂的判断为虚实夹杂的比例为 0.00%，有虚实夹杂的判断为无的比例为 0.00%，有虚实夹杂的判断为虚实夹杂的比例为 16.36%。误判率为 0.00%。

（三）神经网络分析结果

1. 冠心病合并高血压 0 期

结果显示，风邪、气滞、血瘀、情志、热邪、肾阴虚、虚实夹杂（肝阳上亢）证候要素训练集、验证集、评估集的预测错判率均小于 1%，因此预测效果较好，同时也佐证了决策树的判断效果。

2. 冠心病合并高血压 1 期

结果显示，风邪、气滞、血瘀、情志、热邪、肾阴虚、虚实夹杂（肝阳上亢）证候要素训练集、验证集、评估集的预测错判率均小于 1%，因此预测效果较好，同时也佐证了决策树的判断效果。

3. 冠心病合并高血压 2 期

结果显示，风邪、气滞、血瘀、情志、热邪、肾阴虚、虚实夹杂（肝阳上亢）证候要素训练集、验证集、评估集的预测错判率均小于 1%，因此预测效果较好，同时也佐证了决策树的判断效果。

4. 冠心病合并高血压 3 期

结果显示，风邪、气滞、血瘀、情志、热邪、肾阴虚、虚实夹杂（肝阳上亢）证候要素训练集、验证集、评估集的预测错判率均小于 1%，因此预测效果较好，同时也佐证了决策树的判断效果。

综上，对冠心病合并高血压问卷中所有变量运用频数分布进行统计，运用中医理论辨证分析发病不同阶段的主要症状，发病各个阶段均既有实性证素，又有虚性证素，虚实夹杂（肝阳上亢）贯穿发病始终。冠心病合并高血压 0 期虚实夹杂（肝阳上亢）、气滞、情志、风邪为主要证候要素，兼有肾阴虚。冠心病合并高血压 1 期以虚实夹杂（肝阳上亢）、热邪、肾阴虚为主要证候要素，兼有气滞、情志。冠心病合并高血压 2 期以虚实夹杂（肝阳上亢）、热邪为主，兼有情志、肾阴虚、气滞、血瘀。冠心病合并高血压 3 期久病入络，故以血瘀、虚实夹杂（肝阳上亢）、情志为主，兼有热邪、肾阴虚。症状变化符合冠心病合并高血压的病情演变规律，为进一步归纳冠心病合并高血压的证候特征及演变规律奠定基础。

（四）冠心病合并高血压证候要素与证候应证组合研究

证候要素和应证组合是构建辨证方法体系的两个重要环节。证候要素是组成证候的病机单元，是通过对证候进行分解得到存在于证候群体中的共性病理因素。证候要素以生理病理为基础，与病机学说相关联，可以集合测量和观察到的症状体征等信息进行直接表达。应证组合，就是对应临床证候的实际情况进行必要的组合。证候因素应证组合运用的是降维升阶方法。"降维"是把复杂的证候系统分解成较为简单的证候要素，"升阶"是进行应证组合，即通过证候要素之间的组合、证候要素与其他传统辨证方法的组合，建立多维多阶的辨证方法新体系。通过对证候因素辨识，以此为基础进行应证组合，针对临床病证表现实际情况，做出临床证候诊断，可以充分发挥临床医生的主观能动性，对患者进行个体化辨证诊疗。证候要素与证候应证组合研究对于构建临床规范化诊疗研究和辨证方法新体系具有重要的指导意义。

从冠心病合并高血压主要证候要素分布情况可见，其与冠心病合并高血压各证型的证候特征相吻合。肝郁气滞证的主要证素为虚实夹杂（肝阳上亢）、气滞和情志；肝阳上亢证的主要证素为虚实夹杂（肝阳上亢）、气滞和风邪；气火失调证的主要证素为虚实夹杂（肝阳上亢）、热邪、肾阴虚；肝肾阴虚证的主要证素为虚实夹杂（肝阳上亢）、肾阴虚；痰热扰心证的主要证素为虚实夹杂（肝阳上亢）、热邪；络虚阳升证的主要证素为虚实夹杂（肝阳上亢）、热邪、情志和肾阴虚；土虚木亢证的主要证素为虚实夹杂（肝阳上亢）和情志；肝阳化风证的主要证素为血瘀。

冠心病合并高血压主要证候要素风邪、气滞、血瘀、情志、热邪、肾阴虚、虚实夹杂（肝阳上亢）在发病各阶段总体趋势表现，体现疾病由轻至重，由简至繁的变化过程。冠心病合并高血压发病各个阶段实性证素和虚性证素夹杂，虚实夹杂（肝阳上亢）贯穿发病始终。冠心病合并高血压 0 期以虚实夹杂（肝阳上亢）、气滞、情志、风邪为主要证候要素，兼有肾阴虚。冠心病合并高血压 1 期以虚实夹杂（肝阳上亢）、热邪、肾阴虚为主要证候要素，兼有气滞、情志。冠心病合并高血压 2 期以虚实夹杂（肝阳上亢）、热邪为主，兼以情志、肾阴虚、气滞、血瘀。冠心病合并高血压 3 期久病入络，故以血瘀、虚实夹杂（肝阳上亢）、情志为主，兼有热邪、肾阴虚、气滞。

1. 主要证候要素在冠心病合并高血压中的作用

（1）风邪　风邪是由风致病的一种致病因素，分为外风和内风。冠心病合并高血压其主要病位在肝，常因喜怒情志过激或情志抑郁，郁而化火，肝胆火旺；或饮食不节，嗜食肥甘厚腻，以致湿热蕴结，内生火热，化风生燥而成风火相煽之患。热可炼液成痰，灼血成瘀，风则引邪肆虐，流窜脏腑。风火相煽，痰瘀互结，虚实夹杂。

本研究发现，风邪的致病特点与冠心病合并高血压发病关系密切，主要表现为以下几个方面：①风属木，肝为风脏，生理相属。肢体震颤、眩晕，皆属风象，都属于肝病，肝郁太过，可致肝阳上扰，肝风内动，发为眩晕耳鸣之病。②风为阳邪，易袭阳位。"高颠之上，唯风可达"，风邪易侵犯人体的上部，上窜于颠顶而使血压升高，清阳受遏则头痛头晕，风邪兼夹痰瘀横窜络脉、气血失濡则肢体麻木。③风性主动，与脏腑相关。《素问·阴阳应象大论》云"风胜则动"，情志过极、邪气侵袭或烦劳过度，导致肝肾阴虚，阳亢动风；痰瘀实邪阻塞脉道，脉络空虚，经遂失养，血虚生风；或气滞、痰浊、血瘀等阻于血络，痰瘀湿浊郁蒸腐化，凝聚成毒，化热生风。内伤风动可出现眩晕、抽搐、筋脉强直等症状，所以《素问·至真要大论》说"诸暴强直，皆属于风"。由此可见，风邪在冠心病合并高血压中具有重要作用，反映了风邪的致病特点。

从冠心病合并高血压各期"风邪"重要变量情况可以看出，冠心病合并高血压 0 期，病情尚轻浅，风邪侵袭经络肌表部位。随着病情的不断深入，情志过极、邪气侵袭或烦劳过度，导致肝肾阴虚，阳亢动风。冠心病合并高血压 3 期，内伤风动可出现晕眩甚则仆倒、抽搐等症状。同时，通过神经网络训练的预测效果结果可以看出，各阶段训练集、验证集、评估集的预测错判率均小于 1%，说明神经网络对风邪证候要素的预测效果较一致，对模型的评价效果好。

（2）气滞 气滞指脏腑、经络之气阻滞不畅。可因饮食邪气，或七情郁结，或体弱气虚不运所致。在冠心病合并高血压中气滞多与气郁体质、情志失调，继发于其他痰饮瘀血，或饮食不节而影响气机升降相关。

本研究发现，气滞的致病特点与冠心病合并高血压发病关系密切。"气为血之帅，血为气之母，气行则血行，气滞则血瘀"，血之运行，听命于气，一旦有气机阻滞，则血不能正常运行，出现头胀痛、脉弦等。肝气郁结，疏泄不利，逆而犯胃，以致胃气失于和降，纳化失职，纳而不化。《血证论》中有"木之性，主于疏泄，食气入胃，全赖肝木之气以疏泄之，而水谷乃化。设肝之清阳不升，则渗泄中满在所不免"，表现为呃逆或嗳气、溏结不调等症状。湿非人身素有之物，每因气化失司，而停滞于内。气机郁结，气化不利，或肝郁乘脾，脾运不健，水湿不得正化，停聚而生湿，常可见脘腹胀闷、嗜睡等症。"气有余便是火"，气机郁滞，易从火化，进而伤阴，出现气阴耗伤之表现。由此可见，气滞在冠心病合并高血压中具有重要作用，反映了气滞的致病特点。

从冠心病合并高血压各期"气滞"重要变量情况可以看出，冠心病合并高血压各期"气滞"的变量相类似，但是从 0 期到 3 期变量变化情况可以看出，气机阻滞症状不断加重，"气滞"日久，脏腑阴阳失调，影响气血水液运行，化生痰浊、瘀血等病理因素，故出现结脉。同时，通过神经网络训练的预测效果结果可以看出，各阶段训练集、验证集、评估集的预测错判率均小于 1%，说明神经网络对气滞证候要素的预测效果较一致，对模型的评价效果好。

（3）血瘀 血瘀是指血液循行受到了阻碍导致血液循行迟缓或不流畅的一种证素。

瘀血在冠心病合并高血压中的形成主要表现为气滞血瘀、热盛血瘀、痰阻血瘀、肾虚血瘀、久病必瘀五种形式。

本研究发现，血瘀在冠心病合并高血压发病中是不可忽略的因素。血瘀具有两重性，它既是冠心病发展中所形成的病理产物，又可作为新的致病因素。唐容川在《血证论·瘀血》中有"瘀血攻心，心痛，头晕，神气昏迷，不省人事"等论述，明确说明瘀血阻滞心脉可导致心痛、头晕，与冠心病合并高血压的证候演变相吻合。

从冠心病合并高血压各期重要变量表可以看出，"血瘀"症状的变化趋势为不断加重，正所谓"久病必瘀"，至冠心病合并高血压 3 期，病情深重，气血运行迟缓；或肝风内动，气血逆乱，痰火或湿热阻滞脉中之血形成血瘀，出现舌下青筋显露、舌色紫等瘀血重症表现。同时，通过神经网络训练的预测效果结果可以看出，各阶段训练集、验证集、评估集的预测错判率均小于1%，说明神经网络对血瘀证候要素的预测效果较一致，对模型的评价效果好。

（4）情志　情志是人在认识自身、接触他人及自然界事物的过程中，机体对外界刺激所产生的反应。七情在冠心病合并高血压的发生发展中起着重要的作用。

①郁怒伤肝，肝阳上亢。叶天士有云"怒则诸阳皆动"，肝胆火旺，肝火上腾，气机上逆；本病好发于脑力劳动者，此类人群多从事竞争比较激烈的工作，心理压力大，导致情志失调，肝失疏泄，气机内郁，郁久必化火而耗阴，肝肾阴虚，阴不制阳，肝阳上亢，血压陡升，此观点与叶天士"因素思扰动五志之阳，阳化内风""木火体质，复加郁勃，肝阴愈耗，厥阳升腾"的论述相一致。②过喜伤心，心气涣散。"气为血之帅"，气虚则运血无力，血行不畅，瘀滞血脉，发为眩晕。③思则伤脾，脾失健运，水液代谢失司，水湿蓄积，痰浊壅盛，上泛于脑，而致眩晕发生。④悲忧损肺，肺主气，司呼吸，朝百脉，主治节，为水之上源。肺气损伤可致气血运行不畅，瘀血阻滞而发为眩晕；或水液代谢失常，水湿内停，成痰成饮，引起眩晕。⑤恐惊伤肾，肾精亏虚，水不涵木，肝阳亢盛，上扰清窍，发为眩晕、头痛。由此可见，冠心病合并高血压的发生与人体情志失调息息相关。

冠心病合并高血压各期"情志"重要变量相似，但是从 0 期到 3 期变量变化情况可以看出，"情志"症状不断增多，说明"情志"证候要素对冠心病合并高血压的发病有持续性影响，人体长期处在情志失调状态必将导致脏腑功能紊乱，七情过度可导致气血阴阳失调，气机逆乱，以致疾病发生或促进病情的进展，最终导致脏腑虚衰，病情危重，出现脉代。同时，通过神经网络训练的预测效果结果可以看出，各阶段训练集、验证集、评估集的预测错判率均小于1%，说明神经网络对情志证候要素的预测效果较一致，对模型的评价效果好。

（5）热邪　热为阳邪，属炎烈之性，通于心气，入于血脉。刘完素认为眩晕当以风火立论，《河间六书》中有"风火皆阳，阳多兼化，阳主乎动，两阳相搏，则为之旋转"，风与火两阳相搏临床常出现上部症状，如眩晕、耳鸣、口苦、目赤、目胀等。热与心相通应，心主神明，热入营血，扰乱心神，亦可出现心烦、烦躁等症状。

热邪形成及其致病特点与冠心病合并高血压发病关系密切，主要表现为以下几个方面：①五志过激，皆可化火。《东医宝鉴》中有"七情伤人，唯怒为甚"。郁怒伤肝，肝失疏泄，气机郁滞，郁而化火以生内热；或甚肝胆火旺，肝阳暴张，风火相煽，兼夹痰热而气逆冲脑，发为眩晕等。②嗜好烟酒，饮食失节。暴食暴饮，过食肥甘或辛辣之物，脾胃失于健运，必聚湿生热，阻塞脉道，导致脉道不利。③郁而化热。气滞、痰浊、血瘀迁延不愈，日久可郁而化热。《冷庐医话》言："百病皆生于郁……盖郁未有不病火者也，火未有不由郁者也。"气机郁滞，郁而化热，气不布津，痰浊内生，复受火邪煎熬，痰热胶结，扰乱脑神或蒙蔽脑神清窍，导致眩晕、头痛等症。由此可见，热邪在冠心病合并高血压中具有重要作用，且反映了热邪的致病特点。

从冠心病合并高血压各期"热邪"重要变量情况可以看出，"热邪"症状不断增多，说明"热邪"证候要素是冠心病合并高血压发病的重要因素之一。热为阳邪，其性炎上，且可深入营血，扰乱心神，出现心烦、烦躁易怒，病至 3 期热邪深重，热盛伤津，可出现舌苔黑。同时，通过神经网络训练的预测效果结果可以看出，各阶段训练集、验证集、评估集的预测错判率均小于 1%，说明神经网络对热邪证候要素的预测效果较一致，对模型的评价效果好。

（6）肾阴虚　肾主骨生髓，肾阴虚是指由于肾阴亏损，失于滋养，虚热内生所表现的一类证素。肾阴虚的致病特点与冠心病合并高血压的形成密切相关，主要表现为以下几个方面：①阴精不足，脑失所养。肾为先天之本，藏先天之精，《素问·金匮真言论》曰"夫精者，生之本也"，肾中阴精是构成人体的基本物质，可以维持机体生命活动，正如《灵枢·海论》曰"脑为髓海""髓海不足，则脑转耳鸣，胫酸眩冒"，《景岳全书·眩晕》中亦有"无虚不作眩"，患者肾精不足，髓海空虚，清窍失养。肾藏精为先天之本，肾阴不足，形体失养。肾开窍于耳，肾阴虚可见耳鸣如蝉；腰为肾府，肾阴虚不能荣养腰府故有腰痛；还可有形体消瘦、耳轮干枯、脉细等表现。②肾阴亏虚，水不涵木。叶天士有云："水亏不能涵木，厥阴化风鼓动，烦劳阳升，病期发矣。"肾阴素亏，或久病伤肾，阴液亏损，肝失濡润，水不涵木，久之则肝阴内耗，阴虚无以制阳，阳气独亢，虚热内生，浮阳夹肝风上扰清窍，发为眩晕、耳鸣。③肾阴不足，水火不济。《千金要方》记载："夫心者，火也；肾者，水也；水火相济。"肾阴亏虚，真水不足，肾水不能上济心火，心火独亢于上，扰乱心神，可出现五心烦热、心烦等症状。④阴虚日久，变生他病。肾阴虚日久又可导致痰浊、瘀血等病理产物，亦可阴损及阳，形成诸多变证。由此可见，肾阴虚在冠心病合并高血压中具有重要作用，且反映了肾阴虚的致病特点。

从冠心病合并高血压各期"肾阴虚"重要变量情况可以看出，随着病情深入发展，"肾阴虚"重要变量呈增多趋势。久病可导致肾精亏耗，肾阴不充，肾阴液亏虚；热邪耗伤肾阴，痰浊、瘀血日久不愈，妨碍阴液化生，亦可渐致肾阴亏虚；同时，通过神经网络训练的预测效果结果可以看出，各阶段训练集、验证集、评估集的预测错判率均小于 1%，说明神经网络对肾阴虚证候要素的预测效果较一致，对模型的评价效果好。

（7）虚实夹杂（肝阳上亢）　肝阳上亢是指由于肝肾阴亏，肝阳偏旺，肝阳上逆亢扰于上所表现的证候，多表现为上实下虚，上实为肝阳肝火上扰，气血并走于上；下虚为肾阴亏损，致水不涵木而表现为肝阳偏盛，是一种虚实夹杂的证候要素。

肝阳上亢的致病特点与冠心病合并高血压的发病密切相关。《内经》中有"肾虚则头重高摇""髓海不足则脑转耳鸣""诸风掉眩，皆属于肝"的记载。说明肝肾阴虚，阴不制阳，多发为眩晕、耳鸣的症状，叶天士认为这些症状乃是"身中阳气变动"。肝阳之所以能潜藏，全靠肾水以涵之，血液以濡之，则刚劲之质得为柔和之体，遂其条达畅茂之性，故一旦肾虚失荣，血虚失濡，皆可致肝失濡养，肝阳上亢。忧郁、恼怒太过，恼怒所伤，肝失条达，肝气郁结，气郁化火，火热耗伤肝肾之阴，肝阴耗伤，风阳易动上扰头目，发为眩晕。肝阳上亢是冠心病合并高血压病理发展过程中的主要阶段，阴虚阳亢是冠心病合并高血压的病理基础。

从冠心病合并高血压各期"虚实夹杂（肝阳上亢）"重要变量情况可以看出，随着病情深入发展，"虚实夹杂（肝阳上亢）"重要变量呈增多趋势，肝阳上亢的致病特点与冠心病合并高血压的发病密切相关。至冠心病合并高血压 3 期，长期忧郁、恼怒太过，肝气郁结，气郁化火，火热耗伤肝肾之阴，或病情日久可导致肾精亏耗，水不涵木，阳亢于上，以致肝阳上亢的病理改变更为严重。同时，通过神经网络训练的预测效果结果可以看出，各阶段训练集、验证集、评估集的预测错判率均小于1%，说明神经网络对肾阴虚证候要素的预测效果较一致，对模型的评价效果好。

四、冠心病合并中风证候要素研究

扫码看结果

（一）频数分析结果

1. 冠心病合并中风患者体质特点

结果显示，冠心病合并中风患者的最常见体质为血瘀质，其次为痰湿质。另有常见体质按频数排列从高至低依次为阴虚质、气虚质、阳虚质、气郁质、湿热质、平和质、特禀质。

分析： 血瘀体质者体内有血运不畅倾向或血瘀内阻的病理基础，并表现出一系列外在征象的体质状态。血瘀心脉，则见胸痹心痛，血瘀脑脉，则见中风。痰湿体质是由先天遗传或（与）后天过食肥甘引起的体内痰湿停聚、体液黏滞重浊为主要特征的体质状态。西医学认为痰湿体质与高脂血症、糖尿病、高血压病等密切相关，三者均为心脑血管病的主要危险因素，故冠心病合并中风患者中痰湿质较多；反之，痰湿体质者易新发或加重冠心病、中风。

2. 冠心病合并中风患者病势特点

结果显示，冠心病合并中风发病各阶段均有"发病前多有诱因""常有先兆症状"等病势特点。急性期常见"发病突然，急性起病"，恢复期与后遗症期则有"反复性"的病势特点。

分析： 本病常受情绪因素（精神紧张、暴怒、思虑过度、抑郁等）、饮食劳倦因素、气候因素影响而诱发。《医经溯洄集》载："中风者，非外来风邪，乃本气病也。凡人年逾四旬气衰之际，或因忧喜忿怒伤其气者，多有此疾。"《中风斠诠》载"以富贵家肥甘太过，酿痰蕴湿，积热生风，致为暴仆偏枯，猝然而发"，故暴饮暴食、过食油腻均为冠心病合并中风的常见诱因。金代刘完素在《素问病机气宜保命集·中风论》中言：
"中风者，俱有先兆之证。凡人如觉大拇指及次指麻木不仁，或手足不用，或肌肉蠕动者，三年内必有大风之至。"可见，古人早已对中风先兆症状有所认识。临床上，本病患者亦常见头晕、猝然头痛、持续眩晕、视物模糊、颜面麻木、偏身麻木、心烦易怒、神疲乏力等先兆症状。

3. 冠心病合并中风患者神识变化

结果显示，冠心病合并中风急性期常见"突然昏仆，不省人事""情绪激动""神昏"等神识变化；恢复期常见"心烦""情绪激动""精神萎靡"等神识变化；后遗症期常见"健忘""精神萎靡""精神恍惚"等神识变化。

分析：神识变化又称"神志变化"或"精神变化"，是由于正气不足或病邪内扰，严重影响神明的正常活动，导致意识障碍的异常表现。"脑"为元神之府，与人体的精神活动密切相关。"心"为五脏六腑之大主，主宰生命，藏神而主血脉。中医将脑的生理、病理统归于心而分属于五脏，"神明之体藏于脑，神明之用出于心"（《医学衷中参西录》），故脑神协调五脏，与心同主情志意识活动。冠心病合并中风为心脑同病，发病各阶段均常见神识改变。急性期常由各种原因所致清窍不利，神明失用，故见"突然昏仆，不省人事""神昏"。急性期与恢复期多因气机逆乱，血随气逆，导致"情绪激动"。冠心病合并中风多见于年老肾亏或久病气虚之体，邪气易乘虚而入，诱发、加重本病。如隋·巢元方在《诸病源候论·风痹诸候上》有"半身不遂者，脾胃气弱，血气偏虚，为风邪所乘故也"。恢复期与后遗症期，心脾肾功能失调，气的生成不足，故见"精神萎靡""健忘""精神恍惚"。李东垣认为脾胃虚损则心火独盛，恢复期处于急性期重症过后，病情渐稳，后遗症期之前，机体气虚，故见"心烦"。

4. 冠心病合并中风患者语言功能变化

结果显示，冠心病合并中风发病各阶段均常见"构音不清"的语言功能变化。急性期较常见"失语""舌謇不能言"，恢复期与后遗症期更多见"语句不全""字词不清"。

分析："舌者，声音之机也"，其语言表达功能有赖心主血脉与心主神明功能，同时也离不开脑的正常生理功能，故冠心病合并中风各阶段均常见"构音不清"的语言障碍。风火痰浊中于脏腑，则急性期常见"失语""舌謇不能言"，如《中藏经》云"心脾俱中风，则舌强不能言"，《河间六书》"所谓中风口噤，筋脉紧急者，由阳热暴甚至于内"。恢复期与后遗症期以气虚为主，故见"语句不全""字词不清"，如《医林改错》云"舌中原有两管，内通脑气，即气管也，以容气之往来，使舌动转能言。今半身无气，已不能动；舌亦半边无气，亦不能全动，故说话不真"。

5. 冠心病合并中风患者感觉异常

结果显示，冠心病合并中风发病各阶段均常见"偏身麻木"的感觉异常表现。急性期与恢复期较常见"肢体麻木"；恢复期与后遗症期较常见"手足麻木"；急性期另常见"跌倒发作"；后遗症期更常见"步履不正"。

分析：机体的感觉功能有赖于心、脑的正常生理活动。"偏身麻木"由气血亏虚不能荣养机体所致，如《景岳全书》载："非风麻木不仁等证，因其血气不至，所以不知痛痒。盖气虚则麻，血虚则木；麻木不已，则偏枯痿废。"现代医学认为心脑血管病的急性期多为主干血管堵塞或痉挛导致其相应供血部位出现缺血症状，故急性期与恢复期感觉异常范围较广，常见"肢体麻木"；而恢复期与后遗症期主干血管多已得治再通，相应供血部位已得到再灌注，但其程度又不及发病之前，末梢的供血欠缺，故常见"手足麻木"，亦为中医所云"久病入络"之表现。风性善行而数变，有发病迅速变化无常的特点，故急性期较常见"跌倒发作"，如《灵枢·九宫八风》云："其有三虚而偏于邪风，则为击仆偏枯矣"。后遗症期多肝肾亏虚，阴亏于下，风阳上扰，上盛下虚，故见"步履不正"。

6. 冠心病合并中风患者肢体功能异常

结果显示，冠心病合并中风发病各阶段均常见"偏枯不用，瘫软无力"的肢体姿态特点。急性期与恢复期较常见"肢体松懈，瘫软不温，静卧不烦（四肢瘫）"；恢复期与后遗症期较常见"肢体僵硬，拘挛变形"；急性期另常见"项强"；后遗症期更常见"肢体肌肉萎缩"。

分析：《医经溯洄集·中风辨》有"中风者，非外来风邪，乃本气自病也"，认为中风以"正气自虚"为本，气虚不能灌养四旁，故见"偏枯不用，瘫软无力"。急性期气血逆乱，风木不平，木火刑金，"肺热叶焦"，"五脏因肺热叶焦，发为痿躄"，故"肢体松懈，瘫软不温，静卧不烦（四肢瘫）"；《素问·至真要大论》病机十九条曰"诸痉项强，皆属于湿"，痰湿阻络，可见"项强"。恢复期与后遗症期每因气血不足、脉络空虚或肝肾不足、肌肉筋脉失于濡养而出现肢体肌肉萎缩，风火痰瘀互结于肢体筋节，则见肢体僵硬，拘挛变形。

7. 冠心病合并中风患者运动功能障碍特点

结果显示，冠心病合并中风发病各阶段均常见"上肢上举力弱"的运动功能障碍特点。急性期较常见"上肢不能动""下肢不能动"；恢复期较常见"上肢上举不到肩""手指力弱"；后遗症期较常见"手指力弱""足趾力弱"。

分析：张山雷云："凡猝倒昏瞀、痰气上壅之中风，皆由肝火自旺，化风煽动，激其气血，并走于上，直冲犯脑，震扰神经"（《中风斠诠·自序》），认为此"皆脑神经失其功用之病"。故"本虚"不仅使四肢肌肉本身无力，而且使心脑合病致无法支配四肢活动，而出现"上肢上举力弱""上肢上举不到肩"甚或"上肢不能动""下肢不能动"。"初病在经，久病入络"，本病后遗症期因痰瘀痹阻经脉，手指、足趾等肢体末梢失于气血濡养，出现活动力弱。

8. 冠心病合并中风患者头面部表现

结果显示，冠心病合并中风发病各阶段均常见"口角歪斜""口角流涎"。急性期与恢复期较常见"眼睑闭合不全"，后遗症期较常见"面肌松弛"。

分析：仲景云"邪气反缓，正气即急，正气引邪，㖞僻不遂"，即受邪侧筋脉松缓，正常侧筋脉相对拘急，牵引受邪侧，发生"口角歪斜"。《医碥·杂症》云："中脏必归心，舌者心之苗，心经痰滞，筋脉不灵，无以运舌，故舌强难言。心火上蒸，舌下廉泉穴开，故吐涎也。"《小儿药证直诀》云"肺，露睛""眼睑闭合不全"为木火刑金，土不生金而致。阳明主面，后遗症期每因气虚而出现"面肌松弛"为脾虚不能升清，面部肌肉经筋失养所致。

9. 冠心病合并中风患者全身表现

（1）冠心病合并中风患者头部表现 结果显示，冠心病合并中风发病各阶段均常见"头晕"。急性期较常见"突发头痛，剧如刀劈"与"头痛连颈，项背强直"；恢复期与后遗症期较常见"头昏"；急性期更常有"头沉重感"；后遗症期可有"头皮麻木"。

分析：《景岳全书·非风》载"卒倒多由昏愦，本皆内伤积损颓败而然"，正衰积损是本病发病的基本病机基础。年老体弱，或久病亏虚，元气耗伤，脑脉失养；气虚运血无力，血流不畅，气滞血瘀，致脑脉瘀滞不通；阴血亏虚，阴不制阳，内风动越，夹痰瘀上扰清窍等，均可诱发"头晕"，故发病各阶段均常见本症。在其病机演变过程中，无虚则风难兴、火难炽、痰难生、气难滞、血难瘀，增龄致衰与积因致损常相互影响。宋·陈无择著《三因极一病证方论·头痛证治》曰："凡头痛者，乃足太阳受病，上连风府眉角而痛者，皆可药愈。或上穿风府，陷入于泥丸宫而痛者，是为真头痛，不可以药愈，夕发旦死，旦发夕死，贵在根气先绝也。"冠心病合并中风之"头痛"属其所云"真头痛"范畴，疼痛剧烈，故急性期常见"突发头痛，剧如刀劈"。恢复期与后遗症期或因素体阳虚，痰湿内蕴，蒙蔽清窍，出现"头昏"。湿性重浊，"因于湿，首如裹"（《素问·生气通天论》），痰湿袭中，清阳不升，故"头昏"而沉如束布帛，出现"头沉重感"。"卫气不行，则为不仁"（《灵枢·刺节真邪》），气为血之帅，气行则血行，气虚则运血无力，血涩不通，皮肤失于濡养，抑或肝肾亏虚，阴血亏虚则不能荣养皮肤，头皮失养而出现"头皮麻木"。

（2）冠心病合并中风患者呼吸特点 结果显示，冠心病合并中风急性期常见"呼吸急促""呼吸气粗""呼吸微弱或不规则呼吸"等呼吸特点；恢复期与后遗症期常见"气短""咯痰或痰多"；恢复期另常见"痰多而黏"；后遗症期亦多见呼吸"正常"。

分析：冠心病合并中风急性期因心火暴盛，风火相煽，血随气逆；或因肝阳暴亢，气血上冲，上冲犯脑；或因气虚，津血不能上荣，形成痰瘀滞留脉络而发病。无论虚实，均有"气机逆乱"这一病机。气机逆乱，则肺失宣降，肺气上逆，出现"呼吸急促"。若气无所主，复之肾失摄纳，则见"呼吸微弱或不规则呼吸"。素体阳虚，痰湿内蕴，或过食肥甘厚味，痰涎壅盛，痰随气升，气因痰阻，故出现"呼吸气粗"。恢复期与后遗症期则以气虚为病机之本，肺气虚则呼吸功能衰减，少气不足以息，出现"气短"；肺气虚而宣肃失常，津液输布障碍，聚而生痰，或脾气虚则痰湿盛，痰滞在肺，致喘咳咯痰，见"咯痰或痰多"。在恢复期，无论是病后因虚致火之"虚火"，还是机体残余未除之"实火"，均可炼液成痰，痰亦从阳化热，痰热互结而出现"痰多而黏"。

（3）冠心病合并中风患者躯干部症状 结果显示，冠心病合并中风发病各阶段均常见"胸闷""吞咽困难""饮水发呛"等躯干部见证。

分析：胸为阳位，清虚之地，心肺居之，若心肺气机不畅，则出现"胸闷"。冠心病合并中风发病各阶段均常有气滞血瘀，或痰湿停留，或寒热邪气侵犯，致阳遏不通，心气不和，故见"胸闷"。《医林改错》云："饮水即呛，乃会厌有血滞"，吞咽困难亦由气血凝滞而致，用血府逐瘀汤治之。

（4）冠心病合并中风患者二便症状　结果显示，冠心病合并中风发病各阶段均常见"便秘"。急性期与后遗症期较常见"二便自遗"；恢复期与后遗症期较常见"小便自利"；急性期另常见"大小便闭"；恢复期另常见"便干"。

分析：腑实证是中风病之常见证型，亦常见于冠心病合并中风各阶段，《类证治裁·中风》载："中脏者，内滞九窍，故昏沉不语，唇缓痰壅，耳聋鼻塞，目合不开，大小便闭，乃邪滞三阴里分，为闭症"，认为风痰中于脏腑，导致大小便闭。恢复期与后遗症期常见便秘，《医林改错》认为属于气虚不能推动，"既得半身不遂之后……无气力催大恭下行，大恭在大肠，日久不行，自干燥也"。五脏之气衰弱欲绝，阳脱于外，则可见"二便自遗"，如《中风斠诠》云"真阴虚竭于下，致无根之火仓猝飞腾，气涌痰奔，上蒙清窍……二便自遗、气息俱微、殆将不继，是为真元式微、龙雷暴动之脱证"。恢复期与后遗症期如因肾失封藏，气失固摄，则气化无权，出现"小便自利"。

（5）冠心病合并中风患者出汗特点　结果显示，冠心病合并中风发病各阶段均常见"自汗乏力"。急性期较常见"大汗淋漓，如珠如油"与"周身湿冷"。恢复期与后遗症期较常见"盗汗"或出汗"正常"。

分析：气虚是冠心病合并中风的重要证素，贯穿本病始终。气虚则固摄失司，气不摄津，不能温煦濡养筋脉，则导致自汗乏力。急性期多病势急、病情重，常有元气败脱之证，表现有"大汗淋漓，如珠如油""周身湿冷"。《金匮要略·血痹虚劳病脉证并治》载"男子平人，脉虚弱细微者，喜盗汗也"，均指阴虚所致"盗汗"，系平时卫虚不能鼓气于外，瞑时卫行于阴无法固表，腠理开而汗出，醒则行阳之气复散于表，故汗止矣。预后较好者，气血调和，阴平阳秘，汗出自如，则可见出汗"正常"。

10. 冠心病合并中风患者寒热感觉

结果显示，冠心病合并中风发病各阶段均常见"手足心热"与"五心烦热"。急性期较常见"壮热"。恢复期与后遗症期较常见"身热肢冷"。

分析：《素问·阴阳应象大论》曰"壮火食气，气食少火，壮火散气，少火生气"；东垣云"火与元气不两立，一胜则一负"，元气盛则火衰，元气衰则火盛。可见"手足心热""五心烦热"之因，并非阴虚一端，元气（包括气、血、阴、阳）亏虚均可致热，故本病各阶段均常见"手足心热"与"五心烦热"。《素问玄机原病式·六气为病》载"中风瘫痪者……热怫郁"，因而在急性期标实鼎盛之时较常见"壮热"。至恢复期与后遗症期，患者每因虚证而生内热，其热郁于内、阳气不能达于四末与阴气相顺接，或阳郁而拒阴于外，导致"身热肢冷"。

11. 冠心病合并中风患者面色口唇表现

结果显示，冠心病合并中风发病各阶段均常见"晦暗无华""唇紫暗"等面色口唇表现。急性期较常见"满面通红"，恢复期与后遗症期较常见"口唇瘀斑"。

分析：冠心病合并中风发病机制可归于气血运行不畅，心脉、脑络痹塞不通，其中最典型为气虚血瘀。气虚者（甚或气血两虚者）不能荣养面目口唇，出现面色"晦暗无华"，日久血瘀积滞于面目口唇细络，亦可见面色"晦暗无华""唇紫暗"。本病常在气血内虚之病理基础上，因忧思恼怒而急性发作，如"因喜怒思悲恐之五志有所过极而卒中者，由五志过极，皆为热甚故也"（《素问玄机原病式·六气为病》），急性期每因情志过激出现肝火亢盛或心火暴亢，风火相煽，上冲头面阳位，出现"满面通红"。而在恢复期与后遗症期仍以气虚血瘀为病机关键，望诊较常见"口唇瘀斑"。

12. 冠心病合并中风患者舌象、脉象

（1）冠心病合并中风患者舌色　结果显示，冠心病合并中风发病各阶段均常见舌色暗。急性期与恢复期较常见舌红；急性期另常见舌绛；恢复期另常见舌紫；后遗症期较常见舌淡红、舌淡白。

分析：舌色暗即缺乏血色生气，表明气血亏虚，津液匮乏，精神衰败，属病候，在冠心病合并中风各阶段均常见。舌红主热证，提示邪热亢盛、气血沸涌；舌绛亦主热证，且热势较"舌红"更甚，如"舌绛而干燥者，火邪劫营"（叶天士《外感温热篇》），提示热入营血或阴虚火旺或有瘀血。《素问玄机原病式·火类》载："多因喜怒思悲恐之五志有所过极而卒中也，由五志过极，皆为热甚故也。"冠心病合并中风每因情志过激而急性发病，该阶段热邪、毒邪等阳性证素居多，故常见舌红、舌绛。舌紫主热极、寒盛、血瘀，冠心病合并中风恢复期病情趋于平稳，热极或寒盛所致舌紫相对少见，而正气不足，血行不畅，血瘀阻滞所致舌紫较常见。冠心病合并中风乃大病暴疾，急性期邪气愈盛，脏腑气血耗散愈甚，在后遗症期则表现一派虚损之象，舌淡白主阳虚、气血两虚，提示舌肌脉络空虚不充。

（2）冠心病合并中风患者舌形　结果显示，冠心病合并中风发病各阶段均常见舌形"胖大""瘀斑"等特点。急性期与后遗症期较常见"舌下络脉青紫迂曲"，恢复期较常见"齿痕"。

分析：冠心病合并中风急性期以风、火、痰、瘀等标实证候为主，舌形"胖大""瘀斑"为气虚湿瘀之候。急性期常因实邪凝滞，心脉脑络挛急，气血运行迟滞，脉络痹阻不畅；后遗症期则多因久病耗气伤阳，或肝肾阴虚火旺，煎熬血液，形成血瘀，故在急性期与后遗症期较常见"舌下络脉青紫迂曲"。恢复期患者常见吞咽困难，饮水发呛等症，甚者要鼻饲饮食，水谷难入，导致脾胃生化乏源、精微难布，导致气血两虚，故在恢复期较常见"齿痕"。

（3）冠心病合并中风患者苔质　结果显示，冠心病合并中风发病各阶段均常见苔质"腻"。急性期与恢复期较常见苔质"厚"；恢复期与后遗症期较常见苔质"滑"；急性期另常见苔质"燥"；后遗症期更常见"少苔或无苔"。

分析：腻苔提示湿浊内蕴，阳气被遏，主痰饮湿浊之证。《类证治裁·胸痹》云"胸痹胸中阳微不运，久则阴乘阳位而为痹结也"，《丹溪心法》云"中风大率主血虚有痰，治痰为先"，认为痰是本病的重要病机，故冠心病合并中风发病各阶段均常见苔质"腻"。厚苔乃胃气夹湿浊邪气熏蒸所致，提示邪盛入里，或内有痰饮水湿，在急性期与恢复期较常见。滑苔乃阳虚所致津液（水湿）内停，主寒证、痰饮、水肿等。进入恢复期与后遗症期，实证渐去，虚证渐显，而且在急性期多以苦、寒、凉性药品治疗火毒湿热邪气，难免伤及脾阳，或使平素阳虚体质者，在无火热之邪或火热不甚的情况下，由痰饮、瘀血、气滞日久从寒而化，形成寒毒邪气进一步伐阳，故在恢复期与后遗症期较常见苔质"滑"。燥苔提示体内津液已伤，如高热、大汗、吐泻、久不饮水或过服温燥药物等；抑或因阳气为阴邪（痰饮水湿等）所阻，气不化津，津不上承所致，属津失输布之象。《河间六书》载："阳实阴虚，则风热胜于水湿，而为燥也。凡人风病，多因热甚，而风燥者为其兼化，以热为其主也"，故急性期还可常见苔质"燥"。"少苔或无苔"表明正气已虚，胃气不能上潮于舌，往往与气血（或气阴）受损程度相关，在后遗症期较常见。

（4）冠心病合并中风患者苔色　结果显示，冠心病合并中风发病各阶段均常见苔色白、苔色黄，急性期较常见苔色黑；恢复期与后遗症期较常见苔色淡黄。

分析：白苔可为正常苔，在病态下常主表证、寒证，亦可见于里证、热证，具体要结合舌质、苔质综合分析。黄苔主热证、里证，苔色愈黄，邪热愈甚，如淡黄苔为热轻，深黄苔为热重，焦黄苔为热极，常与红绛舌并见。舌苔白黄提示冠心病合并中风寒热错杂的病机。黑苔提示热极或寒盛至极，主里热重证或里寒重证，在本病急性期较常见。至恢复期与后遗症期，火毒湿热之实邪均已得治，虚热（气虚致热、阴虚致热）之热势亦不明显，故在恢复期与后遗症期较常见淡黄苔。

（5）冠心病合并中风患者舌态　结果显示，冠心病合并中风发病各阶段均常见舌态"歪斜"；急性期与恢复期较常见舌态"颤动"，恢复期与后遗症期较常见舌态"痿软"；急性期更常见舌态"强硬"，后遗症期另常见舌态"短缩"。

分析：歪斜舌主肝阳化风，肝风夹痰，痰瘀阻络或阴虚风动之证，见于冠心病合并中风发病各阶段。舌歪斜而淡红提示病势轻，属风痰阻络或痰瘀阻络证；舌歪斜而红干、红绛提示病势危重，属肝阳化风之证。舌颤动亦为动风表现之一，最常见于肝风内动证。舌红绛而颤动不已，为肝阳化风；舌绛紫而颤动，为热极生风，较常见于急性期。舌淡白而颤动，为气血两虚而动风；舌红少苔而颤动，为肝肾阴虚而动风，较常见于恢复期。舌痿软是舌体软弱，无力运动伸缩，主气血俱虚或阴液亏损等虚证。舌痿软而红绛少苔是由内伤久病，阴虚火旺引起；舌痿软、舌质淡瘦无华是因久病气血虚衰所致，故在恢复期与后遗症期较常见舌态"痿软"。舌强硬即舌体板硬强直，运动不灵，常伴语言謇涩。强硬舌主要因热陷心包，热盛伤津，风痰阻络等引起，常见于本病急性期。舌短缩即舌体紧缩，不能伸出，甚至舌不抵齿，常见于本病后遗症期，属气血虚衰，风痰阻络，（阳虚）寒凝筋脉等证。如：舌短缩而质淡嫩为脾肾衰损，气血亏虚之征；舌短缩、体胖大而苔黏腻为风痰阻络之象；舌短缩、色淡暗而湿润为阳气虚损，寒凝筋脉之征。

（6）冠心病合并中风患者脉象　结果显示，冠心病合并中风发病各阶段均常见脉弦，急性期较常见脉数、脉滑；恢复期与后遗症期较常见脉沉、脉细。

分析：弦脉主痛证、痰饮，如《本草纲目·菜部第二十六卷》"胸痹……寸脉沉迟，关脉弦数"。弦脉亦可见于虚劳内伤，胃气衰败者，如《本草纲目·谷部第二十三卷》"中风筋急拘挛语迟脉弦者，加薏苡仁亦扶脾抑肝之义"，若中气不足，肝木乘脾，脉则弦缓。《金匮要略心典》"心伤者，其人劳倦……其脉弦"，此则脉虚弦。

数脉主热证（包括里虚发热），即尤在泾云"数脉弦脉，均有虚候，曰热曰寒，盖浅之乎言脉者耳"。滑脉主痰湿水饮、热盛，《金匮要略心典》"脉滑者湿也"，杨上善云"阳气盛而微热，谓之滑也"。冠心病合并中风急性期阳热火毒亢盛，脉多弦数；痰湿水饮内蓄，脉多弦滑。

沉脉主里证。沉而有力，为里实证，如"中风气厥痰壅，昏不知人，六脉沉伏"（《本草纲目·草部第十七卷上》）；沉而无力，为里虚证，如《伤寒论》第285条"少阴病，脉细沉数，病为在里"。细脉主气血两虚，诸虚劳损又主湿邪为病。冠心病合并中风恢复期与后遗症期热毒实邪多已消散，痰饮湿邪仍有留存，且内伤虚耗较明显，故恢复期与后遗症期较常见脉弦、脉沉、脉细。

（二）决策树分析结果

1. 冠心病合并中风急性期

（1）风邪　结果显示，无风邪的判断正确的比例为51.86%，无风邪的判断为风邪的比例为2.26%，有风邪的判断为无的比例为2.93%，有风邪的判断为风邪的比例为42.95%。误判率为5.19%。

（2）痰饮　结果显示，无痰饮的判断正确的比例为49.07%，无痰饮的判断为痰饮的比例为2.26%，有痰饮的判断为无的比例为2.13%，有痰饮的判断为痰饮的比例为46.54%。误判率为4.39%。

（3）心气虚　结果显示，无心气虚的判断正确的比例为94.15%，无心气虚的判断为心气虚的比例为5.85%，有心气虚的判断为无的比例为0.00%，有心气虚的判断为心气虚的比例为0.00%。误判率为5.85%。

（4）脾气虚　结果显示，无脾气虚的判断正确的比例为97.34%，无脾气虚的判断为脾气虚的比例为0.00%，有脾气虚的判断为无的比例为0.00%，有脾气虚的判断为脾气虚的比例为2.66%。误判率为0.00%。

（5）肝血虚　结果显示，无肝血虚的判断正确的比例为96.08%，无肝血虚的判断为肝血虚的比例为0.00%，有肝血虚的判断为无的比例为0.00%，有肝血虚的判断为肝血虚的比例为3.92%。误判率为0.00%。

（6）肾阴虚　结果显示，无肾阴虚的判断正确的比例为98.74%，无肾阴虚的判断为肾阴虚的比例为0.07%，有肾阴虚的判断为无的比例为0.00%，有肾阴虚的判断为肾阴虚的比例为1.20%。误判率为0.07%。

2. 冠心病合并中风恢复期

（1）风邪　结果显示，无风邪的判断正确的比例为73.07%，无风邪的判断为风邪的比例为1.86%，有风邪的判断为无的比例为1.46%，有风邪的判断为风邪的比例为23.60%。误判率为3.32%。

（2）痰饮　结果显示，无痰饮的判断正确的比例为47.54%，无痰饮的判断为痰饮的比例为1.86%，有痰饮的判断为无的比例为2.33%，有痰饮的判断为痰饮的比例为48.27%。误判率为4.19%。

（3）心气虚　结果显示，无心气虚的判断正确的比例为 86.37%，无心气虚的判断为心气虚的比例为 0.00%，有心气虚的判断为无的比例为 0.00%，有心气虚的判断为心气虚的比例为 13.63%。误判率为 0.00%。

（4）脾气虚　结果显示，无脾气虚的判断正确的比例为 87.23%，无脾气虚的判断为脾气虚的比例为 0.00%，有脾气虚的判断为无的比例为 0.00%，有脾气虚的判断为脾气虚的比例为 12.77%。误判率为 0.00%。

（5）肝血虚　结果显示，无肝血虚的判断正确的比例为 92.49%，无肝血虚的判断为肝血虚的比例为 0.00%，有肝血虚的判断为无的比例为 0.00%，有肝血虚的判断为肝血虚的比例为 7.51%。误判率为 0.00%。

（6）肾阴虚　结果显示，无肾阴虚的判断正确的比例为 96.48%，无肾阴虚的判断为肾阴虚的比例为 0.00%，有肾阴虚的判断为无的比例为 0.00%，有肾阴虚的判断为肾阴虚的比例为 3.52%。误判率为 0.00%。

3. 冠心病合并中风后遗症期

（1）风邪　结果显示，无风邪的判断正确的比例为 78.46%，无风邪的判断为风邪的比例为 1.26%，有风邪的判断为无的比例为 1.00%，有风邪的判断为风邪的比例为 19.28%。误判率为 2.26%。

（2）痰饮　结果显示，无痰饮的判断正确的比例为 55.25%，无痰饮的判断为痰饮的比例为 1.99%，有痰饮的判断为无的比例为 1.40%，有痰饮的判断为痰饮的比例为 41.36%。误判率为 3.39%。

（3）心气虚　结果显示，无心气虚的判断正确的比例为 89.30%，无心气虚的判断为心气虚的比例为 0.00%，有心气虚的判断为无的比例为 0.00%，有心气虚的判断为心气虚的比例为 10.70%。误判率为 0.00%。

（4）脾气虚　结果显示，无脾气虚的判断正确的比例为 88.90%，无脾气虚的判断为脾气虚的比例为 0.00%，有脾气虚的判断为无的比例为 0.00%，有脾气虚的判断为脾气虚的比例为 11.10%。误判率为 0.00%。

（5）肝血虚　结果显示，无肝血虚的判断正确的比例为 92.69%，无肝血虚的判断为肝血虚的比例为 0.00%，有肝血虚的判断为无的比例为 0.00%，有肝血虚的判断为肝血虚的比例为 7.31%。误判率为 0.00%。

（6）肾阴虚　结果显示，无肾阴虚的判断正确的比例为 90.43%，无肾阴虚的判断为肾阴虚的比例为 0.00%，有肾阴虚的判断为无的比例为 0.00%，有肾阴虚的判断为肾阴虚的比例为 9.57%。误判率为 0.00%。

（三）神经网络分析

结果显示，神经网络冠心病合并中风各期风邪、痰饮、心气虚、脾气虚、肝血虚、肾阴虚等证候要素的预测效果较好，其训练集、评估集、验证集的预测错判率均小于 1%，因而佐证了决策树的判断效果良好。

运用频数分析方法对冠心病合并中风问卷中所有变量进行统计处理，并结合中医学理论对冠心病合并中风各阶段的主要症状、舌脉进行辨证分析，发现每个阶段均既有实性证候要素，又有虚性证候要素，"痰饮"与"脾气虚"贯穿病程始终。冠心病合并中风急性期以风邪、热邪、痰饮为主，兼有脾气虚、肾阴虚；恢复期以痰饮、脾气虚、肝血虚为主，兼有心气虚、血瘀、风邪；后遗症期以脾气虚、痰饮为主，兼有肝血虚、肾阴虚、肾阳虚。上述情况符合冠心病合并中风的病情演变规律，为进一步归纳其证候特征、病机演变规律奠定了基础。

（四）冠心病合并中风证候要素与证候应证组合研究

研究结果显示，冠心病合并中风主要证候要素的分布情况与本病各证型的证候特征相符。热毒炽盛，阴竭阳脱证的主要证候要素为风邪、痰饮与肾阴虚；风阳痰火，蒙蔽清窍证的主要证候要素为风邪、痰饮与脾气虚；气虚痰瘀证的主要证候要素为痰饮；气虚络滞证的主要证候要素为脾气虚、痰饮与肝血虚；气虚瘀阻证的主要证候要素为痰饮与肝血虚；肝肾亏虚证的主要证候要素为脾气虚与肾阴虚。

冠心病合并中风急性期以风邪、痰饮为主要证候要素，兼有脾气虚、肾阴虚；恢复期与后遗症期以痰饮、脾气虚为主要证候要素，兼有肝血虚。冠心病合并中风发病各个阶段实性证候要素、虚性证候要素夹杂。其中，痰饮与脾气虚贯穿病程始终。冠心病合并中风急性期以实多（邪盛）为特征，恢复期与后遗症期以虚多实少（本虚标实）为特征，并且愈至后期虚证愈显，体现了本病由实至虚、由急至缓的总体趋势。

1. 主要证候要素在冠心病合并中风中的作用

（1）风邪 主要为内风，即脏腑功能失调所致类似风气的病理变化。《灵枢·刺节真邪》曰："邪气者，虚风之贼伤人也，其中人也深，不能自去……虚邪偏客于身半，其入深，内居荣卫，荣卫稍衰，则真气去，邪气独留，发为偏枯"，较早提出了"外风"致中风的机理。《金匮要略·中风历节病脉证并治》载："浮者血虚，络脉空虚，贼邪不泻，或左或右，邪气反缓，正气即急，正气引邪，喎僻不遂。邪在于络，肌肤不仁；邪在于经，即重不胜；邪入于腑，即不识人；邪入于脏，舌即难言，口吐涎。"认为中风病是外中风寒与里虚相互结合所致，同时也说明本病由浅入深，由轻变重的发展过程。宋以前多主张"内虚邪中"，代表方如小续命汤。直至元末明初，医家王履提出"真中风""类中风"的概念，首将"外风""内风"所致中风进行详辨，认为《内经》《金匮要略》所论中风皆因风邪所犯，属"真中风"。河间主火、东垣主气、丹溪主湿之论，皆以风为虚象，属"类中风"。

本研究结果表明，"风邪"致病特点与冠心病合并中风发病密切相关，主要表现如下：①风善行而数变。风邪侵入人体后，侵犯机体不同部位，导致不同病证，冠心病合并中风不同阶段均有头部、眼目、口舌、四肢、筋脉、偏身等诸多部位出现不同症状，风阳与营热同病可见"思虑烦劳，身心过动，风阳内扰，则营热心悸，惊怖不寐，胁中动跃"，临证亦需详查。②风为百病之长。风邪常引领寒、暑、湿、燥、火等他邪致病，如《临证指南医案》载："盖因风能鼓荡此五气而伤人"；风邪不但具有推动、鼓动诸邪之力，而且还能助长他邪。就冠心病合并中风所常见"内风"而论，多表现为夹诸邪致病的特点。如急性期常见风火毒邪炽盛之"风火相煽"，即《素问玄机原病式·五运主病》所曰："火本不燔，遇风冽乃焰。"

从冠心病合并中风各期"风邪"重要变量情况可以看出，肝肾亏虚、阳亢风动是本病"风邪"的形成机制。急性期病势较急，发病突然，恢复期与后遗症期则为内伤损耗，因虚致风为主。同时通过神经网络预测效果结果可以看出，各阶段训练集、验证集、评估集的预测错判率均小于1%，说明神经网络对风邪证候要素的预测效果较一致，对模型评价效果好。

（2）痰饮　痰饮是水液代谢障碍所形成的病理产物，稠浊者为痰，清稀者为饮。痰饮亦可作为一种证候要素而论。在冠心病合并中风发病过程中，痰饮的形成主要与以下几个方面有关：先天禀赋属痰湿体质者，如《素问玄机原病式》中所谓"言肥人多中风，由气虚，非也。所谓腠理致密而多郁滞，气血难以通利，若阳热又甚而郁结，故卒中也"。外感六淫，或饮食、七情内伤，使肺、脾、肾及三焦气化失常，水液代谢障碍，致水液停滞而成痰饮，如《景岳全书》载："凡非风之多痰者，悉由中虚而然。夫痰即水也，其本在肾，其标在脾，在肾者，以水不归原，水泛为痰也。在脾者，以食饮不化，土不制水也。"

本研究发现，痰饮的致病特点与冠心病合并中风的形成密切相关，主要表现为以下几个方面：①痰饮有流动性，病位广泛。若痰阻于心，心血不畅，见胸闷、心悸；痰迷心窍则神昏、痴呆；痰浊上犯于头，则眩晕、昏冒；痰在经络筋骨则肢体麻木、半身不遂。②痰饮作为有形之阴邪，易扰乱气机、阻遏阳气。如痰饮痹阻胸阳则致胸痹心痛、短气；如痰饮停于中焦脾胃，气机升降紊乱，清阳不升、浊阴不降，则出现"苦冒眩"、目眩、短气等。③痰饮伏邪留恋，病势缠绵难愈。痰饮重浊黏腻，久病留于体内之"伏痰"致病，每每缠绵难愈。如本病恢复期与后遗症期常见病情反复，难以根治。由此可见，痰饮对冠心病合并中风发病有重要作用，且反映了痰饮的致病特点。

从冠心病合并中风各期"痰饮"重要变量情况可以看出，随着病程进展，"痰饮"重要变量呈增多趋势。禀赋素虚，或嗜食肥甘厚味，均易生湿酿痰，形成痰饮。通过神经网络训练的预测效果结果可以看出，各阶段训练集、验证集、评估集的预测错判率均小于1%，说明神经网络对痰饮证候要素的预测效果较一致，对模型的评价效果好。

（3）心气虚　心气虚是由于劳心过度，心气耗损或年老脏器日衰，或久病体虚所致，表现为心悸、气短、体倦乏力、胸闷不舒或疼痛、面色苍白等症状的一种证候要素。本研究发现，心气虚的致病特点与冠心病合并中风的形成密切相关，主要表现为以下几个方面：①心气虚则血脉滞涩。《素问·五脏生成》载"诸血者，皆属于心"，心主血，心气不足则无力推动血液运行，停滞脉内，使血脉滞涩。《灵枢·决气》云"壅遏营气，令无所避，是谓脉"，认为脉是血液运行的通道，脉道通利与否，营气与血液功能健全与否，直接影响血液正常运行，若血脉滞涩，则气血不行，脉道不利，气血壅滞，出现心悸怔忡、胸闷胸痛、头晕乏力等症。②心气虚则心神失养。《灵枢·本神》曰"心藏脉，脉舍神"；《灵枢·营卫生会》亦云"血者，神气也"，心气不足则心神失养，心神不安，可见惊悸不安、健忘、精神委顿、神志不宁，甚则神昏、不省人事。

从冠心病合并中风各期"心气虚"重要变量情况可以看出，随着病程进展，"心气虚"重要变量呈增多趋势。思虑太过、劳心过度，或劳役过度，或禀赋素虚，或久病耗损，均可导致心气不足。通过神经网络训练的预测效果结果可以看出，各阶段训练集、验证集、评估集的预测错判率均小于1%，说明神经网络对心气虚证候要素的预测效果较一致，对模型的评价效果好。

（4）脾气虚　脾气虚是因饮食失调，劳累过度，以及忧思太过，或久病损伤脾气导致腹胀、纳少、便溏、倦怠乏力、少气懒言等症状的一种证候要素。脾气虚的致病特点与冠心病合并中风的形成密切相关，主要表现为以下几个方面：①脾气虚则运化无权，不能运化水谷，气血生化乏源，则气血两虚，东垣立论"元气不足，则邪凑之"，此气虚中风之因。又云"当先于心分而补脾之源"，此气虚胸痹之因。②脾气虚则不能升清，升降失序，是以清空失养发为中风，胸阳失运发为胸痹，是故东垣云："损伤脾胃，其气下溜或下泄而久不能升……而百病皆起。"③脾气虚则统血无权。沈目南在《沈注金匮要略》中云"五脏六腑之血，全赖脾气统摄"，脾气虚则脑腑之血不循常道，溢于脉外，易发中风。④脾虚则湿盛，丹溪云"湿生痰，痰生热，热生风"，因此由虚致实亦为合病之由。

从冠心病合并中风各期"脾气虚"重要变量情况可以看出，随着病程进展，"脾气虚"重要变量呈增多趋势。饮食不节、劳倦过度，均可耗气伤脾；或禀赋素虚，或久病耗伤，均可致脾气虚弱。通过神经网络训练的预测效果结果可以看出，各阶段训练集、验证集、评估集的预测错判率均小于1%，说明神经网络对脾气虚证候要素的预测效果较一致，对模型的评价效果好。

（5）肝血虚　肝血虚是因脾胃虚弱，化源不足，或肾精亏虚，精不生血，或久病耗伤等所致肝血不足的一种证候要素。本研究发现，肝血虚的致病特点与冠心病合并中风的形成密切相关，主要表现为以下几个方面：①目失濡养。《素问·五脏生成》云"肝受血而能视"，视力正常与否与肝血盈亏相关，肝血不充则目暗，视瞻昏渺，或有黑矇。②筋脉失养。"肝主筋所生病""肝主身之筋膜"，肝血虚则筋缓不能自收持，可见手足震颤、抽搐、筋惕肉瞤等中风表现，如《诸病源候论·中风候》云"血气偏虚，为风所乘故也"。③肝阳上亢。肝血亏虚，精血亏耗，水不涵木，木少滋荣，故肝阳偏亢，内风时起，阳气变动，风起络虚。④心血不足。肝为心之母，肝血不足则心血亏虚，营络失和，化生诸证。

从冠心病合并中风各期"肝血虚"重要变量情况可以看出，随着病程进展，"肝血虚"重要变量呈增多趋势。脾胃虚弱，化生气血功能减退；或久病耗伤正气，均可致肝血不足。通过神经网络训练的预测效果结果可以看出，各阶段训练集、验证集、评估集的预测错判率均小于1%，说明神经网络对肝血虚证候要素的预测效果较一致，对模型的评价效果好。

（6）肾阴虚　肾阴虚是由久病耗伤，或禀赋不足，或房劳过度，或过服温燥劫阴之品所致，肾精、肾阴亏损，虚热内生为表现的一种证候要素。本研究发现，肾阴虚的致病特点与冠心病合并中风的形成密切相关，主要表现为以下几个方面：①肾阴亏虚，君相不安。"心藏神，肾藏精，精气神……治之原不相离……精虽藏于肾，而实主于心"（《理虚元鉴》），对于此等虚劳者，用润燥滋血之品，则君火既安，相火自能从令。②肾阴不足，水火不济。肾阴亏虚于下，肾水不能上济于心，心火亢盛，扰乱心神，可见五心烦热的症状。《医方集解》云："肾精不足则志气衰，不能上通于心，故迷惑善忘也"，亦属于肾精亏虚，水火不交之病证。③肾精不足，心脑俱失所养。肾主骨生髓而通于脑，年老、久病致肾精亏损，脑髓失充，神机失控，如《灵枢·天年》曰："髓海不足，脑转耳鸣，胫酸眩冒，目无所见，懈怠安卧。"

从冠心病合并中风各期"肾阴虚"重要变量情况可以看出，随着病程进展，"肾阴虚"重要变量呈增多趋势。久病耗伤正气，可导致肝血亏耗，肾精不充，精血不足，肝肾两亏；热毒之邪耗气劫阴，灼津为痰、炼血为瘀，日久不去，阻碍阴液化生，终致肾阴亏虚。通过神经网络训练的预测效果结果可以看出，各阶段训练集、验证集、评估集的预测错判率均小于1%，说明神经网络对肾阴虚证候要素的预测效果较一致，对模型的评价效果好。

五、冠心病合并糖尿病证候要素研究

扫码看结果

（一）频数分析结果

1. 冠心病合并糖尿病的患者多发体质

该体质分析结果与临床所见契合较好。如阴虚体质最多，与糖尿病发病阴虚燥热的病机关系密切。痰湿体质与糖尿病患者体型偏胖、"肥人多痰湿"的特点相符合，湿热体质患者则与脾瘅患者"中满内热"的病机相关。

2. 心胸部不适特征表现

（1）冠心病合并糖尿病各阶段的胸痛特点　发病各阶段均隐痛明显，冠心病合并糖尿病前期可无明显胸痛，或多见胀痛、胸闷如窒或憋闷疼痛，冠心病合并糖尿病期胸痛特点主要为隐痛、刺痛、胸闷如窒或憋闷疼痛，而慢性并发症期胸痛特点则显示疼痛程度加重——突发剧痛、胸背彻痛，且较前有喜温、喜按之特点。

分析：胸隐痛多属虚证，为脏腑、形体失于充养、温煦所致。胀痛为气滞表现。胸闷如窒或憋闷疼痛提示有痰饮，如"诸阳受气于胸中而转行于背"（《伤寒论注·伤寒明理论》）及《血证论·阴阳水火气血论》所云"若水质一停，则气便阻滞……水结，痰凝不散，心失所养"之论，阳气不振或脾失健运，津液不得输布，凝聚为痰成饮，痰饮阻塞气机，故"闷痛"。刺痛主血瘀。慢性并发症期突发剧痛、胸背彻痛，且较前有喜温、喜按之特点，则应为阳气亏虚，阴寒内盛所致。"胸中本属阳位，诸阳脉咸附于背"（《古今名医临证金鉴·胸痹心痛卷·肾心痛案》），而"寒气客于背俞之脉，则脉泣……其俞注于心，故相引而痛"（《素问·举痛论》），故"胸痹之病……胸背痛"（《金匮要略·胸痹心痛短气病脉证治》），"或彻背膺"（《圣济总录·胸痹门》）。因诸阳受气于胸中而转行于背，阴寒内盛，胸阳不振，心脉痹阻，心痛彻背，背痛彻心，故剧痛明显。据上可知，发病各阶段均有"虚证"，冠心病合并糖尿病前期多因气滞、痰浊为患，冠心病合并糖尿病期则以血瘀、痰浊为主，慢性并发症期出现阳虚特点。

（2）冠心病合并糖尿病各阶段的心悸表现特点 发病各阶段均可见心下空虚、心下痞满、怔忡不眠、怵惕不安、心烦之症状。冠心病合并糖尿病前期可无明显心悸症状，若有心悸则以心下空虚为主；而冠心病合并糖尿病期心悸特点着重表现为心烦、怔忡不眠；慢性并发症期则明显兼有手足不温或四肢逆冷、伴五心烦热之表现。

分析：《伤寒明理论·悸》有云"阳气内弱，心下空虚，正气内动而为悸也"，又说"正气内虚而悸"，心悸的发生"每本于心气之不足"（《圣济总录》），心气亏虚，鼓动无力，则有心下空虚、心下痞满。《景岳全书·杂证谟》论"此证惟阴虚劳损之人乃有之""虚微者动亦微，虚甚者动亦甚"，心阴亏虚，正气不足，心神失养，故而怔忡不眠。若耗伤心阴较甚，心神失养，心神动摇，又虚热内生，上扰心神，二者相合更使心神不宁，则有怵惕不安、心烦。《素问经注节解·厥论》有云"四肢为诸阳之本，阳既衰则阴独盛，故手足不温"；阴液不足，无以制阳，虚热内生，故可见手足心热。

据上可知，发病各阶段均有气虚、阴虚表现，冠心病合并糖尿病前期以气虚为主，冠心病合并糖尿病期则有热扰心神之表现，慢性并发症期除阴虚外，尚有阳虚表现。

3. "三多一少"症状特点

（1）冠心病合并糖尿病患者饮水呈现特点 冠心病合并糖尿病前期以无明显饮水异常或口干表现为主；冠心病合并糖尿病期则出现口干、口渴、渴欲饮水之症状；到慢性并发症期更有渴不欲饮、但欲漱水而不欲咽等表现。

分析《景岳全书·传忠录》谓"其内无邪火，所以不欲汤水，真阴内亏，所以口无津液"。口干多因阴虚津少，或气虚阳弱，津液不承所致。口干、口渴、渴欲饮水均为阴液亏虚之表现。渴不欲饮则为痰饮、瘀血内停，但欲漱水不欲咽也是瘀血内停之象。

（2）冠心病合并糖尿病患者饮食改变

①冠心病合并糖尿病患者进食呈现特点：冠心病合并糖尿病前期一般表现为食量正常或进食量较平日增加；冠心病合并糖尿病期、慢性并发症期则会有明显的消谷善饥表现。

分析：《灵枢·经脉》有"气盛则身以前皆热，其有余于胃，则消谷善饥，溺色黄"。而《灵枢·师传》也有"胃中热则消谷，令人心悬善饥"。胃有伏火，或中土灼热则多食。《医学入门》云"能食不能化者，为脾寒胃热"。脾气不足，胃功能亢进，也可见多食易饥。

②冠心病合并糖尿病患者的口味变化：发病各阶段均明显有口淡乏味症状。冠心病合并糖尿病前期可表现为口味正常，偶有口苦、口甘、口黏腻；冠心病合并糖尿病期、慢性并发症期则有明显口黏腻、口甘、口苦、口有臭秽等症状，而慢性并发症期还明显出现口咸症状。

分析：口淡乏味属脾胃气虚，脾胃受纳腐熟、运化功能减弱所致。《世医得效方》云"虚则口淡"。《医学正传·口病》云"有口淡者，知胃热也"。《景岳全书·杂证谟》认为凡大劳、大泻、大汗、大病之后，皆能令人口淡无味，并非皆为胃火使然。口淡乏味有虚实之别：虚者见于病后胃虚，宜健脾和胃；实者多由胃热所致，以清热为主。口苦属火，马莳《素问注证发微》认为"南方主夏，阳气炎蒸，故生热。热极则生火，火性炎上，其味作苦，故火生苦"。口甜多属脾胃湿热，可见于平素嗜食甘肥厚味的消渴患者。《素问·奇病论》云："夫五味入口，藏于胃，脾为之行其精气，津液在脾，故令人口甘也。此肥美之所发也，此人必数食甘美而多肥也……转为消渴。"又见脾胃气阴两虚而口甜者，多由年老或久病伤及脾胃，导致气阴两伤，虚热内生，脾津受灼，表现为口甜。脾胃湿热常出现口干、口中黏腻，因脾胃湿热熏蒸，湿热为黏腻之邪，滞于中焦肠胃，上溢于口，则口为之黏腻不爽，痰热胶结也见口黏不爽，因痰与热胶结不化，则上溢于口，而口为之黏。痰热互结之人，咳嗽气喘，胸闷，口中浊痰涎沫胶黏不化，而其入口中常有甘黏不爽之感。湿浊极重，则常表现为脾胃不化，湿浊内蕴，故亦常有口中黏腻不爽。口咸提示病及肾脏，《医学正传·口病》有"肾热则口咸"，《奇效良方·口舌门》谓"有因寒而致口咸者"，肾虚当分肾阴虚或肾阳虚之不同。

据上可知，发病各阶段均有脾气虚表现，冠心病合并糖尿病前期可见痰饮之邪。冠心病合并糖尿病期可有明显湿热、痰浊、痰热等病理因素，并有气阴两伤表现。

（3）冠心病合并糖尿病患者小便特点　发病各阶段均可见小便频数。冠心病合并糖尿病前期多无小便异常，冠心病合并糖尿病期会有明显小便频数、饮一溲一、尿有甜味症状，慢性并发症期较前更有小便有泡沫、混浊如脂膏、烂苹果味、余沥不尽等表现。

分析：《金匮要略》云"趺阳脉浮而数，浮即为气，数即消谷而大便坚，气盛则溲数，溲数即坚，坚数相搏，即为消渴"，脉浮而数为气盛，气有余便是火，水为火迫，故小便频数。《类证治裁·三消论治》云"小水不臭反甜者，此脾气下脱症最重"。说明脾胃与该病的发病关系密切。肾为先天之本，主藏精而寓元阴元阳，肾阴亏损则虚火内生，阴虚阳盛、肾之开阖失司固摄失权，则水谷精微直趋下泄为小便而排出体外，故尿多味甜，或混浊如脂膏。余沥不尽也为肾气不固、膀胱失约之表现。

（4）冠心病合并糖尿病患者的体重变化与形体特点　冠心病合并糖尿病前期可无体重变化，冠心病合并糖尿病期、慢性并发症期则表现为体重下降、形体消瘦。

分析：《医学纲目·消瘅门》云"气能管摄津液之精微，守养筋骨血脉"，胃为水谷之海，主腐熟水谷，脾为后天之本，主运化，为胃行其津液，素体阴虚，脾胃受燥热所伤，脾气虚不能转输水谷精微，水谷精微不能濡养肌肉，机体失充，故形体日渐消瘦。

4. 水液代谢失常特点

（1）冠心病合并糖尿病患者出现水肿的常见部位　冠心病合并糖尿病前期一般无全身水肿。冠心病合并糖尿病期若有水肿则多见于颜面、眼睑，为轻度水肿；慢性并发症期出现水肿可见于全身各部位，以腰膝以下部位为主，且水肿程度不一。

分析：脾气受损，运化失健，致水湿停聚不行，泛溢肌肤，而成水肿。肾主水液，肾气不足、肾阳亏虚则可导致津液输布、排泄障碍，水液潴留，泛溢肌肤而成水肿。《灵枢·水胀》说："水始起也，目窠上微肿，如新卧起之状，其颈脉动，时咳，阴股间寒，足胫肿，腹乃大，其水已成矣。以手按其腹，随手而起，如裹水之状，此其候也。"慢性并发症期出现明显水肿症状且以腰膝以下部位为主，提示肾阳亏虚所致。

（2）冠心病合并糖尿病患者水肿的程度和汗出特点　冠心病合并糖尿病前期多无

汗出异常，可有自汗、潮热盗汗表现；冠心病合并糖尿病期则有明显潮热盗汗、自汗症状；慢性并发症期除表现为自汗、潮热盗汗外，或有入夜汗出、汗热质黏、汗冷清稀、冷汗淋漓、伴易感等表现。

分析：脾气亏虚，不能顾护肌表，玄府不密，津液外泄，故可见汗出。《医学正传·汗证》云："盗汗者，寐中而通身如浴，觉来方知，属阴虚，营血之所主也。大抵自汗宜补阳调卫，盗汗宜补阴降火。"冠心病合并糖尿病期潮热盗汗即为此，入夜汗出也为阴亏之症状。慢性并发症期汗出症状多样，病机复杂。肾气亏虚，卫气不固，营阴外泄，故可见汗出。《医宗必读·汗》云"汗者心之液也"，故心伤则汗异；又如《临证指南医案·汗》"阳虚自汗"之论，《吴中医集·汗》"汗……乃乘虚阳外越而溢……其汗必冷"，本病多病久反复，阳气不足或卫阳素虚，皆可致卫气不固，阳不敛津，营阴外泄，阳虚甚者，兼见汗冷清稀、冷汗淋漓，或易感。

发病各阶段均有自汗，但冠心病合并糖尿病前期、冠心病合并糖尿病期因脾气亏虚而起，而慢性并发症期则多由肾阳不足所致。

5. 视听感觉异常特点

发病各阶段均可见目痒、两目干涩症状；冠心病合并糖尿病前期多无视听感觉异常；冠心病合并糖尿病期较前更有视物昏渺、耳鸣如蝉表现；慢性并发症期除上述症状外，还可表现为耳聋、耳鸣如钟、雀盲。

分析：《诸病源候论》认为"其液竭者，则目涩"，常由肝肾阴亏，肝虚血少，肺阴不足，阴虚火旺等所致。《审视瑶函》云："此症谓目日觉干涩不爽利，而视昏花也，因劳瞻竭视，过虑多思，耽酒恣燥之人，不忌房事，致伤神水。"《张氏医通》云："有风邪之痒。有血虚气动之痒。有虚火入络邪气行动之痒。有邪退火息气血得行脉络通畅而痒。"目痒、两目干涩均为阴血亏虚所致。视物昏渺原因有三：一为年老体衰，或禀赋不足，肾精亏虚；二为肾阴亏耗，阴液不足，水不济火，虚火内生；三为饥饱劳损，伤其脾胃，升降失常，清阳不升。耳鸣如蝉、耳聋、雀盲则均由肝肾阴虚，精血不足，清窍失养所致。

6. 皮肤异常变化特点

发病各阶段均明显有皮肤干燥症状。冠心病合并糖尿病前期多无皮肤异常变化，冠心病合并糖尿病期可有皮肤瘙痒、肌肤甲错，而慢性并发症期皮肤苍白或紫暗、皮肤可见瘀斑瘀点、破溃久不收口等症状较前更为明显。

分析：皮肤干燥因阴血不足失于濡养而起。皮肤瘙痒、肌肤甲错则因瘀血内结，或阴液耗伤，津血不能荣润皮肤所致。《金匮要略·血痹虚劳病脉证并治》云："五劳虚极羸瘦，腹满不能饮食，食伤、忧伤、饮伤、房室伤、饥伤、劳伤、经络营卫气伤，内有干血，肌肤甲错，两目黯黑，缓中补虚，大黄䗪虫丸主之。"《温病条辨·下焦篇》云："邪气久羁，肌肤甲错。干血内结者，用大黄䗪虫丸；肠痈脓滞者，用薏苡附子败酱散；温邪久羁伤阴者，用复脉汤等。"破溃久不收口多因气血耗伤，中气下陷，以致气血运行不畅，或气血瘀滞于肌肤，肌肤失养，湿热之邪乘虚而入，肌肤溃烂，经久不愈而形成恶脉。皮肤苍白或紫暗、瘀斑瘀点亦为阳气亏虚、瘀血内停之表现。

7. 肢体感觉变化特点

发病各阶段均有肢体感觉异常，可如麻木、蚁行、触电样表现，且逐渐加重。冠心病合并糖尿病前期肢体感觉多无变化；冠心病合并糖尿病期会有肢端发凉症状；慢性并发症期则明显有四末冷痛、肢端发凉表现。

分析： 发病各阶段均有肢体感觉异常，早期可由阴血不足、经络筋脉失养导致，后因虚致瘀，虚实夹杂，痰瘀阻络。《素问经注节解·厥论》有"四肢为诸阳之本"，冠心病合并糖尿病期肢端发凉因气虚而起，慢性并发症期四末冷痛、肢端发凉则因阳虚而现。

8. 全身症状特点

（1）冠心病合并糖尿病患者的面部口唇等部位变化特点　冠心病合并糖尿病前期多无面部口唇异常变化，可见面发红、面潮红、面淡白等症状；冠心病合并糖尿病期表现有面潮红、唇紫暗、面发红、面萎黄、面无华等症状；慢性并发症期明显出现面黧黑、面发灰或发黑、面部色素沉着或有色斑、面苍白等症状。

分析： 面发红提示有热，面潮红为阴虚内热，面淡白多属气血不足，唇紫暗提示血瘀，面萎黄、面无华多属脾胃气虚、气血不足，面色发灰或发黑主肾虚、寒证、水饮、血瘀，面部色素沉着或有色斑、面黧黑多为瘀血久停，面苍白属阳虚。冠心病合并糖尿病前期多为脾气亏虚、阴虚内热，冠心病合并糖尿病期则为气血两亏，且有血瘀之征兆，而慢性并发症期则为正气亏虚、瘀血内结。

（2）冠心病合并糖尿病喘促特点　冠心病合并糖尿病早期多无喘促症状；冠心病合并糖尿病期若有喘促，多伴有心悸、汗出；慢性并发症期喘促多表现为伴下肢浮肿，或不能平卧，动则尤甚，伴喘憋，伴紫绀。

分析： 喘促伴心悸、汗出，多为宗气不足。喘促伴紫绀乃血脉瘀阻所致。喘促伴下肢浮肿，或不能平卧为肾阳亏虚之征象。

（3）冠心病合并糖尿病患者出现的咳嗽特点　冠心病合并糖尿病前期多以干咳为主；冠心病合并糖尿病期表现为咳声重浊；慢性并发症期则为咳声低微、无力作咳，或夜间咳甚。

分析：《赤水玄珠·干咳嗽》有"干咳嗽者，无痰出而咳咳连声者是也。此本于气涩。涩之微者，咳十数声方有痰出；涩之甚者，虽咳十数声，亦无痰出"。冠心病合并糖尿病前期干咳皆因肺阴亏耗，津液不足，阴虚火旺，虚热内生。咳声重浊多为痰湿蕴肺表现。"脾为生痰之源，肺为贮痰之器"（明·李中梓《医宗必读·痰饮》），脾气不足，运化无力，水湿内停，聚而成痰，上犯于肺，导致痰湿蕴肺，咳声重浊。咳嗽夜甚昼轻者，多为肺肾阴亏。若无力作咳，咳声低微者，多属气虚。

（4）冠心病合并糖尿病患者出现的咳痰特点　冠心病合并糖尿病前期多无咳痰，或有痰白清稀；冠心病合并糖尿病期、慢性并发症期多表现为痰黄黏稠、痰清稀而多泡沫、痰少黏稠难咳。

分析： 痰白清稀属虚寒之象，脾阳虚衰，水液运化失司，湿聚成痰，上干于肺，素有"脾为生痰之源，肺为贮痰之器"之说。冠心病合并糖尿病前期病邪轻浅，可见痰白清稀；冠心病合并糖尿病期和慢性并发症期痰饮伏肺，故有痰清稀而多泡沫。痰黄黏稠为热痰，痰少黏稠难咳为燥痰，提示阴液已亏。

（5）冠心病合并糖尿病患者的睡眠改变特点及常伴症状　发病各阶段均可见入睡困难、睡后易醒、少寐多梦等睡眠改变，易伴有多梦、健忘、头晕、乏力、心悸，且均随病情进展症状表现加重，慢性并发症期明显出现彻夜不眠、嗜睡之症状，伴夜卧不安表现。

分析：《灵枢·邪客》云"心者，五脏六腑之大主也，精神之所舍也"，心伤则"神魂无主，所以不眠"（《景岳全书·不寐》）。"血液耗亡，神魂无主，所以不眠""血虚则无以养心，心虚则神不守舍"（《景岳全书·不寐》），脾气亏虚，运化失职，气血化生乏源，致气血虚弱，心脾两虚，无以养心，故可见入睡困难、睡后易醒、少寐多梦等；脾气不足，无力运化水谷，精血难以濡养周身，故各阶段均伴有健忘、头晕、乏力等。慢性并发症期邪盛正虚，心阴耗伤，阴阳失交，心失所养，心神不安，诸症较重，故出现入睡困难、彻夜不眠明显、伴夜卧不安之症。

（6）冠心病合并糖尿病患者出现的腹部不适特点　发病各阶段均可出现脘腹胀闷。冠心病合并糖尿病期易伴有呃逆或嗳气、纳呆、胁胀、乏力；慢性并发症期则伴头晕、失眠、泛恶等症状。

分析：脾胃为气机升降之枢纽，升降失常，气机不畅，发为脘腹胀闷。冠心病合并糖尿病期呃逆或嗳气为气机失调所致，《伤寒指掌》云"嗳气者，因气抑遏不宣，上逆作声而嗳气，每有饱食之后而作者，可知其因于胃气郁滞也"。肝郁脾虚，可致纳呆、乏力。慢性并发症期虚实夹杂，正气亏损，阴浊内生，痰浊、湿邪、瘀血相兼为患，清阳不展，故有头晕、失眠、泛恶。

（7）冠心病合并糖尿病患者出现手足心热特点　发病各阶段均会有手足心热伴心烦、失眠之表现。冠心病合并糖尿病期手足心热多伴有心悸、乏力、急躁易怒、口苦、口渴等；慢性并发症期则可伴有夜卧不安、胁痛等症状。

分析：发病各阶段均见手足心热，其病机有二：一为脾气虚无以化生气血以养心阴，以致心阴亏虚，虚热内炙，故可见手足心热；二为素体阴亏，或阴液耗伤，阴液不足，无以制阳，虚热内生，故可见手足心热。心阴不足，无以养心，心神不宁，或阴虚内热，虚火上扰心神，故可见心烦、失眠。冠心病合并糖尿病期气阴两亏，气虚故而乏力，阴血不足、心神失养而心悸，阴液不足故有口渴，阴虚不能敛阳，阳气上亢故有急躁易怒、口苦。慢性并发症期阴阳俱损，痰饮、瘀血内生，故有夜卧不安、胁痛。

（8）冠心病合并糖尿病患者出现腰膝酸软特点　发病各阶段如有腰膝酸软，均可伴有腰痛。冠心病合并糖尿病期可伴有月经不调；慢性并发症期可伴有性欲低下、阳痿、早泄、遗精等。

分析："腰者，肾之府"（《素问·脉要精微论》），"肾者……精之处也"（《素问·六节藏象论》），气虚日久则精亦亏损，腰府失养，故各个阶段均有腰膝酸软、腰痛；慢性并发症期为久病损及肾阴肾阳，可见性欲低下、阳痿、早泄、遗精等。

（9）冠心病合并糖尿病患者大便情况　冠心病合并糖尿病前期大便多正常，偶有大便黏滞；冠心病合并糖尿病期、慢性并发症期多表现为大便秘结，或大便黏滞、大便先硬后溏、溏结不调。

分析：《金匮要略》云"趺阳脉浮而数，浮即为气，数即消谷而大坚"，冠心病合并糖尿病前期偶有大便黏滞，为脾虚湿盛所致。冠心病合并糖尿病期、慢性并发症期阴液愈亏，不能下润大肠，故有大便秘结。

9. 舌象、脉象特点

（1）**舌色特点**　冠心病合并糖尿病前期舌色多为淡红、淡白、红；冠心病合并糖尿病期舌色多为红、绛、暗、淡白、淡红；慢性并发症期舌色多为暗、紫、红、绛。

分析：淡红舌主气血调和或病情轻浅，淡白舌主气血两虚，红舌主热证，绛舌主阴虚火旺或瘀血，舌紫主血瘀或寒盛，舌暗主阳虚、阴寒、血瘀。冠心病合并糖尿病前期病情尚浅，或有气血两虚。冠心病合并糖尿病期则有明显热邪、血瘀等病机。慢性并发症期则以阳虚、血瘀、阴寒为患。

（2）**舌形特点**　冠心病合并糖尿病前期舌形多为适中、胖大、齿痕、瘦薄；冠心病合并糖尿病期舌形多为胖大、瘦薄、齿痕、瘀斑、点刺；慢性并发症期舌形多为瘀斑、裂纹、镜面舌、瘦薄、齿痕。

分析：胖大舌主水湿痰饮，兼有齿痕多属气血两虚；瘦薄舌主气血两虚、阴虚火旺；瘀斑舌多为血瘀；裂纹、点刺舌主热证；镜面舌主阴液大亏。冠心病合并糖尿病前期脾虚运化不利，气血亏虚，痰湿内生。冠心病合并糖尿病期气郁化火，阴虚内热，兼有痰瘀。慢性并发症期病机更为复杂，虚实夹杂，正气亏损为本，血瘀、热邪、痰饮为标。

（3）**舌下脉络特点**　冠心病合并糖尿病前期舌下脉络主要表现为色红；冠心病合并糖尿病期舌下脉络多表现为色红绛、主干微粗或迂曲，周围出现细小络脉或分支、色紫绛；慢性并发症期则表现为色青紫、迂曲如条索、团块，布满舌底、脉形粗张或迂曲如卧蚕。

分析：仝小林依据舌腹面络脉或细脉的变化来判别人体气血之瘀畅，总结舌下络脉诊法在糖尿病四个阶段"郁、热、虚、损"不同表现。郁阶段为色红，出现细小络脉或分支，主干微粗或迂曲，属滞。热阶段色青紫、色紫绛，色红绛，脉形粗张或迂曲如卧蚕，络脉病变属瘀。虚损阶段有迂曲如条索、团块，布满舌底等表现。据此分析，冠心病合并糖尿病前期为郁，有气滞；冠心病合并糖尿病期为热、为虚，有血瘀；慢性并发症期为虚、为损。

（4）**苔质特点**　冠心病合并糖尿病前期舌苔主要表现有适中、薄、燥、滑、少苔或无苔；冠心病合并糖尿病期多表现为燥、腻、厚、少苔或无苔、滑、薄；慢性并发症期则以少苔或无苔、腻、燥、厚、无根为主。

分析：从苔质分析，冠心病合并糖尿病前期有阴液不足、痰饮及阴虚内热等表现。冠心病合并糖尿病期有热邪、痰湿及气阴两虚表现。慢性并发症期则明显表现出气血衰败，正气亏虚，阴邪内生。

（5）**苔色特点**　冠心病合并糖尿病前期苔色以白、淡黄为主；冠心病合并糖尿病期苔色以黄、淡黄为主；慢性并发症期苔色以灰、黄、黑为主。

分析：从苔色看，冠心病合并糖尿病早期热邪轻微，冠心病合并糖尿病期则有明显热邪为患，慢性并发症期则表现为热极伤阴或阳虚寒湿之征象。

（6）**舌态特点**　发病各阶段均有舌态痿软；冠心病合并糖尿病期还可见舌体颤动；

慢性并发症期则有短缩、颤动、歪斜等表现。

分析：痿软舌主阴液亏虚或气血俱虚，发病各阶段均有阴虚、气虚表现。冠心病合并糖尿病期有舌体颤动，或为气血两虚，或为阴液亏虚所致。慢性并发症期气血衰败，痰瘀入络则有舌短缩、歪斜等表现。

（7）脉象特点　冠心病合并糖尿病前期脉象主要有细、数、沉、弦；冠心病合并糖尿病期脉象多为滑、弱、疾、紧、涩；慢性并发症期脉象以细、沉、涩、弦、弱、结、代为主。

分析：冠心病合并糖尿病前期脉象细、数、沉、弦，提示病机为气血两虚，或有阴虚内热，或有气机郁滞，或有痰浊。冠心病合并糖尿病期脉象滑、弱、疾、紧、涩，提示痰湿、血瘀、热邪为患，且有正气亏虚。慢性并发症期脉象较前出现结、代脉象，提示久病气血衰败，痰瘀内结。

（二）决策树分析结果

1. 冠心病合并糖尿病前期

（1）气滞　结果显示，无气滞的判断正确的比例为99.32%，无气滞的判断为气滞的比例为0.27%，有气滞的判断为无的比例为0.68%，有气滞的判断为气滞的比例为1.53%。误判率为0.95%。

（2）血瘀　结果显示，无血瘀的判断正确的比例为93.55%，无血瘀的判断为血瘀的比例为0.27%，有血瘀的判断为无的比例为3.19%，有血瘀的判断为血瘀的比例为3.13%。误判率为3.46%。

（3）痰饮　结果显示，无痰饮的判断正确的比例为77.73%，无痰饮的判断为痰饮的比例为4.12%，有痰饮的判断为无的比例为10.57%，有痰饮的判断为痰饮的比例为7.58%。误判率为14.69%。

（4）热邪　结果显示，无热邪的判断正确的比例为72.34%，无热邪的判断为热邪的比例为4.26%，有热邪的判断为无的比例为6.05%，有热邪的判断为热邪的比例为17.35%。误判率为10.31%。

（5）脾气虚　结果显示，无脾气虚的判断正确的比例为89.49%，无脾气虚的判断为脾气虚的比例为0.13%，有脾气虚的判断为无的比例为0.80%，有脾气虚的判断为脾气虚的比例为9.57%。误判率为0.93%。

（6）肾阴虚　结果显示，无肾阴虚的判断正确的比例为77.39%，无肾阴虚的判断为肾阴虚的比例为1.93%，有肾阴虚的判断为无的比例为1.73%，有肾阴虚的判断为肾阴虚的比例为18.95%。误判率为3.66%。

2. 冠心病合并糖尿病期

（1）气滞　结果显示，无气滞的判断正确的比例为91.95%，无气滞的判断为气滞的比例为1.00%，有气滞的判断为无的比例为2.73%，有气滞的判断为气滞的比例为4.32%。误判率为3.73%。

（2）血瘀　结果显示，无血瘀的判断正确的比例为85.77%，无血瘀的判断为血瘀的比例为2.59%，有血瘀的判断为无的比例为3.39%，有血瘀的判断为血瘀的比例为8.24%。误判率为6.98%。

（3）痰饮　结果显示，无痰饮的判断正确的比例为75.73%，无痰饮的判断为痰饮的比例为3.06%，有痰饮的判断为无的比例为6.58%，有痰饮的判断为痰饮的比例为14.63%。误判率为9.64%。

（4）热邪　结果显示，无热邪的判断正确的比例为72.41%，无热邪的判断为热邪的比例为3.52%，有热邪的判断为无的比例为7.71%，有热邪的判断为热邪的比例为24.07%。误判率为11.23%。

（5）脾气虚　结果显示，无脾气虚的判断正确的比例为90.29%，无脾气虚的判断为脾气虚的比例为0.07%，有脾气虚的判断为无的比例为0.00%，有脾气虚的判断为脾气虚的比例为9.64%。误判率为0.07%。

（6）肾阴虚　结果显示，无肾阴虚的判断正确的比例为69.08%，无肾阴虚的判断为肾阴虚的比例为4.26%，有肾阴虚的判断为无的比例为1.99%，有肾阴虚的判断为肾阴虚的比例为24.67%。误判率为6.25%。

3. 冠心病合并糖尿病慢性并发症期

（1）气滞　结果显示，无气滞的判断正确的比例为89.83%，无气滞的判断为气滞的比例为0.80%，有气滞的判断为无的比例为2.86%，有气滞的判断为气滞的比例为6.52%。误判率为3.66%。

（2）血瘀　结果显示，无血瘀的判断正确的比例为37.70%，无血瘀的判断为血瘀的比例为3.72%，有血瘀的判断为无的比例为7.51%，有血瘀的判断为血瘀的比例为51.06%。误判率为11.23%。

（3）痰饮　结果显示，无痰饮的判断正确的比例为50.27%，无痰饮的判断为痰饮的比例为6.05%，有痰饮的判断为无的比例为8.31%，有痰饮的判断为痰饮的比例为35.37%。误判率为14.36%。

（4）热邪　结果显示，无热邪的判断正确的比例为28.26%，无热邪的判断为热邪的比例为10.44%，有热邪的判断为无的比例为8.05%，有热邪的判断为热邪的比例为53.26%。误判率为18.49%。

（5）脾气虚　结果显示，无脾气虚的判断正确的比例为75.60%，无脾气虚的判断为脾气虚的比例为0.13%，有脾气虚的判断为无的比例为0.00%，有脾气虚的判断为脾气虚的比例为24.27%。误判率为0.13%。

（6）肾阴虚　结果显示，无肾阴虚的判断正确的比例为63.70%，无肾阴虚的判断为肾阴虚的比例为3.66%，有肾阴虚的判断为无的比例为5.39%，有肾阴虚的判断为肾阴虚的比例为27.26%。误判率为9.05%。

（三）神经网络分析结果

1. 冠心病合并糖尿病前期

结果显示，除痰饮、脾气虚、肾阴虚的训练集预测效果较差，神经网络对气滞、血瘀、痰饮、脾气虚等证候要素的验证集、评估集预测效果比较好，绝大多数的预测正确率达到了 75% 以上，从而验证了决策树效果良好。神经网络对热邪的预测结果欠佳。

2. 冠心病合并糖尿病期

结果显示，神经网络对气滞、血瘀、痰饮、热邪、脾气虚、肾阴虚等证候要素的预测效果比较好，无论是训练集还是验证集、评估集，预测的正确率均达到了 80% 以上，从而验证了决策树效果良好。

3. 慢性并发症期

结果显示，神经网络对气滞、血瘀、痰饮、热邪、脾气虚、肾阴虚等证候要素的预测效果比较好，无论是训练集还是验证集、评估集，预测的正确率均达到了 85% 以上，从而验证了决策树效果良好。

（四）冠心病合并糖尿病证候要素和证候应证组合研究

研究结果显示，冠心病合并糖尿病主要证候要素气滞、血瘀、痰饮、热邪、脾气虚、肾阴虚在发病各阶段总体趋势表现为发病前期到发病期升高、慢性并发症期下降，体现疾病由轻至重、由盛而衰的变化过程，主要实性证素为血瘀、痰饮，主要虚性证素为脾气虚、肾阴虚，发病前期以气滞为主，发病期以痰饮、肾阴虚、热邪为主，慢性并发症期以血瘀为主。

1. 主要证候要素在冠心病合并糖尿病中的作用

（1）气滞　气滞指脏腑、经络之气阻滞不畅。可因饮食邪气，或七情郁结，或体弱气虚不运所致。在冠心病合并糖尿病中气滞多与三方面相关：①气郁体质。原本肝旺，或体质素弱，复加情志刺激，而致气滞。②情志失调。七情过极，情志失调，如恼怒伤肝，肝失条达，气失疏泄，而致肝气郁滞，《诸病源候论·气病诸候·结气候》指出："结气病者，忧思所生也。心有所存，神有所止，气留而不行，故结于内"。③继发于其他病理因素，如痰浊、血瘀等形成后可阻碍气机，或因饮食不节而影响气机升降。

"气滞"致病特点有四：①气郁及血。"气为血之帅，血为气之母，气行则血行，气滞则血瘀"，血之运行，听命于气，一旦有气机阻滞，则血不能正常的运行，出现胸胀痛、胁痛、脉弦等。②气不化湿。湿非人身素有之物，每因气化失司，而停滞于内。气机郁结，气化不利，或肝郁乘脾，脾运不健，水湿不得正化，停聚而生湿。常可见脘腹胀闷、嗜睡等症。③气郁化热。"气有余便是火"，气机郁滞，易从火化，进而伤阴，出现气阴耗伤之表现。④纳化失常。肝气郁结，疏泄不利，逆而犯胃，以致胃气失于和降，纳化失职，纳而不化。《血证论》说："木之性，主于疏泄，食气入胃，全赖肝木之气以疏泄之，而水谷乃化。设肝之清阳不升，则不能疏泄水谷，渗泄中满之症在所不免。"表现为呃逆或嗳气、溏结不调等症状。

结果显示，冠心病合并糖尿病前期、冠心病合并糖尿病期"气滞"症状类似，但前期到糖尿病期变量变化，有病变从中焦累及中上焦之趋势。而慢性并发症期出现"气滞"影响血液运行之脉涩表现。同时，通过神经网络训练的预测效果结果可以看出，各阶段训练集、验证集、评估集的正确率在 80% 以上，说明神经网络对气滞证候要素的预测效果较一致，对模型的评价效果好。

（2）痰饮　痰饮指体内水液不得输化，停留或渗注于体内某一部位而发生的一类证素，是津液代谢障碍所形成的病理产物，所谓"积水成饮，饮凝成痰"。在冠心病合并糖尿病中，痰饮的产生多由情志失调、饮食劳欲所伤引起脾、肾二脏气化功能失常或痰湿体质所致。脾主运化，若脾胃受伤，运化无权，水湿内停，则可凝聚成痰饮；肾司开阖，若肾阳不足，开阖不利，水湿上泛，亦可聚而为痰饮。诚如叶天士《临证指南医案》云："夫痰乃饮食所化，有因外感六气之邪，则脾肺胃升降之机失度，致饮食输化不清而生者，有因多食甘腻肥腥茶酒而生者，有因本质脾胃阳虚，湿浊凝滞而生者。有因郁则气火不舒，而蒸变者，又有肾虚水泛为痰者。"

"痰饮"致病特点有四：①阻气碍血：痰饮为有形之阴邪，故痰饮形成以后，具有湿浊黏滞特性，可阻滞气机，影响经脉气血运行。常可见胸闷如窒或憋闷疼痛等症。②津液不输：水液代谢失常形成痰饮后，阻遏水道，困遏脾气，故可见渴不欲饮、舌胖大、舌齿痕、水肿等。③清阳不展：痰饮为阴浊之物，易伤阳气。痰饮中阻，清阳不升；心神性清净，痰饮蒙蔽清窍，扰乱心神，可致头晕、心悸等症。④致病广泛，变幻多端：痰留于体内，随气升降，无处不到，或阻于肺，或停于胃，或蒙心窍，或郁于肝，或动于肾，或流窜经络，引致诸多病症的发生，症状表现各不相同，甚而加重寒、痰、气、瘀、虚等，形成诸多变证。

结果显示，冠心病合并糖尿病前期"痰饮"训练集预测效果较差，未能建立有效证素决策树；冠心病合并糖尿病期则明显表现出舌苔腻、脉象滑等痰湿内盛症状，且脉象为实，邪气盛而正气足。慢性并发症期出现"痰饮"伤及阳气，阳气亏虚表现——头晕、泛恶、胸腹腔水肿。通过神经网络训练的预测效果结果可以看出，冠心病合并糖尿病期、慢性并发症期的训练集、验证集、评估集的正确率在90%以上，说明此二期神经网络对痰饮证候要素的预测效果较一致，对模型的评价效果好。

（3）血瘀　血瘀是指血液循行受到了阻碍导致血液循行迟缓或不流畅的一种证素。瘀之义同"淤"，有"滞塞，不流通"之义。《辞海》谓："瘀，积血。即瘀血。指体内血液滞于一定处所。"在冠心病合并糖尿病中瘀血的形成主要有以下四个因素：一是因气滞、痰浊阻滞，使血行不畅而凝滞。二是气虚、阳虚无力鼓动，气为血帅，气虚或阳虚均不能推动血液正常运行；三是热入血分，煎灼津液，血液黏稠或血热搏结等可致血瘀；四是离经之血导致血瘀，痰浊阻滞损伤血络，气虚或阳虚失于固摄，热邪灼伤血络，致使血不循经而成离经之血，《血证论》说："世谓血块为瘀，清血非瘀；黑色为瘀，鲜血非瘀；此论不确。盖血初离经，清血也，鲜血也，然既是离经之血，虽清血鲜血，亦是瘀血。"

"血瘀"的致病特点有四：①妨碍气机："气为血帅，血为气母"，血瘀于内，必然影响气机的调畅，导致血瘀气滞进而形成气滞血瘀的恶性循环，出现胸部刺痛等症。②有形有色：一是有形，舌下脉络主干微粗或迂曲，周围出现细小络脉或分支，或舌下脉络两侧分支浮现，团积成片；二是有色，皮肤可见瘀斑瘀点、唇瘀斑、舌色暗、舌色紫、伴紫绀等症状。③新血不生：正所谓"瘀血不去，新血不生"，血瘀脉络，新血无道以生，不能荣养，常出现肢体感觉麻木、肌肤甲错等症状。④易生他变：血瘀日久，可生痰、化热、伤阴、伤阳，形成诸多变证。

结果显示，冠心病合并糖尿病各期均有"血瘀"表现，望诊舌色、舌下脉络对判断是否"血瘀"十分重要。同时，通过神经网络训练的预测效果结果可以看出，各阶段训练集、验证集、评估集的正确率在 95% 以上，说明神经网络对血瘀证候要素的预测效果较一致，且血瘀为冠心病合并糖尿病整个发病过程的重要证候要素。

（4）热邪 冠心病合并糖尿病中，热邪形成主要与以下因素相关：①情志失调：五志过激，皆可化火。②饮食失节：过食肥甘或辛辣之物，滋生内热。③阴虚生内热：阴虚无以制阳，阳气独亢，虚热内生。④郁而化热：气滞、痰浊、血瘀久延不愈，可郁而化热。《杂病源流犀烛》云："不发热，常觉自蒸不能解，目蒙口渴，舌燥便赤，脉沉而数，或昏瞀，或肌热，扪之烙手，皆是热郁。"

"热邪"致病特点有三：①伤津耗气：热邪易伤阴液，既可以迫津液外泄，又可以直接煎灼津液，出现口渴喜饮，口干、口渴等伤津的症状；"壮火食气"，气随津耗，还可出现乏力、少气等气虚症状。②其性为阳邪，燔灼趋上：热为阳邪，中焦热盛，腐熟太过，出现消谷善饥症状；热具有向上升腾燔灼的特性，临床常出现上部症状，如口苦、目痛、暴盲、口舌生疮等症状。③易扰心神：热与心相通应，心主神明，热入营血，扰乱心神，可出现心烦失眠、烦躁等症状。

从重要变量来看，冠心病合并糖尿病期有热盛表现，而慢性并发症期则有热入营血之表现。通过神经网络训练的预测效果结果可以看出，冠心病合并糖尿病前期预测结果欠佳，冠心病合并糖尿病期、慢性并发症期的训练集、验证集、评估集的正确率在 85% 以上，说明此二期神经网络对热邪证候要素的预测效果较一致，模型效果较好。

（5）脾气虚 《灵枢·天年》有"七十岁，脾气虚，皮肤枯"之记载。脾为后天之本，气血生化之源，具有主运化、升清、统摄血的功能。其成因或有先天禀赋不足，或饮食不节，或劳倦过度、情志不舒，损伤脾胃；或年老体衰，或大病、久病之后，或失治误治，均可使脾气亏虚，运化失常。

"脾气虚"致病特点有三：①运化失职：脾居中州主运化，脾气不足，运化无力，水谷精微化生不足，水道津液无力输布，化生痰、湿、饮，《素问·至真要大论》有"诸湿肿满，皆属于脾"，临床可见口淡乏味、腹泻、脉濡等症状。②脏腑失养：脾为后天之本，气血生化之源，脾气虚弱，运化失职，气血生化无源，以致血虚无以养心，心无所主，故可见少寐多梦、失眠、心悸等症。气血不足，机体失养，故有面色萎黄、唇淡白、乏力、形体消瘦、脉细等表现。③易生他变：脾虚化血无力致营血亏虚，心阴不足，可化生阴火，可见手足心热、心烦等。"气虚为阳虚之渐，阳虚为气虚之甚"，故脾气虚弱可进展为脾阳不足，可见腹胀、便溏等症状。

结果显示，冠心病合并糖尿病前期"脾气虚"训练集预测效果较差，未能建立有效证素决策树；冠心病合并糖尿病期、慢性并发症期均有明显"脾气虚"表现，纳呆、大便溏薄、乏力是判断"脾气虚"重要变量，通过神经网络训练的预测效果结果可以看出，此二期训练集、验证集、评估集的正确率在 85% 以上，说明神经网络对脾气虚证候要素的预测效果较一致，模型效果较好。

（6）肾阴虚　肾阴虚是指由于肾阴亏损，失于滋养，虚热内生所表现的一类证素。肾为先天之本，藏先天之精。在冠心病合并糖尿病中，肾阴虚形成主要与以下因素相关：①先天禀赋不足，肾阴液亏虚。②多见于中老年人，《素问·上古天真论》有"丈夫……五八，肾气衰，发堕齿槁……七八，天癸竭，精少，肾脏衰，形体皆极"。③久病伤肾。热邪耗伤肾阴；痰浊、瘀血日久不愈，妨碍阴液化生，渐致肾阴亏虚；脾虚后天失养，可致肾阴亏虚。④房劳过度，耗伤肾阴。⑤失治误治，或过服温燥劫阴之品，导致肾阴亏虚。

"肾阴虚"致病特点有四：①虚热内生：《素问·疟论》云"阴虚则内热"，肾阴亏虚，无以制阳，虚热内生，故可见手足心热、潮热盗汗等症。②水火失济：《千金要方》记载："夫心者，火也；肾者，水也；水火相济。"肾阴亏虚，真水不足，肾水不能上济心火，心火独亢于上，扰乱心神，可出现心悸、怵惕不安、心烦等症状。③精不养形：肾藏精为先天之本，肾中阴精为构成和维持机体生命活动的基本物质，肾阴不足，形体失养。肾开窍于耳，肾阴虚可见耳鸣如蝉；腰为肾府，肾阴虚不能荣养故有腰痛；还可有形体消瘦、耳轮干枯、脉细等表现。④阴虚既成，携邪共犯：肾阴虚日久又可导致痰浊、瘀血等病理产物，阴损及阳，形成诸多变证。

结果显示，冠心病合并糖尿病前期"肾阴虚"训练集预测效果较差，未能建立有效证素决策树。冠心病合并糖尿病期、慢性并发症期均有"肾阴虚"证素表现，通过神经网络训练的预测效果结果可以看出，此二期训练集、验证集、评估集的正确率在80%左右，说明神经网络对肾阴虚证候要素的预测效果较一致，模型效果较好。

六、冠心病合并慢性肾脏病证候要素研究

扫码看结果

（一）频数分析结果

1. 冠心病合并慢性肾脏病的患者多发体质

冠心病合并慢性肾脏病的患者常见体质按频数排列由高到低依次为阳虚质、气虚质、血瘀质、阴虚质、痰湿质、湿热质、特禀质、平和质和气郁质。

2. 冠心病合并慢性肾脏病的患者心胸不适特征

发病各阶段均隐痛明显，冠心病合并慢性肾脏病1期可无明显胸痛，或多见心胸隐痛、胸闷；冠心病合并慢性肾脏病2期胸痛特点主要是心胸隐痛、胸闷、心悸、心胸刺痛；冠心病合并慢性肾脏病3期特点主要是胸闷、心悸、心胸隐痛、心胸刺痛等；冠心病合并慢性肾脏病4期特点主要是胸闷、心悸、气喘不能平卧、心胸隐痛、心胸刺痛等；冠心病合并慢性肾脏病5期特点主要是气喘不能平卧、胸闷、心悸、心胸隐痛、心胸刺痛、咳吐清稀白痰。

分析：胸隐痛多属虚证，为脏腑、形体失于充养、温煦所致。胀痛为气滞表现。胸闷如窒或憋闷疼痛提示有痰饮，刺痛主血瘀。冠心病合并慢性肾脏病1期以气虚或气阴两虚为主，故见隐痛和胸闷。病程日久，气虚表现明显，故可见胸闷、心悸，气虚血瘀，故可见心胸隐痛及刺痛。至5期气虚痰阻症状明显，水饮凌心射肺，故不能平卧、咳吐清稀白痰。

3. 冠心病合并慢性肾脏病水液代谢情况

冠心病合并慢性肾脏病患者水肿情况：冠心病合并慢性肾脏病 1 期一般全身无明显水肿；冠心病合并慢性肾脏病 2 期若有水肿则多见于眼睑、颜面，为轻度水肿；冠心病合并慢性肾脏病 3 期出现水肿可见于眼睑、颜面、腰膝以下部位；冠心病合并慢性肾脏病 4 期出现水肿可见于腰膝以下部位、颜面、四肢、眼睑等部位；冠心病合并慢性肾脏病 5 期水肿可见于全身各部位，主要以腰膝以下部位为主。起病多缓，水肿程度随病程逐渐由轻至重，伴见症状随病程逐渐加重。

分析：阳气受损，运化失健，致水湿停聚不行，泛溢肌肤，而成水肿。《灵枢·水胀》云："水始起也，目窠上微肿，如新卧起之状，其颈脉动，时咳，阴股间寒，足胫肿，腹乃大，其水已成矣。以手按其腹，随手而起，如裹水之状，此其候也。"冠心病合并慢性肾病水肿以阴水为主，其见证也以阴水为主。胸闷腹胀为阳气不行、大气不转。心悸、气短、乏力为阳气虚损之候。心肾不交、久病阴阳不和，则失眠。气喘不能平卧为水饮凌心射肺之候。咽干口燥为气不化津，津失敷布之候。尿闭、恶心呕吐、口有秽臭为肾病后期湿毒内蕴三焦之候。

冠心病合并慢性肾脏病患者小便特点：冠心病合并慢性肾脏病 1 期多无小便异常；冠心病合并慢性肾脏病 2 期会有泡沫、夜尿增多；冠心病合并慢性肾脏病 3 期明显有泡沫、夜尿增多、混浊如脂膏；冠心病合并慢性肾脏病 4 期有小便有泡沫、尿短少、夜尿增多、混浊如脂膏、余沥不尽等表现；冠心病合并慢性肾脏病 5 期一般表现为癃闭、氨味、尿短少、有泡沫、混浊如脂膏等特点。

4. 冠心病合并慢性肾脏病患者腰部不适特点

冠心病合并慢性肾脏病患者出现的腰膝酸软特点：发病各阶段如有腰膝酸软，均可伴有腰痛。冠心病合并慢性肾脏病 1 期无不适；冠心病合并慢性肾脏病 2 期酸或酸痛、隐痛；冠心病合并慢性肾脏病 3 期酸或酸痛、膝酸痛、重或重痛等；冠心病合并慢性肾脏病 4 期伴膝酸痛、酸或酸痛、重或重痛、伴腿软等；冠心病合并慢性肾脏病 5 期伴膝酸痛、阳痿、腿软、重或重痛、酸或酸痛等。

5. 冠心病合并慢性肾脏病的患者饮食、口味等方面特点

冠心病合并慢性肾脏病患者进食呈现特点：冠心病合并慢性肾脏病 1 期一般表现为食量正常；冠心病合并慢性肾脏病 2 期一般表现为食少纳呆；冠心病合并慢性肾脏病 3 期一般表现为食少纳呆、胸脘痞闷；冠心病合并慢性肾脏病 4 期一般表现为食少纳呆、胸脘痞闷、厌油腻；冠心病合并慢性肾脏病 5 期一般表现为食少纳呆、胸脘痞闷、厌油腻和口苦。

6. 冠心病合并慢性肾脏病患者的全身系统症状

冠心病合并慢性肾脏病患者大便情况：冠心病合并慢性肾脏病 1 期大便多正常；冠心病合并慢性肾脏病 2 期大便多正常，偶有大便黏滞；冠心病合并慢性肾脏病 3 期大便秘结、大便先硬后溏、大便黏滞；冠心病合并慢性肾脏病 4 期大便溏薄、溏结不调、大便秘结、大便先硬后溏、溏结不调等。冠心病合并慢性肾脏病 5 期溏结不调、大便秘结、大便溏薄、大便自利等。

分析：《金匮要略》有"趺阳脉浮而数，浮即为气，数即消谷而大坚"，冠心病合并糖尿病早期偶有大便黏滞，为脾虚湿盛所致。冠心病合并慢性肾脏病期、慢性并发症期阴液愈亏，不能下润大肠，故有大便秘结。

结果显示，冠心病合并慢性肾脏病1期患者多无乏力症状，无出血表现，神识表现正常；冠心病合并慢性肾脏病2期多数患者活动较多后即感乏力，无出血且神识多正常或伴神疲；冠心病合并慢性肾脏病3期多数患者稍活动即感乏力，多伴齿衄、鼻衄或尿血，神识表现多伴神疲、淡漠；冠心病合并慢性肾脏病4期患者多伴乏力、倦怠神疲、肢体困重、气短、尿血、齿衄，神识表现多为神疲、嗜睡、烦躁；冠心病合并慢性肾脏病5期患者多伴乏力、畏寒肢冷、倦怠神疲、肢体困重、气短、腰酸，多伴尿血、紫斑、便血，神识表现多为谵妄，伴抽搐、嗜睡、坐卧不宁，伴头痛少寐、神疲。

7. 冠心病合并慢性肾脏病患者头面、唇甲、皮肤变化

冠心病合并慢性肾脏病1期多无面部口唇异常变化；冠心病合并慢性肾脏病2期可见面色㿠白、面色淡白等症状；冠心病合并慢性肾脏病3期可有面色㿠白、面色淡白、面色萎黄等症状；冠心病合并慢性肾脏病4期明显出现面色青晦、口唇瘀斑、面色萎黄等症状；冠心病合并慢性肾脏病5期明显表现为面色黧黑、口唇瘀斑、爪甲色淡、面色青晦等症状。冠心病合并慢性肾脏病1期多无皮肤异常变化；冠心病合并慢性肾脏病2期可有皮肤干燥；冠心病合并慢性肾脏病3期皮肤瘙痒、皮肤干燥；冠心病合并慢性肾脏病4期皮肤瘙痒、肌肤甲错、粗糙不润；冠心病合并慢性肾脏病5期可有皮下水溢绷急、肌肤甲错、皮肤瘙痒、粗糙不润等特点。

分析：气血同病，湿瘀互结是冠心病合并慢性肾脏病的病机之一，面色㿠白、淡白为气虚之候，面色萎黄为湿蕴之候，面色青晦为水病及肾之候。爪甲色淡、口唇瘀斑为久病瘀血阻结，新血不生之候。2期、3期皮肤干燥、瘙痒为水湿郁于皮部，血燥生风之候。4期、5期肌肤甲错、皮下水溢绷急为湿瘀蕴毒之候。

8. 冠心病合并慢性肾脏病患者舌脉变化

（1）**舌色特点**　冠心病合并慢性肾脏病1期舌色多为淡红、淡白、红；冠心病合并慢性肾脏病2期舌色多为淡白、淡红、红；冠心病合并慢性肾脏病3期舌色多为淡红、红、绛；冠心病合并慢性肾脏病4期舌色多为暗、紫、淡白、绛；冠心病合并慢性肾脏病5期舌色多以暗、紫、淡白为主。

分析：淡红舌主气血调和或病情轻浅，淡白舌主气血两虚，红舌主热证，绛舌主阴虚火旺或瘀血，舌紫主血瘀或寒盛，舌暗主阳虚、阴寒、血瘀。冠心病合并慢性肾脏病或有气血两虚，有明显热邪、血瘀等病机。严重则以阳虚、血瘀、阴寒为患。

（2）**舌形特点**　冠心病合并慢性肾脏病1期舌形多为适中、胖大、齿痕；冠心病合并慢性肾脏病2期舌形多为胖大、齿痕、适中；冠心病合并慢性肾脏病3期舌形多为胖大、齿痕、瘀斑、肿胀；冠心病合并慢性肾脏病4期舌形多为瘀斑、齿痕、胖大、舌下络脉青紫迂曲；冠心病合并慢性肾脏病5期舌形多以舌下络脉青紫迂曲、瘀斑、舌下青筋暴露、胖大为主。

分析：胖大舌主水湿痰饮，兼有齿痕多属气血两虚。瘦薄舌主气血两虚、阴虚火

旺，瘀斑舌多为血瘀，裂纹、点刺舌主热证，镜面舌主阴液大亏。冠心病合并慢性肾脏病可因脾虚运化不利，导致气血亏虚，痰湿内生；或气郁化火，阴虚内热，兼有痰瘀严重时病机更为复杂。总之，冠心病合并慢性肾脏病病机以虚实夹杂、正气亏损为本，瘀血、热邪、痰饮为标。

（3）苔质特点 冠心病合并慢性肾脏病1期舌苔主要表现有适中、薄、滑；冠心病合并慢性肾脏病2期多表现为滑、适中、薄、燥；冠心病合并慢性肾脏病3期则以滑、厚、腻、少苔或无苔为主；冠心病合并慢性肾脏病4期则以腻、厚、少苔或无苔、滑为主；冠心病合并慢性肾脏病5期苔质多以无根、少苔或无苔、腻、腐为主。

分析：从苔质分析，冠心病合并慢性肾脏病期有阴液不足、有痰饮、有阴虚内热等表现，或有热邪、有痰湿、有气阴两虚表现。严重情况下则明显表现出气血衰败，正气亏虚，阴邪内生。

（4）苔色特点 冠心病合并慢性肾脏病1期苔色以白、淡黄为主；冠心病合并慢性肾脏病2期苔色以白、淡黄、黄为主；冠心病合并慢性肾脏病3期苔色以黄、淡黄、白、灰为主；冠心病合并慢性肾脏病4期苔色以灰、黑、黄为主；冠心病合并慢性肾脏病5期苔色多以黑、灰、黄为主。

分析：从苔色看，冠心病合并慢性肾脏病前期热邪轻微，或有明显热邪为患，严重时则表现为热极伤阴或阳虚寒湿之征象。

（5）舌态特点 发病各阶段均有舌态痿软；冠心病合并慢性肾脏病1期主要为痿软和强硬；冠心病合并慢性肾脏病2期舌态以痿软、颤动、强硬为主；冠心病合并慢性肾脏病3期可见舌态痿软、颤动、短缩；冠心病合并慢性肾脏病4期可见舌态痿软、颤动、短缩；冠心病合并慢性肾脏病5期舌态多以短缩、痿软、颤动为主。

分析：痿软舌主阴液亏虚或气血俱虚，发病各阶段均有阴虚、气虚表现。冠心病合并慢性肾脏病有舌体颤动，或为气血两虚，或为阴液亏虚所致。严重情况下气血衰败，痰瘀入络则有舌短缩、歪斜等表现。

（6）脉象特点 冠心病合并慢性肾脏病1期脉象主要有沉、浮、细；冠心病合并慢性肾脏病2期脉象多以沉、细、滑、弦为主；冠心病合并慢性肾脏病3期脉象以沉、细、弦、滑为主；冠心病合并慢性肾脏病4期脉象以沉、细、弦、虚为主；冠心病合并慢性肾脏病5期脉象多以沉、细、弱、虚、微、涩为主。

分析：冠心病合并慢性肾脏病的舌象特点提示病机为气血两虚，或有阴虚内热，或有气机郁滞，或有痰浊，或痰湿、血瘀、热邪为患，且有正气亏虚或提示久病气血衰败，痰瘀内结。

（二）决策树分析结果

1. 冠心病合并慢性肾脏病1期

（1）风邪 结果显示，无风邪的判断正确的比例为61.90%，无风邪的判断为风邪的比例为1.26%，有风邪的判断为无的比例为1.40%，有风邪的判断为风邪的比例为35.44%。误判率为2.66%。

（2）寒凝　结果显示，无寒凝的判断正确的比例为76.53%，无寒凝的判断为寒凝的比例为1.86%，有寒凝的判断为无的比例为0.53%，有寒凝的判断为寒凝的比例为21.08%。误判率为2.39%。

（3）气滞　结果显示，无气滞的判断正确的比例为86.97%，无气滞的判断为气滞的比例为0.33%，有气滞的判断为无的比例为0.07%，有气滞的判断为气滞的比例为12.63%。误判率为0.40%。

（4）血瘀　结果显示，无血瘀的判断正确的比例为85.44%，无血瘀的判断为血瘀的比例为1.93%，有血瘀的判断为无的比例为0.20%，有血瘀的判断为血瘀的比例为12.43%。误判率为2.13%。

（5）痰饮　结果显示，无痰饮的判断正确的比例为51.26%，无痰饮的判断为痰饮的比例为3.52%，有痰饮的判断为无的比例为2.33%，有痰饮的判断为痰饮的比例为42.89%。误判率为5.85%。

（6）情志　结果显示，无情志的判断正确的比例为90.23%，无情志的判断为情志的比例为2.06%，有情志的判断为无的比例为0.00%，有情志的判断为情志的比例为7.71%。误判率为2.06%。

（7）热邪　结果显示，无热邪的判断正确的比例为75.73%，无热邪的判断为热邪的比例为4.06%，有热邪的判断为无的比例为1.66%，有热邪的判断为热邪的比例为18.55%。误判率为5.72%。

（8）毒邪　结果显示，无毒邪的判断正确的比例为92.09%，无毒邪的判断为毒邪的比例为0.40%，有毒邪的判断为无的比例为0.47%，有毒邪的判断为毒邪的比例为7.05%。误判率为0.86%。

（9）湿浊　结果显示，无湿浊的判断正确的比例为64.23%，无湿浊的判断为湿浊的比例为3.06%，有湿浊的判断为无的比例为0.00%，有湿浊的判断为湿浊的比例为32.71%。误判率为3.06%。

（10）湿热　结果显示，无湿热的判断正确的比例为74.14%，无湿热的判断为湿热的比例为1.60%，有湿热的判断为无的比例为1.53%，有湿热的判断为湿热的比例为22.74%。误判率为3.12%。

（11）心气虚　结果显示，无心气虚的判断正确的比例为92.42%，无心气虚的判断为心气虚的比例为0.00%，有心气虚的判断为无的比例为0.00%，有心气虚的判断为心气虚的比例为7.58%。误判率为0.00%。

（12）肺气虚　结果显示，无肺气虚的判断正确的比例为98.87%，无肺气虚的判断为肺气虚的比例为0.07%，有肺气虚的判断为无的比例为0.00%，有肺气虚的判断为肺气虚的比例为1.06%。误判率为0.07%。

（13）脾气虚　结果显示，无脾气虚的判断正确的比例为92.62%，无脾气虚的判断为脾气虚的比例为0.07%，有脾气虚的判断为无的比例为0.00%，有脾气虚的判断为脾气虚的比例为7.31%。误判率为0.07%。

（14）肾气虚　结果显示，无肾气虚的判断正确的比例为76.06%，无肾气虚的判断为肾气虚的比例为 0.86%，有肾气虚的判断为无的比例为 0.13%，有肾气虚的判断为肾气虚的比例为 22.94%。误判率为 1.00%。

（15）心阳虚 结果显示，无心阳虚的判断正确的比例为 99.73%，无心阳虚的判断为心阳虚的比例为 0.27%，有心阳虚的判断为无的比例为 0.00%，有心阳虚的判断为心阳虚的比例为 0.00%。误判率为 0.27%。

（16）脾阳虚 结果显示，无脾阳虚的判断正确的比例为 99.73%，无脾阳虚的判断为脾阳虚的比例为 0.00%，有脾阳虚的判断为无的比例为 0.00%，有脾阳虚的判断为脾阳虚的比例为 0.27%。误判率为 0.00%。

（17）肾阳虚 结果显示，无肾阳虚的判断正确的比例为 99.14%，无肾阳虚的判断为肾阳虚的比例为 0.33%，有肾阳虚的判断为无的比例为 0.00%，有肾阳虚的判断为肾阳虚的比例为 0.53%。误判率为 0.33%。

（18）心血虚 结果显示，无心血虚的判断正确的比例为 93.35%，无心血虚的判断为心血虚的比例为 0.00%，有心血虚的判断为无的比例为 0.00%，有心血虚的判断为心血虚的比例为 6.65%。误判率为 0.00%。

（19）肝血虚 结果显示，无肝血虚的判断正确的比例为 99.47%，无肝血虚的判断为肝血虚的比例为 0.13%，有肝血虚的判断为无的比例为 0.00%，有肝血虚的判断为肝血虚的比例为 0.40%。误判率为 0.13%。

（20）心阴虚 结果显示，无心阴虚的判断正确的比例为 99.60%，无心阴虚的判断为心阴虚的比例为 0.07%，有心阴虚的判断为无的比例为 0.00%，有心阴虚的判断为心阴虚的比例为 0.33%。误判率为 0.07%。

（21）肺阴虚 结果显示，无肺阴虚的判断正确的比例为 99.93%，无肺阴虚的判断为肺阴虚的比例为 0.07%，有肺阴虚的判断为无的比例为 0.00%，有肺阴虚的判断为肺阴虚的比例为 0.00%。误判率为 0.07%。

（22）胃阴虚 结果显示，无胃阴虚的判断正确的比例为 99.67%，无胃阴虚的判断为胃阴虚的比例为 0.33%，有胃阴虚的判断为无的比例为 0.00%，有胃阴虚的判断为胃阴虚的比例为 0.00%。误判率为 0.33%。

（23）肾阴虚 结果显示，无肾阴虚的判断正确的比例为 99.34%，无肾阴虚的判断为肾阴虚的比例为 0.07%，有肾阴虚的判断为无的比例为 0.00%，有肾阴虚的判断为肾阴虚的比例为 0.60%。误判率为 0.07%。

2. 冠心病合并慢性肾脏病 2 期

（1）风邪 结果显示，无风邪的判断正确的比例为 65.49%，无风邪的判断为风邪的比例为 1.93%，有风邪的判断为无的比例为 1.26%，有风邪的判断为风邪的比例为 31.32%。误判率为 3.19%。

（2）寒凝 结果显示，无寒凝的判断正确的比例为 62.17%，无寒凝的判断为寒凝的比例为 2.53%，有寒凝的判断为无的比例为 1.33%，有寒凝的判断为寒凝的比例为 33.98%。误判率为 3.86%。

（3）气滞 结果显示，无气滞的判断正确的比例为 72.94%，无气滞的判断为气滞的比例为0.27%，有气滞的判断为无的比例为0.27%，有气滞的判断为气滞的比例为26.53%。误判率为0.53%。

（4）血瘀　结果显示，无血瘀的判断正确的比例为71.81%，无血瘀的判断为血瘀的比例为2.06%，有血瘀的判断为无的比例为0.80%，有血瘀的判断为血瘀的比例为25.33%。误判率为2.86%。

（5）痰饮　结果显示，无痰饮的判断正确的比例为43.42%，无痰饮的判断为痰饮的比例为1.93%，有痰饮的判断为无的比例为3.92%，有痰饮的判断为痰饮的比例为50.73%。误判率为5.85%。

（6）情志　结果显示，无情志的判断正确的比例为90.09%，无情志的判断为情志的比例为0.40%，有情志的判断为无的比例为0.13%，有情志的判断为情志的比例为9.38%。误判率为0.53%。

（7）热邪　结果显示，无热邪的判断正确的比例为70.48%，无热邪的判断为热邪的比例为3.66%，有热邪的判断为无的比例为1.46%，有热邪的判断为热邪的比例为24.40%。误判率为5.12%。

（8）毒邪　结果显示，无毒邪的判断正确的比例为90.89%，无毒邪的判断为毒邪的比例为1.13%，有毒邪的判断为无的比例为0.53%，有毒邪的判断为毒邪的比例为7.45%。误判率为1.66%。

（9）湿浊　结果显示，无湿浊的判断正确的比例为55.25%，无湿浊的判断为湿浊的比例为1.40%，有湿浊的判断为无的比例为1.46%，有湿浊的判断为湿浊的比例为41.89%。误判率为2.86%。

（10）湿热　结果显示，无湿热的判断正确的比例为47.41%，无湿热的判断为湿热的比例为2.59%，有湿热的判断为无的比例为1.53%，有湿热的判断为湿热的比例为48.47%。误判率为4.12%。

（11）心气虚　结果显示，无心气虚的判断正确的比例为75.60%，无心气虚的判断为心气虚的比例为0.00%，有心气虚的判断为无的比例为0.00%，有心气虚的判断为心气虚的比例为24.40%。误判率为0.00%。

（12）肺气虚　结果显示，无肺气虚的判断正确的比例为95.41%，无肺气虚的判断为肺气虚的比例为0.00%，有肺气虚的判断为无的比例为0.00%，有肺气虚的判断为肺气虚的比例为4.59%。误判率为0.00%。

（13）脾气虚　结果显示，无脾气虚的判断正确的比例为72.27%，无脾气虚的判断为脾气虚的比例为0.00%，有脾气虚的判断为无的比例为0.00%，有脾气虚的判断为脾气虚的比例为27.73%。误判率为0.00%。

（14）肾气虚　结果显示，无肾气虚的判断正确的比例为39.43%，无肾气虚的判断为肾气虚的比例为0.66%，有肾气虚的判断为无的比例为0.40%，有肾气虚的判断为肾气虚的比例为59.51%。误判率为1.06%。

（15）心阳虚　结果显示，无心阳虚的判断正确的比例为97.81%，无心阳虚的判断为心阳虚的比例为0.00%，有心阳虚的判断为无的比例为0.00%，有心阳虚的判断为心阳虚的比例为 2.19%。误判率为 0.00%。

（16）脾阳虚　结果显示，无脾阳虚的判断正确的比例为 97.87%，无脾阳虚的判断为脾阳虚的比例为 0.00%，有脾阳虚的判断为无的比例为 0.00%，有脾阳虚的判断为脾阳虚的比例为 2.13%。误判率为 0.00%。

（17）肾阳虚　结果显示，无肾阳虚的判断正确的比例为 95.28%，无肾阳虚的判断为肾阳虚的比例为 0.00%，有肾阳虚的判断为无的比例为 0.33%，有肾阳虚的判断为肾阳虚的比例为 4.39%。误判率为 0.33%。

（18）心血虚　结果显示，无心血虚的判断正确的比例为 78.79%，无心血虚的判断为心血虚的比例为 0.00%，有心血虚的判断为无的比例为 0.00%，有心血虚的判断为心血虚的比例为 21.21%。误判率为 0.00%。

（19）肝血虚　结果显示，无肝血虚的判断正确的比例为 98.60%，无肝血虚的判断为肝血虚的比例为 0.07%，有肝血虚的判断为无的比例为 0.00%，有肝血虚的判断为肝血虚的比例为 1.33%。误判率为 0.07%。

（20）心阴虚　结果显示，无心阴虚的判断正确的比例为 99.14%，无心阴虚的判断为心阴虚的比例为 0.07%，有心阴虚的判断为无的比例为 0.00%，有心阴虚的判断为心阴虚的比例为 0.80%。误判率为 0.07%。

（21）肺阴虚　结果显示，无肺阴虚的判断正确的比例为 99.53%，无肺阴虚的判断为肺阴虚的比例为 0.00%，有肺阴虚的判断为无的比例为 0.00%，有肺阴虚的判断为肺阴虚的比例为 0.47%。误判率为 0.00%。

（22）胃阴虚　结果显示，无胃阴虚的判断正确的比例为 99.47%，无胃阴虚的判断为胃阴虚的比例为 0.00%，有胃阴虚的判断为无的比例为 0.07%，有胃阴虚的判断为胃阴虚的比例为 0.47%。误判率为 0.07%。

（23）肾阴虚　结果显示，无肾阴虚的判断正确的比例为 98.01%，无肾阴虚的判断为肾阴虚的比例为 0.00%，有肾阴虚的判断为无的比例为 0.07%，有肾阴虚的判断为肾阴虚的比例为 1.93%。误判率为 0.07%。

3. 冠心病合并慢性肾脏病 3 期

（1）风邪　结果显示，无风邪的判断正确的比例为 59.91%，无风邪的判断为风邪的比例为 2.13%，有风邪的判断为无的比例为 1.00%，有风邪的判断为风邪的比例为 36.97%。误判率为 3.12%。

（2）寒凝　结果显示，无寒凝的判断正确的比例为 61.17%，无寒凝的判断为寒凝的比例为 3.06%，有寒凝的判断为无的比例为 1.06%，有寒凝的判断为寒凝的比例为 34.71%。误判率为 4.12%。

（3）气滞　结果显示，无气滞的判断正确的比例为 62.77%，无气滞的判断为气滞的比例为 1.20%，有气滞的判断为无的比例为 0.00%，有气滞的判断为气滞的比例为 36.04%。误判率为 1.20%。

（4）血瘀　结果显示，无血瘀的判断正确的比例为 70.74%，无血瘀的判断为血瘀的比例为 2.06%，有血瘀的判断为无的比例为 1.86%，有血瘀的判断为血瘀的比例为

25.33%。误判率为 3.92%。

（5）痰饮　结果显示，无痰饮的判断正确的比例为 50.20%，无痰饮的判断为痰饮的比例为 3.26%，有痰饮的判断为无的比例为 2.86%，有痰饮的判断为痰饮的比例为 43.68%。误判率为 6.12%。

（6）情志　结果显示，无情志的判断正确的比例为 80.12%，无情志的判断为情志的比例为 0.66%，有情志的判断为无的比例为 0.20%，有情志的判断为情志的比例为 19.02%。误判率为 0.86%。

（7）热邪　结果显示，无热邪的判断正确的比例为 47.07%，无热邪的判断为热邪的比例为 2.79%，有热邪的判断为无的比例为 3.39%，有热邪的判断为热邪的比例为 46.74%。误判率为 6.18%。

（8）毒邪　结果显示，无毒邪的判断正确的比例为 77.39%，无毒邪的判断为毒邪的比例为 1.99%，有毒邪的判断为无的比例为 1.40%，有毒邪的判断为毒邪的比例为 19.22%。误判率为 3.39%。

（9）湿浊　结果显示，无湿浊的判断正确的比例为 38.50%，无湿浊的判断为湿浊的比例为 1.00%，有湿浊的判断为无的比例为 2.06%，有湿浊的判断为湿浊的比例为 58.44%。误判率为 3.06%。

（10）湿热　结果显示，无湿热的判断正确的比例为 66.95%，无湿热的判断为湿热的比例为 2.73%，有湿热的判断为无的比例为 1.53%，有湿热的判断为湿热的比例为 28.79%。误判率为 4.26%。

（11）心气虚　结果显示，无心气虚的判断正确的比例为 64.43%，无心气虚的判断为心气虚的比例为 0.00%，有心气虚的判断为无的比例为 0.00%，有心气虚的判断为心气虚的比例为 35.57%。误判率为 0.00%。

（12）肺气虚　结果显示，无肺气虚的判断正确的比例为 90.43%，无肺气虚的判断为肺气虚的比例为 0.00%，有肺气虚的判断为无的比例为 0.00%，有肺气虚的判断为肺气虚的比例为 9.57%。误判率为 0.00%。

（13）脾气虚　结果显示，无脾气虚的判断正确的比例为 56.91%，无脾气虚的判断为脾气虚的比例为 0.00%，有脾气虚的判断为无的比例为 0.00%，有脾气虚的判断为脾气虚的比例为 43.09%。误判率为 0.00%。

（14）心阳虚　结果显示，无心阳虚的判断正确的比例为 94.81%，无心阳虚的判断为心阳虚的比例为 0.00%，有心阳虚的判断为无的比例为 0.00%，有心阳虚的判断为心阳虚的比例为 5.19%。误判率为 0.00%。

（15）脾阳虚　结果显示，无脾阳虚的判断正确的比例为 94.41%，无脾阳虚的判断为脾阳虚的比例为 0.00%，有脾阳虚的判断为无的比例为 0.00%，有脾阳虚的判断为脾阳虚的比例为 5.59%。误判率为 0.00%。

（16）肾阳虚　结果显示，无肾阳虚的判断正确的比例为 90.43%，无肾阳虚的判断为肾阳虚的比例为 0.07%，有肾阳虚的判断为无的比例为 0.00%，有肾阳虚的判断为肾阳虚的比例为 9.51%。误判率为 0.07%。

（17）心血虚　结果显示，无心血虚的判断正确的比例为66.02%，无心血虚的判断为心血虚的比例为0.00%，有心血虚的判断为无的比例为0.00%，有心血虚的判断为心血虚的比例为33.98%。误判率为0.00%。

（18）肝血虚　结果显示，无肝血虚的判断正确的比例为95.08%，无肝血虚的判断为肝血虚的比例为0.00%，有肝血虚的判断为无的比例为0.00%，有肝血虚的判断为肝血虚的比例为4.92%。误判率为0.00%。

（19）心阴虚　结果显示，无心阴虚的判断正确的比例为96.41%，无心阴虚的判断为心阴虚的比例为0.00%，有心阴虚的判断为无的比例为0.00%，有心阴虚的判断为心阴虚的比例为3.59%。误判率为0.00%。

（20）肺阴虚　结果显示，无肺阴虚的判断正确的比例为98.47%，无肺阴虚的判断为肺阴虚的比例为0.00%，有肺阴虚的判断为无的比例为0.00%，有肺阴虚的判断为肺阴虚的比例为1.53%。误判率为0.00%。

（21）胃阴虚　结果显示，无胃阴虚的判断正确的比例为98.34%，无胃阴虚的判断为胃阴虚的比例为0.00%，有胃阴虚的判断为无的比例为0.07%，有胃阴虚的判断为胃阴虚的比例为1.60%。误判率为0.07%。

（22）肾阴虚　结果显示，无肾阴虚的判断正确的比例为94.02%，无肾阴虚的判断为肾阴虚的比例为0.00%，有肾阴虚的判断为无的比例为0.27%，有肾阴虚的判断为肾阴虚的比例为5.72%。误判率为0.27%。

4. 冠心病合并慢性肾脏病4期

（1）风邪　结果显示，无风邪的判断正确的比例为61.17%，无风邪的判断为风邪的比例为2.59%，有风邪的判断为无的比例为1.73%，有风邪的判断为风邪的比例为34.51%。误判率为4.32%。

（2）寒凝　结果显示，无寒凝的判断正确的比例为54.32%，无寒凝的判断为寒凝的比例为2.66%，有寒凝的判断为无的比例为1.86%，有寒凝的判断为寒凝的比例为41.16%。误判率为4.52%。

（3）气滞　结果显示，无气滞的判断正确的比例为61.84%，无气滞的判断为气滞的比例为0.40%，有气滞的判断为无的比例为0.07%，有气滞的判断为气滞的比例为37.70%。误判率为0.47%。

（4）血瘀　结果显示，无血瘀的判断正确的比例为56.18%，无血瘀的判断为血瘀的比例为2.39%，有血瘀的判断为无的比例为1.99%，有血瘀的判断为血瘀的比例为39.43%。误判率为4.39%。

（5）痰饮　结果显示，无痰饮的判断正确的比例为50.13%，无痰饮的判断为痰饮的比例为3.86%，有痰饮的判断为无的比例为1.60%，有痰饮的判断为痰饮的比例为44.41%。误判率为5.45%。

（6）情志　结果显示，无情志的判断正确的比例为87.90%，无情志的判断为情志的比例为1.26%，有情志的判断为无的比例为0.33%，有情志的判断为情志的比例为10.51%。误判率为1.60%。

（7）热邪　结果显示，无热邪的判断正确的比例为53.39%，无热邪的判断为热邪的比例为2.73%，有热邪的判断为无的比例为1.99%，有热邪的判断为热邪的比例为41.89%。误判率为4.72%。

（8）毒邪　结果显示，无毒邪的判断正确的比例为81.38%，无毒邪的判断为毒邪的比例为1.33%，有毒邪的判断为无的比例为1.13%，有毒邪的判断为毒邪的比例为16.16%。误判率为2.46%。

（9）湿浊　结果显示，无湿浊的判断正确的比例为51.13%，无湿浊的判断为湿浊的比例为1.53%，有湿浊的判断为无的比例为1.99%，有湿浊的判断为湿浊的比例为45.35%。误判率为3.52%。

（10）湿热　结果显示，无湿热的判断正确的比例为55.12%，无湿热的判断为湿热的比例为3.06%，有湿热的判断为无的比例为2.59%，有湿热的判断为湿热的比例为39.23%。误判率为5.65%。

（11）心气虚　结果显示，无心气虚的判断正确的比例为65.16%，无心气虚的判断为心气虚的比例为0.00%，有心气虚的判断为无的比例为0.00%，有心气虚的判断为心气虚的比例为34.84%。误判率为0.00%。

（12）肺气虚　结果显示，无肺气虚的判断正确的比例为80.59%，无肺气虚的判断为肺气虚的比例为0.00%，有肺气虚的判断为无的比例为0.00%，有肺气虚的判断为肺气虚的比例为19.41%。误判率为0.00%。

（13）脾气虚　结果显示，无脾气虚的判断正确的比例为56.05%，无脾气虚的判断为脾气虚的比例为0.00%，有脾气虚的判断为无的比例为0.00%，有脾气虚的判断为脾气虚的比例为43.95%。误判率为0.00%。

（14）肾气虚　结果显示，无肾气虚的判断正确的比例为39.16%，无肾气虚的判断为肾气虚的比例为1.73%，有肾气虚的判断为无的比例为2.79%，有肾气虚的判断为肾气虚的比例为56.32%。误判率为4.52%。

（15）心阳虚　结果显示，无心阳虚的判断正确的比例为88.10%，无心阳虚的判断为心阳虚的比例为0.00%，有心阳虚的判断为无的比例为0.00%，有心阳虚的判断为心阳虚的比例为11.90%。误判率为0.00%。

（16）脾阳虚　结果显示，无脾阳虚的判断正确的比例为86.90%，无脾阳虚的判断为脾阳虚的比例为0.00%，有脾阳虚的判断为无的比例为0.00%，有脾阳虚的判断为脾阳虚的比例为13.10%。误判率为0.00%。

（17）肾阳虚　结果显示，无肾阳虚的判断正确的比例为78.86%，无肾阳虚的判断为肾阳虚的比例为0.00%，有肾阳虚的判断为无的比例为0.00%，有肾阳虚的判断为肾阳虚的比例为21.14%。误判率为0.00%。

（18）心血虚　结果显示，无心血虚的判断正确的比例为65.96%，无心血虚的判断为心血虚的比例为0.00%，有心血虚的判断为无的比例为0.00%，有心血虚的判断为心血虚的比例为34.04%。误判率为0.00%。

（19）肝血虚　结果显示，无肝血虚的判断正确的比例为92.15%，无肝血虚的判断为肝血虚的比例为 0.00%，有肝血虚的判断为无的比例为 0.00%，有肝血虚的判断为肝血虚的比例为 7.85%。误判率为 0.00%。

（20）心阴虚 结果显示，无心阴虚的判断正确的比例为 94.88%，无心阴虚的判断为心阴虚的比例为 0.00%，有心阴虚的判断为无的比例为 0.00%，有心阴虚的判断为心阴虚的比例为 5.12%。误判率为 0.00%。

（21）肺阴虚 结果显示，无肺阴虚的判断正确的比例为 97.47%，无肺阴虚的判断为肺阴虚的比例为 0.00%，有肺阴虚的判断为无的比例为 0.00%，有肺阴虚的判断为肺阴虚的比例为 2.53%。误判率为 0.00%。

（22）胃阴虚 结果显示，无胃阴虚的判断正确的比例为 97.61%，无胃阴虚的判断为胃阴虚的比例为 0.07%，有胃阴虚的判断为无的比例为 0.27%，有胃阴虚的判断为胃阴虚的比例为 2.06%。误判率为 0.33%。

（23）肾阴虚 结果显示，无肾阴虚的判断正确的比例为 92.49%，无肾阴虚的判断为肾阴虚的比例为 0.00%，有肾阴虚的判断为无的比例为 0.00%，有肾阴虚的判断为肾阴虚的比例为 7.51%。误判率为 0.00%。

5. 冠心病合并慢性肾脏病 5 期

（1）风邪 结果显示，无风邪的判断正确的比例为 68.15%，无风邪的判断为风邪的比例为 2.13%，有风邪的判断为无的比例为 0.53%，有风邪的判断为风邪的比例为 29.19%。误判率为 2.66%。

（2）寒凝 结果显示，无寒凝的判断正确的比例为 54.92%，无寒凝的判断为寒凝的比例为 2.13%，有寒凝的判断为无的比例为 2.86%，有寒凝的判断为寒凝的比例为 40.09%。误判率为 4.99%。

（3）气滞 结果显示，无气滞的判断正确的比例为 63.76%，无气滞的判断为气滞的比例为 0.53%，有气滞的判断为无的比例为 0.07%，有气滞的判断为气滞的比例为 35.64%。误判率为 0.60%。

（4）血瘀 结果显示，无血瘀的判断正确的比例为 51.99%，无血瘀的判断为血瘀的比例为 2.06%，有血瘀的判断为无的比例为 2.26%，有血瘀的判断为血瘀的比例为 43.68%。误判率为 4.32%。

（5）痰饮 结果显示，无痰饮的判断正确的比例为 45.88%，无痰饮的判断为痰饮的比例为 2.19%，有痰饮的判断为无的比例为 2.33%，有痰饮的判断为痰饮的比例为 49.60%。误判率为 4.52%。

（6）情志 结果显示，无情志的判断正确的比例为 83.18%，无情志的判断为情志的比例为 0.86%，有情志的判断为无的比例为 0.27%，有情志的判断为情志的比例为 15.69%。误判率为 1.13%。

（7）热邪 结果显示，无热邪的判断正确的比例为 43.48%，无热邪的判断为热邪的比例为 2.59%，有热邪的判断为无的比例为 2.33%，有热邪的判断为热邪的比例为 51.60%。误判率为 4.92%。

（8）毒邪 结果显示，无毒邪的判断正确的比例为 74.93%，无毒邪的判断为毒邪的比例为 1.06%，有毒邪的判断为无的比例为 0.73%，有毒邪的判断为毒邪的比例为 23.27%。误判率为 1.80%。

（9）湿浊　结果显示，无湿浊的判断正确的比例为 50.07%，无湿浊的判断为湿浊的比例为 1.93%，有湿浊的判断为无的比例为 1.40%，有湿浊的判断为湿浊的比例为 46.61%。误判率为 3.32%。

（10）湿热　结果显示，无湿热的判断正确的比例为 62.90%，无湿热的判断为湿热的比例为 2.66%，有湿热的判断为无的比例为 1.40%，有湿热的判断为湿热的比例为 33.05%。误判率为 4.06%。

（11）心气虚　结果显示，无心气虚的判断正确的比例为 70.81%，无心气虚的判断为心气虚的比例为 0.00%，有心气虚的判断为无的比例为 0.00%，有心气虚的判断为心气虚的比例为 29.19%。误判率为 0.00%。

（12）肺气虚　结果显示，无肺气虚的判断正确的比例为 74.07%，无肺气虚的判断为肺气虚的比例为 0.00%，有肺气虚的判断为无的比例为 0.00%，有肺气虚的判断为肺气虚的比例为 25.93%。误判率为 0.00%。

（13）脾气虚　结果显示，无脾气虚的判断正确的比例为 59.57%，无脾气虚的判断为脾气虚的比例为 0.00%，有脾气虚的判断为无的比例为 0.00%，有脾气虚的判断为脾气虚的比例为 40.43%。误判率为 0.00%。

（14）肾气虚　结果显示，无肾气虚的判断正确的比例为 44.88%，无肾气虚的判断为肾气虚的比例为 1.53%，有肾气虚的判断为无的比例为 1.33%，有肾气虚的判断为肾气虚的比例为 52.26%。误判率为 2.86%。

（15）心阳虚　结果显示，无心阳虚的判断正确的比例为 79.19%，无心阳虚的判断为心阳虚的比例为 0.00%，有心阳虚的判断为无的比例为 0.00%，有心阳虚的判断为心阳虚的比例为 20.81%。误判率为 0.00%。

（16）脾阳虚　结果显示，无脾阳虚的判断正确的比例为 73.54%，无脾阳虚的判断为脾阳虚的比例为 0.00%，有脾阳虚的判断为无的比例为 0.00%，有脾阳虚的判断为脾阳虚的比例为 26.46%。误判率为 0.00%。

（17）肾阳虚　结果显示，无肾阳虚的判断正确的比例为 55.52%，无肾阳虚的判断为肾阳虚的比例为 0.07%，有肾阳虚的判断为无的比例为 0.00%，有肾阳虚的判断为肾阳虚的比例为 44.41%。误判率为 0.07%。

（18）心血虚　结果显示，无心血虚的判断正确的比例为 69.08%，无心血虚的判断为心血虚的比例为 0.00%，有心血虚的判断为无的比例为 0.00%，有心血虚的判断为心血虚的比例为 30.92%。误判率为 0.00%。

（19）肝血虚　结果显示，无肝血虚的判断正确的比例为 85.37%，无肝血虚的判断为肝血虚的比例为 0.00%，有肝血虚的判断为无的比例为 0.00%，有肝血虚的判断为肝血虚的比例为 14.63%。误判率为 0.00%。

（20）心阴虚　结果显示，无心阴虚的判断正确的比例为 94.02%，无心阴虚的判断为心阴虚的比例为 0.00%，有心阴虚的判断为无的比例为 0.00%，有心阴虚的判断为心阴虚的比例为 5.98%。误判率为 0.00%。

（21）肺阴虚　结果显示，无肺阴虚的判断正确的比例为 96.68%，无肺阴虚的判断为肺阴虚的比例为 0.00%，有肺阴虚的判断为无的比例为 0.00%，有肺阴虚的判断为肺阴虚的比例为 3.32%。误判率为 0.00%。

（22）胃阴虚　结果显示，无胃阴虚的判断正确的比例为 96.41%，无胃阴虚的判断为胃阴虚的比例为 0.00%，有胃阴虚的判断为无的比例为 0.07%，有胃阴虚的判断为胃阴虚的比例为 3.52%。误判率为 0.07%。

（23）肾阴虚　结果显示，无肾阴虚的判断正确的比例为 91.49%，无肾阴虚的判断为肾阴虚的比例为 0.00%，有肾阴虚的判断为无的比例为 0.00%，有肾阴虚的判断为肾阴虚的比例为 8.51%。误判率为 0.00%。

（三）神经网络分析结果

1. 冠心病合并慢性肾脏病 1 期

结果显示，除心阳虚等 8 个证素无法生成神经网络外，其他证素预测错判率均小于 1%，因此预测效果较好，同时也佐证了决策树的判断效果。

2. 冠心病合并慢性肾脏病 2 期

结果显示，除心阴虚等 3 个证素无法生成神经网络外，其他证素预测错判率均小于 1%，因此预测效果较好，同时也佐证了决策树的判断效果。

3. 冠心病合并慢性肾脏病 3 期

结果显示，所有证素神经网络模型预测错判率均小于 1%，因此预测效果较好，同时也佐证了决策树的判断效果。

4. 冠心病合并慢性肾脏病 4 期

结果显示，所有证素神经网络模型预测错判率均小于 1%，因此预测效果较好，同时也佐证了决策树的判断效果。

5. 冠心病合并慢性肾脏病 5 期

结果显示，所有证素神经网络模型预测错判率均小于 1%，因此预测效果较好，同时也佐证了决策树的判断效果。

（四）冠心病合并慢性肾脏病证候要素和证候的病理基础

1. 证候要素组合与证候应证

结果显示，冠心病合并慢性肾脏病主要证候要素气滞、血瘀、痰饮、热邪、脾气虚、肾阴虚在发病各阶段总体趋势表现为发病前期到发病期升高，慢性并发症期下降，体现了疾病由轻至重、由盛而衰的变化过程，实性证素血瘀、痰饮与虚性证素脾气虚、肾阴虚贯穿发病各个阶段，发病前期以气滞为主，发病期以痰饮、肾阴虚、热邪为主，慢性并发症期以血瘀为主。

2. 冠心病合并慢性肾脏病主要证候要素——气滞、痰饮、血瘀、热邪、脾气虚、肾阴虚等在冠心病合并慢性肾脏病中的作用

（1）气滞　冠心病合并慢性肾脏病 1 期、冠心病合并慢性肾脏病 2 期"气滞"症状类似，但到肾病 2 期变量变化，有病变从中焦累及中上焦之趋势。而冠心病合并慢性肾脏病 2 期起出现"气滞"影响血液运行之脉涩表现。同时，通过神经网络训练的预测效果结果可以看出，各阶段训练集、验证集、评估集的正确率在 80% 以上，说明神经网络对气滞证候要素的预测效果较一致，对模型的评价效果好。

（2）痰饮　冠心病合并慢性肾脏病 1 期中"痰饮"训练集预测效果较差，未能建立有效证素决策树；冠心病合并慢性肾脏病自 2 期起则明显表现出舌苔腻、脉象滑等痰湿内盛症状，且脉象为实，邪气盛而正气足，并逐渐出现"痰饮"伤及阳气，阳气亏虚表现为头晕、泛恶、胸腹腔水肿。通过神经网络训练的预测效果结果可以看出，冠心病合并慢性肾脏病的训练集、验证集、评估集的正确率在 90% 以上，说明此二期神经网络对痰饮证候要素的预测效果较一致，对模型的评价效果好。

（3）血瘀　冠心病合并慢性肾脏病各期均有"血瘀"表现，望诊舌色、舌下脉络对判断是否"血瘀"十分重要。同时，通过神经网络训练的预测效果结果可以看出，各阶段训练集、验证集、评估集的正确率在 95% 以上，说明神经网络对血瘀证候要素的预测效果较一致，且血瘀为冠心病合并慢性肾脏病整个发病过程的重要证候要素。

（4）热邪　从重要变量来看，冠心病合并慢性肾脏病有热盛、热入营血之表现。通过神经网络训练的预测效果结果可以看出，冠心病合并慢性肾脏病 1 期预测结果欠佳，冠心病合并慢性肾脏病自 2 期起训练集、验证集、评估集的正确率在 85% 以上，说明此二期神经网络对热邪证候要素的预测效果较一致，模型效果较好。

（5）脾气虚　冠心病合并慢性肾脏病 1 期"脾气虚"训练集预测效果较差，未能建立有效证素决策树；冠心病合并慢性肾脏病自 2 期起均有明显"脾气虚"表现，纳呆、乏力是判断"脾气虚"的重要变量，通过神经网络训练的预测效果结果可以看出，此二期训练集、验证集、评估集的正确率在 85% 以上，说明神经网络对脾气虚证候要素的预测效果较一致，模型效果较好。

（6）肾阴虚　冠心病合并慢性肾脏病 1 期"肾阴虚"训练集预测效果较差，未能建立有效证素决策树；冠心病合并慢性肾脏病期自 2 期起均有"肾阴虚"证素表现，通过神经网络训练的预测效果结果可以看出，此二期训练集、验证集、评估集的正确率在 80% 左右，说明神经网络对肾阴虚证候要素的预测效果较一致，模型效果较好。

第四节　冠心病合并病证候特征及证候演变规律研究

一、冠心病合并心力衰竭证候特征及证候演变规律研究

（一）聚类分析结果

1. 心衰阶段 A

第一个证候：心脾两虚，304 人

Q311_M1   自觉悸动不安的部位 心中

Q731_M2   腹部不适 自觉腹部胀满，查外形无胀满之征

Q841_M3   形体官窍特征表现 乏力

Q831_M2   睡眠情况 不易入睡

Q321_M2   心悸伴随症状 心下空虚

第二个证候：气虚冲逆，793 人

Q311_M1   自觉悸动不安的部位 心中

Q421_M2   呼吸形式特点 劳累后气短

Q721_M1   胁肋部不适 如有气自胁肋逆于心

2. 心衰阶段 B

第一个证候：气阴两虚，180 人

Q422_M1   呼吸形式特点 气短伴胸部窒闷，甚则夜半憋醒

Q422_M6   呼吸形式特点 喘促

Q822_M4   寒热感觉 五心烦热

第二个证候：气虚血瘀，133 人

Q422_M3   呼吸形式特点 气短息微

Q22_M3   胸痛特点 刺痛

第三个证候：肝脾不调，415 人

Q22_M4   胸痛特点 隐痛

Q312_M1   自觉悸动不安的部位 心中

Q722_M2   胁肋部不适 胁胀

Q732_M2   腹部不适 自觉腹部胀满，查外形无胀满之征

Q842_M3   形体官窍特征表现 乏力

第四个证候：湿阻气结，86 人

Q512_M2   浮肿部位 眼睑

Q512_M3   浮肿部位 颜面

Q512_M4   浮肿部位 下肢

Q712_M2   胸膺部不适 胸中烦闷郁结如满

第五个证候：阳虚饮停，202 人

Q842_M5   形体官窍特征表现 手足不温

Q512_M4   浮肿部位 下肢

Q312_M3   自觉悸动不安的部位 虚里

Q812_M3   神识表现 神疲

3. 心衰阶段 C

第一个证候：宗气虚乏，626 人

Q813_M3   神识表现 神疲

Q843_M3   形体官窍特征表现 乏力

Q423_M1　　　　　呼吸形式特点　气短伴胸部窒闷，甚则夜半憋醒

Q423_M6　　　　　呼吸形式特点　喘促

第二个证候：停饮阻络，177 人

Q513_M3　　　　　浮肿部位　颜面

Q513_M2　　　　　浮肿部位　眼睑

Q523_M3　　　　　水液停留部位　四肢肌表

Q23_M3　　　　　　胸痛特点　刺痛

Q723_M4　　　　　胁肋部不适　胁肋作痛，如有针刺

第三个证候：肾虚水泛，282 人

Q843_M4　　　　　形体官窍特征表现　腰膝酸软

Q513_M3　　　　　浮肿部位　颜面

Q733_M3　　　　　腹部不适　腹大胀满，按之如囊裹水，甚则动摇有声

第四个证候：寒饮阻络，90 人

Q823_M2　　　　　寒热感觉　畏寒

Q523_M3　　　　　水液停留部位　四肢肌表

Q723_M4　　　　　胁肋部不适　胁肋作痛，如有针刺

4. 心衰阶段 D

第一个证候：喘脱亡阳，453 人

Q514_M5　　　　　浮肿部位　全身

Q814_M6　　　　　神识表现　神昏

Q544_M5　　　　　出汗情况　大汗淋漓，如珠如油

Q434_M7　　　　　咳嗽、咳痰　咳嗽频繁，咳粉红色泡沫样痰

第二个证候：水气凌心（射肺），510 人

Q514_M5　　　　　浮肿部位　全身

Q314_M1　　　　　自觉悸动不安的部位　心中

Q424_M1　　　　　呼吸形式特点　气短伴胸部窒闷，甚则夜半憋醒

（二）各阶段证候构成比

1. 心衰阶段 A

两个证候的样本数目：1097 人。

结果显示：阶段 A 中，心脾两虚证占 72%，气虚冲逆证占 28%。

2. 心衰阶段 B

五个证候的样本数目：1016 人。

结果显示：阶段 B 中，气阴两虚证占 18%，气虚血瘀证占 13%，肝脾不调证占 41%，湿阻气结证占 8%，阳虚饮停证占 20%。

3. 心衰阶段 C

四个证候的样本数目：1175 人。

结果显示：阶段 C 中，宗气虚乏证占 53%，停饮阻络证占 15%，肾虚水泛证占 24%，寒饮阻络证占 8%。

4. 心衰阶段 D

两个证候的样本数目：963 人。

结果显示：阶段 D 中，喘脱亡阳证占 47%，水气凌心证占 53%。

（三）转移概率矩阵结果

1. 心衰阶段 A 到心衰阶段 B

结果显示：阶段 A 到阶段 B 证型转化规律为所有证型易转化为肝脾不调证。

2. 心衰阶段 B 到心衰阶段 C

结果显示：阶段 B 到阶段 C 证型转化规律为气阴两虚证、气虚血瘀证、肝脾不调证与阳虚饮停证都易转化为宗气虚乏证，湿阻气结证易转化为肾虚水泛证。

3. 心衰阶段 C 到心衰阶段 D

结果显示：阶段 B 到阶段 C 证型转化规律为宗气虚乏证易转化为水气凌心证，停饮阻络证、肾虚水泛证与寒饮阻络证易转化为喘脱亡阳证。

概率转移图如下所示（图 3-1）：

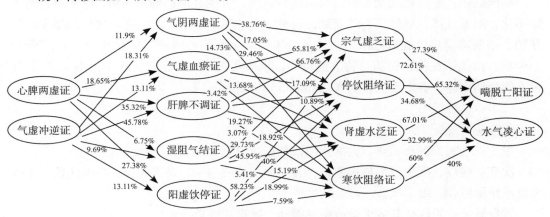

图 3-1　概率转移图

前心衰阶段（阶段 A）以心脾两虚证和气虚冲逆证为主，从概率转移矩阵结果可见，此阶段证型易转化为肝脾不调证。前临床阶段（阶段 B）以气阴两虚证、气虚血瘀证、肝脾不调证、湿阻气结证和阳虚饮停证为主，从概率转移矩阵结果可见，此阶段证型易发展为宗气虚乏证。临床阶段（阶段 C）以宗气虚乏证、停饮阻络证、肾虚水泛证和寒饮阻络证为主，从概率转移矩阵结果可见，此阶段证型往往易转化为喘脱亡阳证和水气凌心证。

（四）分析述评

1. 冠心病合并心力衰竭的证候类型及证候特征

通过对 1504 份专家调查问卷的聚类统计分析，确立了冠心病合并心力衰竭四期 13 个基本证候类型。其次，对冠心病合并心力衰竭发病各阶段，得出不同分期的证候构成比情况，探讨证候分布特点，总结、归纳冠心病合并心力衰竭的证候类型与证候特征。

（1）心衰阶段 A

①心脾两虚证

主症：心悸，心下空虚，不易入睡，乏力。

次症：少寐，神疲，劳累后气短，胸部隐痛，口淡，腹胀或胁胀。

舌象脉象：舌淡红，苔白，脉沉细。

病因病机：心脾两虚证责之为心血不足，心神失养，脾气亏虚，运化失职。心主血脉，心虚鼓动血液无力，则心悸，心下空虚，脉沉细；心血虚不能养神，则少寐，神疲。脾主运化，脾虚运化水湿不利，湿阻气滞则腹胀或胁胀；脾虚胃纳不利，则口淡；无明显热证，故舌苔白。思虑过度或劳倦、饮食不节则伤脾，脾虚气血生化乏源，且思虑过度亦暗耗心血，则形成本证。

②气虚冲逆证

主症：心悸，劳累后气短，如有气自胁肋逆于心。

次症：胸部隐痛，自觉有气自少腹上冲，兼见口淡，自觉腹部胀满，四肢浮肿。

舌象脉象：舌淡红、痿软，苔白，脉弦或浮。

病因病机：心气虚鼓动无力，气血运行迟缓，可见心悸；胸阳不振，中阳不足则水饮不化，湿聚成痰，导致痰与气互结，可见气上冲胸。中阳不运，无形之气痞结于胸腹胠胁，则胸部隐痛，腹部胀满。正如《金匮要略·胸痹心痛短气病脉证治》云："胸痹心中痞，留气结在胸，胸满，胁下逆抢心，枳实薤白桂枝汤主之，人参汤亦主之。"气虚不能鼓动血脉，胸阳不振，阴寒之邪阻遏气机而发本病。

（2）心衰阶段 B

①气阴两虚证

主症：气短，五心烦热，胸部窒闷甚则夜半憋醒。

次症：喘促，咽中发紧或拘急，伴有小便清长或量少，甚或无尿，咳嗽间断，干咳无痰或痰量极少，渴不欲饮，可见端坐位。

舌象脉象：舌红少苔或无苔或黄、颤动，脉迟涩或数或弱。

病因病机：本病常见于中老年人。《素问·阴阳应象大论》说"年四十而阴气自半也，起居衰矣"，阴虚津液不足则渴，无实火耗津则不欲饮；虚热内生，则五心烦热；阴津不足，虚火灼金，肺失濡润，宣降失职则干咳无痰。气虚则温煦气化水液功能障碍，可致小便清长或量少。心肺气虚，宗气不足，大气下陷，则气短，喘促，咽中发紧或拘急。而夜半憋醒及端坐位是典型的心衰的症状，说明是心衰的进展期。

②气虚血瘀证

主症：气短，甚则息微，刺痛。

次症：胸闷，小便清长，伴有畏寒，胸部胀痛，口唇紫暗或色淡，甚则夜半憋醒，如有气自胁肋逆于心，渴不欲饮，或咳嗽间断，干咳无痰或痰量极少，或口腻，肠中胀满，大便时干时稀，四肢肌表可见浮肿。

舌象脉象：舌红，苔薄黄，瘀斑，脉涩。

病因病机：本病病机虚中有实，虚实夹杂。心主血，肺主气，两脏同居上焦而肺朝百脉，气虚则无力推动血液运行，血行瘀滞则形成瘀血。可见胸部刺痛，口唇紫暗，脉涩等瘀血的表现。肺虚宗气不足，主气司呼吸功能减退则见胸闷，气短，甚则息微；宣降功能失常则咳嗽间断，干咳无痰或痰量极少；肺气虚则水液宣降布散失司，水湿内停，或偏渗大肠，可见口腻，肠中胀满，大便时干时稀，四肢肌表可见浮肿。气属阳，气虚不能温煦周身，则畏寒，小便清长。

③肝脾不调证

主症：胁胀，腹胀，胸部隐痛，乏力，心悸。

次症：口淡，食欲不振，劳累后气短。

舌象脉象：舌暗，胖大，苔白，脉弦或沉。

病因病机：情志内伤，肝气郁滞，疏泄不利导致胁胀，腹胀，疼痛；肝气乘脾，肝强脾弱，脾失健运以致食欲不振，口淡，乏力。脾虚，气血生化乏源，则乏力，气短，不能上奉于心则心悸。右心衰可使体循环肝胃淤血，故本阶段出现了消化功能障碍的症状，如胁胀，腹胀。

④湿阻气结证

主症：眼睑、颜面及下肢浮肿，胸中烦闷郁结如满。

次症：肢体困重，心下痞满，倚息不能卧，伴有咽喉如有气阻，甚觉咽中发痒，按压右胁肋部则颈脉充盈，自汗易感，心烦，心悸，少寐。

舌象脉象：舌淡，苔厚腻，齿痕，脉细。

病因病机：人体水液代谢有赖于气的推动。气机阻滞，水液运化不利，停留在五脏则心下痞满，倚息不能卧，胸中满闷；水液停留在四肢肌表则浮肿，肢体困重。心衰进展期，心肺功能衰弱，宗气不足，大气下陷，则咽喉如有气阻迫，甚觉咽中发痒。右心衰患者右房压升高，可表现为按压右胁肋部则颈脉充盈。

⑤（肾）阳虚饮停证

主症：手足不温，下肢浮肿，心悸，神疲。

次症：自汗易感，喜温，腰膝酸软，夜尿频数，肢体困重，胸部如有气结，胀满不适，自觉有气自少腹上冲，胁肋隐痛，面色淡白，晦暗无华，甚则头晕目眩，少寐伴惊悸。

舌象脉象：舌淡苔厚腻、齿痕，脉细弱或数或涩。

病因病机：肾为先天之本，内寓一身之元阴元阳。肾阳不足则全身阳气皆虚。因此，本病既有《伤寒论》苓桂术甘汤证中阳不足，痰饮内生的特点，表现为胸部如有气结，胀满不适，心悸，头晕目眩；又有《金匮要略》桂苓五味甘草汤证"手足厥逆，气从小腹上冲胸咽，手足痹"的特点，表现为手足不温，自觉有气自少腹上冲，肢体困重。阳气虚不能温煦脏腑，则阴寒内盛；阳气虚水液运化失司，水饮停滞于脏腑及四肢肌表而发本病。

（3）心衰阶段 C

①宗气虚乏证

主症：神疲乏力，气短，喘促，窒闷甚则夜半憋醒。

次症：倚息不能卧，伴有心悸，失眠，胸部隐痛或胀满，口唇紫暗或有瘀斑，面色晦暗无华，颈脉怒张，充盈，头晕目眩，手足不温，伴食欲不振，肠中胀满，肢体困重，伴小便量少甚或无尿，下肢浮肿，伴胁胀，烦躁。

舌象脉象：舌紫暗有瘀斑、苔白腻，舌质胖大齿痕或痿软，脉沉细或结代。

病因病机：宗气助肺司呼吸，不足则气短，喘促，倚息不能卧；宗气助心行血，不足则心悸，失眠，胸痛甚则瘀血；宗气者，动气也，不足则食欲不振，肠中胀满，肢体困重。《读医随笔·气血精神论》："凡呼吸、言语、声音，以及肢体运动，筋力强弱者，宗气之功用也。"所以宗气不足，血不回心，停留于脉道导致体循环淤血。可见颈脉怒张，充盈，口唇紫暗，瘀斑。

②停饮阻络证

主症：颜面，眼睑及四肢浮肿，胸部刺痛，胁肋刺痛。

次症：可扪及肿大肝脏，腹大胀满，按之如囊裹水，甚则动摇有声，颈脉贲起张急，与虚里跳动相应，胸部隐痛，伴有咽喉如有气阻迫，甚觉咽中发痒，可见端坐位，伴心悸，心烦，心下空虚或痞满，表情淡漠，腰膝酸软。

舌象脉象：舌颤，舌下络脉青紫迂曲，苔淡黄或灰黄，脉结代。

病因病机：脾主运化，肝主疏泄。脾阳不足不能运化水液，水饮停留于肌表及脏腑，可见浮肿，肝脾肿大；肝主疏泄，水饮之邪阻滞气机，肝气郁滞，气滞则血瘀，可见胸部胁肋部刺痛。左心衰竭，肺静脉回流受阻，端坐位是肺脏淤血的表现。水饮瘀血互结，损伤心阳，最终导致心阳虚乏而发本病。

③肾虚水泛证

主症：腰膝酸软，颜面浮肿，腹大胀满，按之如囊裹水甚则动摇有声。

次症：夜尿频数，胁肋部可扪及肿大肝脏，得食则脘腹满闷，渴不欲饮，恶心呕吐，心悸伴心下痞满，颈脉贲起张急，与虚里跳动相应，可见端坐位，咳嗽夜重昼轻，咳痰白稀量多，神情淡漠，伴有汗多清稀。

舌象脉象：舌淡，苔滑而灰，脉滑。

病因病机：先天不足，年老体弱或久病耗伤，导致肾阳虚，表现为腰膝酸软，夜尿频数。肾主水，肾阳虚则水液失于温煦，气化不利，水液泛滥。累及脾胃则恶心呕吐，脘腹胀满；累及肝脏则肝脏肿大；累及上焦肺脏则咳嗽，咳痰。肾阳不足累及心阳，心阳虚衰最终形成本病。

④寒饮阻络证

主症：畏寒，四肢浮肿，胁肋作痛如有针刺。

次症：面色发青，咳嗽夜重昼轻，咳痰白稀量多，喘息急迫，咽喉如有气阻迫甚觉咽中发痒，可见端坐位，得食则脘腹满闷，自汗易感，夜尿频数。

舌象脉象：舌淡白，苔滑，脉迟或弦或涩。

病因病机：素体阳虚，阳虚生外寒，寒邪与体内水饮之邪互结，阻滞络脉。此阶段肝气郁滞，肺气、脾阳、肾阳皆虚。心为五脏之主，主血脉，为阳中之阳，阴邪上泛，阻遏心阳则易发本病。

（4）心衰阶段D

①喘脱亡阳证

主症：神昏，大汗淋漓，如珠如油，咳嗽频繁，咳粉红色泡沫样痰，全身浮肿。

次症：可见端坐位，心悸，小便量少甚或无尿，胁肋部可扪及肿大肝脏，伴有腹大胀满，按之如囊裹水，甚则动摇有声，口唇紫暗瘀斑，皮肤紫绀，但欲漱水而不欲咽。

舌象脉象：舌紫暗，脉微，弱或散。

病因病机：本病的严重阶段。久病肺肾虚极，伤耗心气，心气血不足，鼓动无力则气血凝滞，血液瘀滞于脉道，不能濡养周身。体循环淤血可表现为肝脾肿大，全身浮肿。肺循环淤血可见咳嗽，咳粉红色泡沫样痰，端坐位。大汗淋漓为阴阳离决，神志涣散，病情危笃的表现。此时患者多为全心衰竭，病情危重。

②水气凌心（射肺）证

主症：全身浮肿，心悸，气短伴胸部窒闷，甚则夜半憋醒。

次症：小便量少甚或无尿，腹大胀满，按之如囊裹水，甚则动摇有声，喘促，可见端坐位，口唇紫暗瘀斑，发绀，胸部如有气结，胀满不适，颈脉怒张，按压右胁肋部则颈脉充盈，可扪及肿大肝脏，手足不温，四肢逆冷，肢体困重，神疲，乏力，食欲不振。

舌象脉象：舌紫暗，脉沉细。

病因病机：肾主水，肾阳虚衰导致水气不化，上逆于中上二焦。阳虚不能温煦，水液气化障碍，水气停于脏腑与肌表，不能正常代谢。水气上泛，凌心射肺，可见心悸，胸闷，喘促，气短；水气内停，脾运不健，可见食欲不振，腹胀。肺气极虚则呼吸衰竭，脾阳极虚则消化系统衰竭，心阳极虚则循环系统衰竭，导致亡阳而发本病。

2. 冠心病合并心力衰竭不同阶段的病机变化与证候演变规律

（1）从各阶段主要证候构成比分析证候演变规律

心衰阶段A：①心脾两虚（304人）；②气虚冲逆（793人）。两个证候的样本数目：1097人。

此阶段包括冠心病合并心衰尚未发病，但其具有较高的发病倾向，多见于中老年人，盖因其"年过四十则阴气自半"，正气始虚，但尚能顾护机体，未致发病。"上工治未病"，该阶段患者应注重补益心脾，益气降逆。

心衰阶段B：①气阴两虚（180人）；②气虚血瘀（133人）；③肝脾不调（415人）；④湿阻气结（86人）；⑤阳虚饮停（202人）。五个证候的样本数目：1016人。

此阶段患者由无心衰的症状和（或）体征，发展成结构性心脏病。患者罹患胸痹，情志不畅，日久肝气郁结，横逆犯脾，致肝脾不调；邪之所凑，其气必虚，气虚伤阴，血瘀、痰湿、饮邪内聚，变证多端。这个时期证候构成复杂，种类多样，不同患者因体质差异表现出不同的症状，但都与本病本虚标实的病机密不可分。

心衰阶段C：①宗气虚乏（626人）；②停饮阻络（177人）；③肾虚水泛（282人）；④寒饮阻络（90人）。四个证候的样本数目：1175人。

此阶段患者心脏结构已发生改变，冠心病与心衰的症状都很明显。"宗气积于胸中……以贯心脉而行呼吸焉"，宗气不足，既可导致其贯心行血的功能降低，引起血行不畅，甚可出现"宗气不下，脉中之血，凝而留止"，闭阻心脉，发为胸痹；又可降低其走息道以行呼吸的功能，导致患者呼吸困难，痰饮停聚于肺，以致心衰；气虚日久伤阳气，阳气虚衰导致痰湿、水饮等病理产物停滞而形成各个证候。

心衰阶段 D：①喘脱亡阳（453）；②水气凌心（510 人）。两个证候的样本数目：963 人。

此阶段是冠心病合并心衰的晚期，患者心脏结构已明显改变，且症状危重。阳虚日久，肺肾之阳虚衰，肾不纳气，气机上逆，阳气随之外脱，加重本证，以致喘脱亡阳；阳气不足，水饮内聚，随上逆之气上升，凌心射肺。患者病证危急难治。

（2）从各转移概率矩阵分析证候演变规律

心衰阶段 A 到心衰阶段 B：前心衰阶段（阶段 A）以心脾两虚证和气虚冲逆证为主。从概率转移矩阵结果可见，此阶段证型易转化为肝脾不调证。

心脾两虚证：心气虚则推动血液无力，血流不畅，血凝脉中，瘀血内生，瘀血又可阻滞气机，导致肝气郁结，横逆犯脾；脾虚气血生化不足，无以滋养阴液，以致气阴两虚；脾虚健运失常，痰浊、饮邪内生。故易发展为肝脾不调证，气虚血瘀证，阳虚饮停证，气阴两虚证，湿阻气结证。

气虚冲逆证：气虚肺气不能肃降，胃胆之气上冲形成冲逆证。脾与胃、肝与胆互为表里，胃胆之气不和则易导致肝脾不调。气虚则推动、温煦之力不足，易致瘀血、痰饮、水湿之邪内生。故易发展为肝脾不调证，气虚血瘀证，阳虚饮停证，气阴两虚证，湿阻气结证。

心衰阶段 B 到心衰阶段 C：前临床阶段（阶段 B）以气阴两虚证、气虚血瘀证、肝脾不调证、湿阻气结证和阳虚饮停证为主。从概率转移矩阵结果可见，此阶段证型易发展为宗气虚乏证。

气阴两虚证：本病常见于中老年人，随年龄增加气血津液逐渐由盛转衰，影响人体的正常生理功能，故常有气阴两虚见症。阳气不足，推动和温煦功能减弱，致使血液运行失常，影响肺的呼吸功能，伤及肺气，肺气不足可导致宗气生成不足；气虚日久致阳虚。若阳气亏虚，内生寒邪，同时机体卫外功能减弱，致寒邪直中；气虚无以行水，水液停聚成痰、成饮。

气虚血瘀证：气行则血行，血在脉道中的运行依靠气的推动作用。气虚则血液瘀滞。《读医随笔·气血精神论》："宗气者，营卫之所合也，出于肺，积于气海，行于气脉之中，动而以息往来者也。"肺主气，司呼吸，宗气的生成与肺的关系密切。《灵枢·刺节真邪》："宗气不下，脉中之血，凝而留止。"气能行血，血可以载气。宗气不足可以导致血行瘀滞，而血脉瘀滞同样可以使宗气生成不足。

肝脾不调证：《备急千金要方·心脏方》认为"病先行于心者……三日之肝胁痛支满，五日之脾闭塞不通，身痛体重"。宗气是由水谷精微和自然界的清气所生成的。脾主运化水谷精微，肝主疏泄。肝脾不调可致气血生成不足，也可导致气机逆乱。气虚与气逆均可导致宗气虚乏，不能助心行血。

湿阻气结证：湿邪重浊黏腻，属阴邪，易阻遏气机。湿邪亦伤脾阳，脾喜燥恶湿，脾阳气受损，运化功能减退。脾为后天之本，脾阳损伤亦累及肾阳，导致水液泛滥，形成肾虚水泛证。

阳虚饮停证：脾主运化水饮，肾主水，脾阳与肾阳的虚衰是导致水饮内停的基础。水液内停会进一步加重阳气的耗伤，而宗气的产生主要由水谷精微和自然界的清气化生，脾虚水谷精微不能化生，肾虚不能纳气最终导致宗气虚乏证。

心衰阶段 C 到心衰阶段 D：临床阶段（阶段 C）以宗气虚乏证、停饮阻络证、肾虚水泛证和寒饮阻络证为主。从概率转移矩阵结果可见，此阶段证型往往易转化为喘脱亡阳证和水气凌心证。

宗气虚乏证：宗气不足，肺气亏虚，日久伤及于肾，肾气不纳，阳气外脱，加重本证，以致喘脱亡阳；阳气不足，水饮内聚，随气上逆，凌心射肺。

停饮阻络证：水液上泛于肺则引起呼吸困难、短气，甚至形成张口抬肩、夜不能卧的喘脱亡阳证；水液停留于心下则引起心悸、胸闷、烦躁、不寐的水气凌心证。

肾虚水泛证：肾主水，与全身水液代谢相关。肾阳虚衰，膀胱气化不利，形成水液泛滥之证。五行中肺属金，肾属水，其为母子关系，金水相生。肺主气，而肾主纳气；肾主水，而肺主行水，因此肾虚导致的水饮上泛易侵袭肺，导致喘脱之证，阳气不足加重亦可导致亡阳。阳虚气化不利也可以使水气上逆，侵袭心体，引起心阳受损，形成水气凌心证。

寒饮阻络证：冠心病合并心衰患者后期多阳气虚极，易现寒象。经络是全身气血运行的通道，寒饮阻滞经络可导致周身气血运行不畅。心主血脉，肺朝百脉，寒饮导致气血运行不畅亦可伤及心肺，使心与肺的功能受损，加重气血的瘀滞。

通过对冠心病合并心衰证候构成、概率转移的分析可以看出：本病早期患者多以气虚为主，尚未伤及元阳，此时病情较轻，病势缓，以心病初期的症状为主；到发病期，宗气亏虚，痰饮内生，寒邪凝滞，水湿阻滞，心衰症状明显；本病发展到末期，病情危重，阳气亡失。冠心病合并心衰发展各期均有以气（阳）虚为主的证型，除前心衰阶段（阶段 A）外均有以饮邪为主的证型，表明气（阳）虚及饮邪在冠心病合并心衰的发生和发展中起着重要作用。冠心病合并心衰起病、发展与心脏阳气的盛衰关系密切，心阳有推动温煦的作用，如果因为七情内伤、外感邪气、操劳过度或久病饮食不节等导致心阳受损，心脉失养，则可诱发本病。

二、冠心病合并高血压证候特征及证候演变规律研究

（一）聚类分析结果

1. 冠心病合并高血压 0 期

肝郁气滞证：483 人

Q911_M1	舌象脉象表现特点	舌色	淡红
Q941_M1	舌象脉象表现特点	苔色	白
Q21_M3	刺激因素	喜怒情志过激	

Q321_M1	头痛部位	颠顶
Q331_M1	头痛伴随症状	头皮麻木
Q961_M13	舌象脉象表现特点	脉象 弦
Q21_M8	刺激因素	作息不规律
Q21_M4	刺激因素	长期抑郁或情志不遂
Q321_M3	头痛部位	太阳穴
Q21_M7	刺激因素	饮食不节
Q331_M3	头痛伴随症状	头晕目眩
Q951_M1	舌象脉象表现特点	舌态 强硬
Q21_M5	刺激因素	劳累过度
Q951_M2	舌象脉象表现特点	舌态 痿软
Q331_M2	头痛伴随症状	头皮发胀

肝阳上亢证：586 人

Q941_M1	舌象脉象表现特点	苔色 白
Q21_M3	刺激因素	喜怒情志过激
Q41_M2	头晕特点	头部昏沉不适
Q911_M1	舌象脉象表现特点	舌色 淡红
Q321_M3	头痛部位	太阳穴
Q311_M2	头痛性质	隐痛
Q321_M1	头痛部位	颠顶
Q831_M2	全身症状	腰背四肢不适 腰膝酸软
Q331_M2	头痛伴随症状	头皮发胀
Q331_M1	头痛伴随症状	头皮麻木
Q311_M4	头痛性质	胀痛
Q21_M4	刺激因素	长期抑郁或情志不遂
Q21_M8	刺激因素	作息不规律
Q61_M2	听觉异常	耳闭胀闷堵迫
Q71_M2	神识改变	注意力不集中
Q941_M3	舌象脉象表现特点	苔色 淡黄
Q331_M3	头痛伴随症状	头晕目眩
Q951_M1	舌象脉象表现特点	舌态 强硬
Q21_M10	刺激因素	嗜好烟酒
Q921_M2	舌象脉象表现特点	舌形 胖大
Q811_M3	全身症状	面部特征改变颜面潮红
Q321_M5	头痛部位	前额
Q911_M2	舌象脉象表现特点	舌色 淡白
Q841_M2	全身症状	饮食口味变化 口干渴

Q21_M5	刺激因素　劳累过度	
Q961_M1	舌象脉象表现特点　脉象　浮	
Q961_M13	舌象脉象表现特点　脉象　弦	

2. 冠心病合并高血压 1 期

气火失调证：387 人

Q832_M2	全身症状　腰背四肢不适　腰膝酸软
Q912_M3	舌象脉象表现特点　舌色　红
Q312_M4	头痛性质　胀痛
Q322_M3	头痛部位　太阳穴
Q42_M2	头晕特点　头部昏沉不适
Q942_M3	舌象脉象表现特点　苔色　淡黄
Q22_M3	刺激因素　喜怒情志过激
Q52_M4	视觉改变　两目干涩
Q812_M3	全身症状　面部特征改变　颜面潮红
Q922_M2	舌象脉象表现特点　舌形　胖大
Q862_M7	全身症状　其他特征表现　乏力
Q332_M3	头痛伴随症状　头晕目眩
Q312_M2	头痛性质　隐痛
Q62_M2	听觉异常　耳闭胀闷堵迫
Q52_M3	视觉改变　目昏头眩
Q72_M5	神识改变　烦躁
Q22_M5	刺激因素　劳累过度
Q922_M4	舌象脉象表现特点　舌形　齿痕
Q22_M4	刺激因素　长期抑郁或情志不遂
Q72_M2	神识改变　注意力不集中
Q962_M13	舌象脉象表现特点　脉象　弦
Q942_M2	舌象脉象表现特点　苔色　黄
Q22_M8	刺激因素　作息不规律
Q842_M2	全身症状　饮食口味变化　口干渴
Q322_M1	头痛部位　颠顶
Q852_M2	全身症状　二便表现　小便黄赤
Q42_M4	头晕特点　头晕目眩
Q72_M4	神识改变　心烦
Q332_M2	头痛伴随症状　头皮发胀
Q322_M5	头痛部位　前额
Q862_M2	全身症状　其他特征表现　五心烦热
Q862_M3	全身症状　其他特征表现　潮热颧红

Q822_M6	全身症状	颈项胸腹部不适	气短
Q62_M3	听觉异常	耳鸣如刮风、如蝉鸣	
Q842_M4	全身症状	饮食口味变化	口苦

肝肾阴虚证：528 人

Q942_M1	舌象脉象表现特点	苔色	白
Q912_M1	舌象脉象表现特点	舌色	淡红
Q22_M3	刺激因素	喜怒情志过激	
Q42_M2	头晕特点	头部昏沉不适	
Q22_M8	刺激因素	作息不规律	
Q322_M3	头痛部位	太阳穴	
Q962_M13	舌象脉象表现特点	脉象	弦
Q332_M3	头痛伴随症状	头晕目眩	
Q22_M4	刺激因素	长期抑郁或情志不遂	
Q22_M7	刺激因素	饮食不节	
Q322_M1	头痛部位	颠顶	
Q312_M4	头痛性质	胀痛	
Q22_M5	刺激因素	劳累过度	
Q332_M2	头痛伴随症状	头皮发胀	
Q22_M10	刺激因素	嗜好烟酒	
Q312_M2	头痛性质	隐痛	
Q962_M11	舌象脉象表现特点	脉象	滑
Q912_M3	舌象脉象表现特点	舌色	红
Q962_M2	舌象脉象表现特点	脉象	沉
Q22_M9	刺激因素	更年期前后	
Q942_M3	舌象脉象表现特点	苔色	淡黄
Q332_M7	头痛伴随症状	时轻时重	
Q22_M6	刺激因素	用脑过度	
Q332_M1	头痛伴随症状	头皮麻木	
Q52_M4	视觉改变	两目干涩	
Q812_M3	全身症状	面部特征改变	颜面潮红
Q72_M2	神识改变	注意力不集中	
Q72_M4	神识改变	心烦	
Q322_M5	头痛部位	前额	
Q862_M2	全身症状	其他特征表现	五心烦热
Q932_M5	舌象脉象表现特点	苔质	薄
Q832_M2	全身症状	腰背四肢不适	腰膝酸软
Q42_M4	头晕特点	头晕目眩	

Q962_M4   舌象脉象表现特点 脉象 数

3. 冠心病合并高血压 2 期

痰热扰心证：546 人

Q963_M13   舌象脉象表现特点 脉象 弦

Q333_M3   头痛伴随症状 头晕目眩

Q313_M4   头痛性质 胀痛

Q23_M3   刺激因素 喜怒情志过激

Q953_M3   舌象脉象表现特点 舌态 颤动

Q43_M4   头晕特点 头晕目眩

Q913_M3   舌象脉象表现特点 舌色 红

Q943_M2   舌象脉象表现特点 苔色 黄

Q823_M14   全身症状 颈项胸腹部不适 胸脘痞闷

Q323_M1   头痛部位 颠顶

Q933_M4   舌象脉象表现特点 苔质 厚

Q323_M3   头痛部位 太阳穴

Q813_M8   全身症状 面部特征改变 面色晦滞

Q73_M5   神识改变 烦躁

Q43_M2   头晕特点 头部昏沉不适

Q933_M8   舌象脉象表现特点 苔质 腻

Q913_M6   舌象脉象表现特点 舌色 暗

Q23_M4   刺激因素 长期抑郁或情志不遂

Q863_M7   全身症状 其他特征表现 乏力

Q963_M11   舌象脉象表现特点 脉象 滑

Q963_M2   舌象脉象表现特点 脉象 沉

Q963_M12   舌象脉象表现特点 脉象 涩

Q963_M6   舌象脉象表现特点 脉象 细

Q963_M4   舌象脉象表现特点 脉象 数

络虚阳升证：535 人

Q313_M4   头痛性质 胀痛

Q23_M5   刺激因素 劳累过度

Q23_M3   刺激因素 喜怒情志过激

Q73_M5   神识改变 烦躁

Q963_M13   舌象脉象表现特点 脉象 弦

Q23_M4   刺激因素 长期抑郁或情志不遂

Q23_M8   刺激因素 作息不规律

Q333_M3   头痛伴随症状 头晕目眩

Q43_M4   头晕特点 头晕目眩

Q833_M2　　　　全身症状　腰背四肢不适　腰膝酸软

Q73_M7　　　　　神识改变　易怒

Q323_M3　　　　头痛部位　太阳穴

Q53_M3　　　　　视觉改变　目昏头眩

Q23_M7　　　　　刺激因素　饮食不节

Q823_M15　　　　全身症状　颈项胸腹部不适　心悸

Q23_M10　　　　　刺激因素　嗜好烟酒

Q913_M3　　　　　舌象脉象表现特点　舌色　红

Q943_M2　　　　　舌象脉象表现特点　苔色　黄

Q333_M9　　　　　头痛伴随症状　反复发作，遇劳加重

Q933_M8　　　　　舌象脉象表现特点　苔质　腻

Q963_M11　　　　舌象脉象表现特点　脉象　滑

Q963_M2　　　　　舌象脉象表现特点　脉象　沉

Q963_M4　　　　　舌象脉象表现特点　脉象　数

Q963_M12　　　　舌象脉象表现特点　脉象　涩

Q963_M6　　　　　舌象脉象表现特点　脉象　细

4. 冠心病合并高血压 3 期

土虚木亢证：561 人

Q24_M3　　　　　刺激因素　喜怒情志过激

Q24_M8　　　　　刺激因素　作息不规律

Q24_M4　　　　　刺激因素　长期抑郁或情志不遂

Q914_M6　　　　舌象脉象表现特点　舌色　暗

Q334_M10　　　　头痛伴随症状　烦躁易怒

Q24_M10　　　　　刺激因素　嗜好烟酒

Q24_M5　　　　　刺激因素　劳累过度

Q54_M3　　　　　视觉改变　目昏头眩

Q334_M3　　　　头痛伴随症状　头晕目眩

Q24_M7　　　　　刺激因素　饮食不节

Q314_M4　　　　头痛性质　胀痛

Q74_M5　　　　　神识改变　烦躁

Q44_M4　　　　　头晕特点　头晕目眩

Q334_M9　　　　头痛伴随症状　反复发作，遇劳加重

Q74_M7　　　　　神识改变　易怒

Q54_M8　　　　　视觉改变　目胀

Q334_M13　　　　头痛伴随症状　目涩耳鸣

Q864_M7　　　　全身症状　其他特征表现　乏力

Q844_M11　　　　全身症状　饮食口味变化　纳呆

| Q824_M15 | 全身症状 | 颈项胸腹部不适 | 心悸 |

| Q964_M13 | 舌象脉象表现特点 | 脉象 | 弦 |

| Q944_M2 | 舌象脉象表现特点 | 苔色 | 黄 |

肝阳化风证：480 人

| Q914_M6 | 舌象脉象表现特点 | 舌色 | 暗 |

| Q924_M10 | 舌象脉象表现特点 | 舌形 | 舌下络脉青紫迂曲 |

| Q944_M5 | 舌象脉象表现特点 | 苔色 | 黑 |

| Q64_M9 | 听觉异常 | 听力减退，甚则全聋 |

| Q814_M8 | 全身症状 | 面部特征改变 | 面色晦滞 |

| Q914_M5 | 舌象脉象表现特点 | 舌色 | 紫 |

| Q814_M10 | 全身症状 | 面部特征改变 | 口唇青紫或紫暗 |

| Q834_M10 | 全身症状 | 腰背四肢不适 | 步履飘忽，足如踩棉 |

| Q24_M3 | 刺激因素 | 喜怒情志过激 |

| Q964_M13 | 舌象脉象表现特点 | 脉象 | 弦 |

| Q44_M8 | 头晕特点 | 晕眩甚则仆倒 |

| Q864_M13 | 全身症状 | 其他特征表现 | 偏身感觉障碍 |

| Q954_M5 | 舌象脉象表现特点 | 舌态 | 短缩 |

| Q24_M4 | 刺激因素 | 长期抑郁或情志不遂 |

| Q924_M7 | 舌象脉象表现特点 | 舌形 | 瘀斑 |

| Q324_M11 | 头痛部位 | 脑户尽痛 |

| Q24_M5 | 刺激因素 | 劳累过度 |

| Q64_M6 | 听觉异常 | 耳鸣病程较长 |

| Q74_M15 | 神识改变 | 意识模糊，甚至昏迷 |

| Q844_M14 | 全身症状 | 饮食口味变化 | 舌不知味 |

| Q864_M12 | 全身症状 | 其他特征表现 | 短暂性偏瘫 |

| Q314_M10 | 头痛性质 | 剧痛如裂 |

| Q964_M12 | 舌象脉象表现特点 | 脉象 | 涩 |

（二）各阶段证候构成比

1. 冠心病合并高血压 0 期

两个证候的样本数目：1279 人。

2. 冠心病合并高血压 1 期

两个证候的样本数目：1016 人。

3. 冠心病合并高血压 2 期

两个证候的样本数目：1015 人。

4. 冠心病合并高血压 3 期

两个证候的样本数目：1108 人。

（三）转移概率矩阵结果

1. 冠心病合并高血压 0 期到冠心病合并高血压 1 期

冠心病合并高血压 0 期到冠心病合并高血压 1 期，其转移概率由高到低排列为肝郁气滞证演变为肝肾阴虚证（转移概率 56.51%）、肝阳上亢证演变为气火失调证（转移概率 53.01%）、肝阳上亢证演变为肝肾阴虚证（转移概率 46.99%）、肝郁气滞证演变为气火失调证（转移概率 43.49%）。

2. 冠心病合并高血压 1 期到冠心病合并高血压 2 期

冠心病合并高血压 1 期到冠心病合并高血压 2 期，转移概率由高到低排列为肝肾阴虚证演变为痰热扰心证（转移概率 66.59%）、气火失调证演变为痰热扰心证（转移概率 63.81%）、气火失调证演变为络虚阳升证（转移概率 36.19%）、肝肾阴虚证演变为络虚阳升证（转移概率 33.41%）。

3. 冠心病合并高血压 2 期到冠心病合并高血压 3 期

冠心病合并高血压 2 期到冠心病合并高血压 3 期，转移概率由高到低排列为痰热扰心证演变为土虚木亢证（转移概率 64.01%）、络虚阳升证演变为土虚木亢证（转移概率 63.49%）、络虚阳升证演变为肝阳化风证（转移概率 36.51%）、痰热扰心证演变为肝阳化风证（转移概率 35.99%）。

4. 冠心病合并高血压各期证候演变规律（图 3-2）

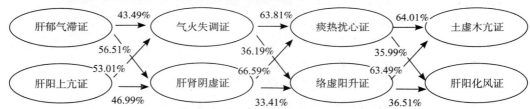

图 3-2　冠心病合并高血压各期证候演变规律演示图

（四）分析述评

1. 冠心病合并高血压的证候类型及证候特征

首先，通过对 1504 份专家调查问卷的聚类统计分析，确立了冠心病合并高血压四期 8 个基本证候类型。其次，对冠心病合并高血压发病各阶段，得出不同分期的证候构成比情况，探讨证候分布特点，总结、归纳冠心病合并高血压的证候类型与证候特征。

2. 冠心病合并高血压 0 期

（1）肝郁气滞证

主症：头晕目眩，头皮发胀或麻木。

次症：头痛，颠顶部、太阳穴部位明显，多由长期抑郁或情志不遂、喜怒情志过激、作息不规律、劳累过度、饮食不节所引发。

舌脉：舌淡红，强硬，苔白，脉弦。

病因病机：《内经》有云"诸风掉眩，皆属于肝"，肝为刚脏，喜条达而恶抑郁。素体肝旺，或体质素弱，复加情志刺激，七情过极，情志失调，肝失条达，影响肝脏疏泄功能，肝气横逆，气机紊乱，而致肝气郁滞。胸痹心痛可形成痰浊、血瘀等病理因素，痰瘀互结阻滞形成后可阻碍气机，影响气机升降失常。肝郁气滞若乘脾胃，或饮食不节损伤脾胃，可致脾失运化，无力运化水湿，湿邪凝则为痰，聚则为饮，痰饮中阻，清阳不升，脑脉失养。

证候分析：随着社会经济的不断发展，竞争激烈，精神紧张，长期抑郁或情志不遂、喜怒情志过激等情志因素是诱发本病的重要原因。肝在五行属木，主疏泄、调畅气机。患者受情志刺激或长期抑郁，肝的疏泄功能失常，肝气郁结，气郁化火，熏灼日久肝阴耗损，肝阳失敛而亢盛出现头痛、头皮发胀。本病病位在肝，与足厥阴肝经密切相关，《冷庐医话·头痛》云"厥阴之脉，会于颠顶，故头痛在颠顶"，故头痛部位多在颠顶部、太阳穴。作息不规律、劳累过度可导致气血亏虚或脾虚生化不足，"营气虚则不仁"，血虚则皮肤失于濡养，故可见头皮麻木之症。患者饮食不节，暴食暴饮，过食肥甘或辛辣之物，脾胃失于健运，必聚湿生热，热为阳邪，其性上炎，具有向上升腾燔灼的特性，出现眩晕、头痛；肥甘无度，脾胃受损，则易致精微不布，痰浊内生，阻塞脉道，亦可导致眩晕。冠心病合并高血压 0 期，病邪伤及气血、脏腑尚浅，故舌淡红，苔白；气郁化火，肝阳失敛，则出现舌强硬；七情失调，邪气滞肝，疏泄失常，气郁不利，脉气紧张，出现弦脉。

（2）肝阳上亢证

主症：头晕目眩，头胀痛或隐痛，颠顶、太阳穴或前额部位明显。

次症：头部昏沉不适，头皮发胀或麻木，颜面潮红，耳闭胀闷堵迫，口干渴，或伴有注意力不集中和腰膝酸软，多由喜怒情志过激、嗜好烟酒、长期抑郁或情志不遂、作息不规律、劳累过度所引发。

舌脉：舌淡红，淡白或白，强硬，或胖大，苔淡黄，脉弦，浮。

病因病机：肾阴亏虚，水不涵木，是引起肝阳上亢的基本病因。老年肾阴亏虚，水不涵木，肝木失荣，致使肝阳偏亢。正如叶天士有云"高年水亏，肝阳升逆无制"，肾阴不足，阴不涵阳，阴不制阳，则肝阳亢盛为害，以致肝阳升动太过。《临证指南医案》中亦有"木火体质，复加郁勃，肝阴愈耗，厥阳升腾"。素体阳盛之人，若情志不遂，郁怒焦虑，肝郁化火，或嗜好烟酒辛辣之品，火伤肝阴，皆可导致肝阴不足，阴阳平衡失其常度，肝阳相对偏盛而浮动上亢，出现肝阳上亢证。

证候分析：肝为风木之脏，体阴而用阳，肝阴不足，阴不潜阳，或肾阴素亏不能养肝，木少滋荣，水不涵木，阴亏于下，阳亢于上而发头晕目眩、头胀痛、头皮发胀，正如《类证治裁·眩晕》有云"肝胆乃风木之脏，相火内寄，其性主动，主升，或由身心过动，或由情志郁勃，或由地气上腾，或由冬藏不密，或由高年肾液已衰，为水不涵木，或由病后精神未复，阴不吸阳，以至目昏耳鸣，震眩不定"；肝肾亏虚，阴精耗损，营血亏损，气血不能上荣于脑络，髓海不充而致头隐痛；患者平日多有作息不规律、劳累过度，劳倦伤及脾胃，气血不足，头皮失于濡养，或脾虚湿盛，痰浊内生，痰阻经络，皆可导致头皮麻木；气壅脉满，清阳受扰则头部昏沉不适；颠顶为足厥阴肝经循行部位，故情志伤肝，肝阳上亢可发为颠顶头痛；嗜好烟酒，内伤积热，易伤及脾胃，导致湿热内生，胃火炽盛，热毒上犯，表现为足阳明胃经循行的前额眉棱骨疼痛；口干渴为阴津亏虚，津液不能上承所致；作息不规律，睡眠不足可生内热，耗伤阴液，致阴虚阳盛则颜面潮红；明代《医林绳墨·卷七》云"耳闭者，乃属少阳三焦之经气之闭也"，肝阳上亢，邪热内传肝胆，肝胆火热上蒸，致火热之邪闭阻耳窍，耳闭胀闷堵迫；水不涵木而不得以制阳，肝阳上亢，上扰心神，虑无所定，形成了注意力不集中的症状；肾藏精、主骨，骨主髓，腰为肾之府，肾阴亏虚，腰府失养，故腰膝酸软；劳累过度，损伤脾胃，气血亏虚，运化不利，痰湿内生，见有舌淡红，淡白或白，胖大；肝阳上亢，阴津不足，筋脉失养，故舌态强硬；阳亢则热，故舌苔淡黄；肝阳上亢，经脉筋经拘急，故见弦脉；浮脉提示病情尚轻浅，病邪在经络肌表部位，邪袭肌腠，卫阳奋起抵抗，脉气鼓动于外。

3. 冠心病合并高血压 1 期

（1）气火失调证

主症：头胀痛或隐痛，颠顶、太阳穴或前额部位明显，头皮发胀。

次症：头晕目眩，头部昏沉不适，颜面潮红，耳闭胀闷堵迫，心烦、烦躁，口干渴、口苦，小便黄赤，腰膝酸软，两目干涩，耳鸣如刮风、如蝉鸣，五心烦热，潮热颧红，或伴有注意力不集中、乏力，气短，多由喜怒情志过激、劳累过度、作息不规律、长期抑郁或情志不遂所引发。

舌脉：舌红，胖大，齿痕，苔黄或淡黄，脉弦。

病因病机：本病发生多由肝经风火，上扰清窍所致。朱丹溪在《格致余论》中有云"气有余，便是火"，气有余，即阳气亢盛可导致各种火证。《吴医汇讲》云："风寒、湿、燥、火……若治不中要，病气留着，则六者皆可化火。"此处"火"为阴液不足，阳气偏亢所致的虚火上炎，或七情太过，脏腑功能失调，阳气郁结所化之火。李东垣在《脾胃论》中有"夫阴火之炽盛，由心生凝滞，七情不安故也"，将七情所致之火，概括为阴火范畴，此处东垣使用"阴火"一词的原意，实指内伤诸病引起火热证候的含义，可包括肝胆之火、脾胃阴火。脾胃为后天之本，充养元气之源泉。元气充沛，则阴火敛降；元气虚衰，则阴火内生，《脾胃论》中有"脾胃之气既伤，而元气亦不能充，而诸病之所由生矣""火与元气不两立，一胜则一负"，脾胃之气虚衰则元气无以充养，制约"阴火"的功能减退，故而脾虚湿热，阴火上冲。《脾胃论·内外伤辨惑论》云："肾间受脾胃下流之湿气，闷塞其下，致阴火上冲，作蒸蒸燥热。"忧思劳倦损耗脾胃之气，脾胃气虚，清阳升发之机不利，水谷之精微不得上输于肺而下流，成为湿浊，于肾间相火相合，即脾湿内蕴，受相火作用，可蕴而化为湿热，阴火亢盛，虚火攻冲头窍。

证候分析：患者受喜怒情志过激刺激，怒极伤肝，肝胆火旺，或长期抑郁或情志不遂，肝失条达，肝气郁结，气郁化火，气火上逆，风阳易动上扰头目，发为眩晕，表现为头胀痛、头晕目眩、头皮发胀、颜面潮红；头为诸阳之会，足厥阴肝经上行颠顶，盖颠顶之上唯风可到，肝经风热，发为颠顶头痛；足少阳胆经循行于耳，肝经风火循少阳经脉上逆于耳，出现耳闭胀闷堵迫；肝火上扰心神，则心烦、烦躁；火热伤津，津液不能上承则口干渴；肝胆火旺表现为口苦；湿热下注膀胱，气化失常，故小便黄赤；东垣有云"内伤脾胃，百病由生"。作息不规律、劳累过度，脾胃之气受损，出现乏力，气短；阴火乘其阳位，扰动心神，攻冲头面，症状可见头隐痛，注意力不集中，五心烦热，潮热颧红，符合《脾胃论》中"先由喜怒悲忧恐，为五贼所伤，而后胃气不行，劳逸、饮食不节继之，则元气乃伤"；前额部位为足阳明胃经循行部位，故脾虚湿热可导致头痛前额部位明显；脾胃为后天之本，先天之肾依赖于脾胃后天之本的滋养，所以脾胃虚弱，则气血无以化生，气血亏虚，则肾精生化乏源。气郁化火耗伤肝肾之阴，肝阴耗伤或肾精不足，腰府、两目、耳窍均失于滋养，则表现为腰膝酸软、两目干涩、耳鸣如刮风、如蝉鸣。肝经风火，热邪炽盛，故舌红，苔黄或淡黄；脾虚湿盛，见舌胖大，齿痕；肝胆火旺，情志失畅则见有弦脉。

（2）肝肾阴虚证

主症：腰膝酸软，心烦，五心烦热，颜面潮红，两目干涩，头晕目眩。

次症：头部昏沉不适，注意力不集中，头隐痛或胀痛，颠顶、太阳穴、前额部位明显，时轻时重，或见头皮麻木或发胀，多于更年期前后发作，与劳累过度、作息不规律、用脑过度、饮食不节、嗜好烟酒、喜怒情志刺激、长期抑郁或情志不遂有关。

舌脉：舌淡红或红，苔薄白或淡黄，脉弦、沉、数、滑。

病因病机：《诸病源候论·风头眩候》中有"风头眩者，由血气亏虚，风邪入脑"，其认为眩晕是由内外之风邪上犯于脑窍所致，其基本病机为肝肾阴虚，气血不足。肝藏血，肾藏精，精能生血，血能化精，此即中医学"肝肾同源""乙癸同源""精血同源"，肾精与肝血在生理与病理上互相影响、密切相关，荣则同荣，衰则同衰。肾为先天之本，藏精生髓，年老肾衰、劳累用脑过度或久病伤肾，均可导致肾精亏耗，肾阴不充，肾脏阴液亏虚；肾属水，肝属木，肾水可以滋养肝木，加之肾阴为一身阴液之根本，故肾阴不足，水不涵木，肝阴不足，从而导致肝肾阴虚。肝主疏泄，主调畅气机和情志，促进着气升降出入的有序运动和气血运行。若长期抑郁或情志不遂，肝失疏泄，可导致气血失调，恼怒抑郁日久化火，灼伤肝肾阴液，即可导致肝肾阴虚。

证候分析：本病可发于更年期前后，多与劳累过度、作息不规律、用脑过度有关。《素问·上古天真论》中有云："女子……五七，阳明脉衰，面始焦，发始堕……七七任脉虚，太冲脉衰少，天癸竭，地道不通，故形坏而无子也。"更年期是女性即将步入老年的特殊阶段，肾气虚衰，肾精不足，不能生髓，髓虚不能填充脑髓，脑窍失养，发为头晕目眩、注意力不集中、头隐痛。肾精亏虚，阴液不足，不能荣养腰膝故有腰膝酸软；虚热上扰，故心烦；阴不敛阳，虚热四散则五心烦热；何书田在《医学妙谛》中说"精液有亏，肝阴不足，血燥生热则风阳上升，窍络阻塞，头目不清，眩晕跌仆"，肾脏阴液亏虚，肝肾阴亏，精血不足，血燥生热，水不涵木，风阳上升，肝阳鸱张则出现颜面潮红，头晕目眩，头胀痛，头皮发胀，头部昏沉不适；长期精神紧张忧郁，情志郁怒，郁气不宣肝失疏泄，络脉失于条达拘急，故头痛，时发时止，常因七情波动而发作或加剧。肝开窍于目，肝阴不足，目窍失养则两目干涩；肝阴血不足则头皮失于濡养，故头皮麻木；肝失疏泄，气机阻滞，阴阳不和，脉气因而紧张，故脉来弦硬而为弦；本阶段病情由轻至重，肝肾阴虚，内热由生，故见舌淡红或红，苔薄白或淡黄，脉沉、数、滑。

4. 冠心病合并高血压 2 期

（1）痰热扰心证

主症：头胀痛，颠顶部或太阳穴明显，头晕目眩，烦躁，小便黄赤，头部昏沉不适。

次症：胸脘痞闷，四肢沉重，面色晦滞，或伴有乏力，多由喜怒情志过激、长期抑郁或情志不遂所引发。

舌脉：舌暗红，时有颤动，苔黄、厚、腻，脉弦、滑、沉、涩、细、数。

病因病机：《丹溪心法·头眩》云："头眩，痰夹气虚并火，治痰为主，夹补气药及降火药。无痰则不作眩，痰因火动。"朱丹溪强调"无痰不作眩"，提出了痰火致眩学说。患者素体阳盛，性急多怒，喜怒情志过激，肝阳偏旺，阳亢则灼液为痰，风阳夹痰上扰，痰热交阻，肝风夹痰热，上扰清窍。正如李用粹《证治汇补·卷之四》有云："以肝上连目系而应于风，故眩为肝风，然亦有因火、因痰、因虚、因暑、因湿者。"长期抑郁或情志不遂，损伤脾胃，脾虚健运失司，水液不化，聚湿生痰，黄元御《四圣心源》云："痰饮者，肺肾之病也，而根源于土湿。"痰浊中阻，蕴久化热，脾虚肝亢，升降失序，扰动心神。

证候分析：患者多由喜怒情志过激所引发，肝郁气滞，肝阳亢盛，表现为头胀痛，颠顶部或太阳穴明显；肝风夹痰热，风阳夹痰上扰，上扰清窍，故头晕目眩；痰热中阻，清阳不升，则头部昏沉不适；《血证论·卧寐》指出"盖以心神不安，非痰即火"，痰火扰心，心神不安则见心烦；湿热下行，蕴结下焦，膀胱气化不利，故小便黄赤；长期抑郁或情志不遂，损伤脾胃，气血亏虚，则乏力；脾胃虚弱，水谷精微、水液失于运化，聚液成湿成痰，痰浊中阻，可见胸脘痞闷；痰湿黏滞重浊，可阻碍气机，故四肢沉重；痰浊阻滞脉道，血行受阻而成瘀，头面失荣，表现为面色晦滞；"舌为心之苗"，心脉瘀阻，则舌色暗红；脾胃损伤，气血两虚，舌络失养，舌体震颤抖动，表现为时有颤动；肝风夹痰热，上扰清窍痰浊中阻，蕴久化热，则舌苔黄、厚、腻；肝风夹有痰热，故出现脉弦、滑、数；气血两虚，血行不畅，日久成瘀，可出现脉沉、涩、细。

（2）络虚阳升证

主症：头晕目眩，头胀痛，太阳穴、颠顶或前额部位明显，或反复发作、遇劳加重。

次症：烦躁，易怒，颜面潮红，心悸，伴有腰膝酸软，多由喜怒情志过激、嗜好烟酒、长期抑郁或情志不遂、作息不规律、劳累过度、饮食不节所引发。

舌脉：舌暗红，苔黄，或腻，脉弦、滑、沉、数、涩、细。

病因病机：络虚为本，阳亢为标。络脉的基本功能是沟通表里，渗灌气血，而其功能的发挥离不开络中气血的充实。若气不足则血行迟滞，血不足则络脉失养，从而导致虚气留滞，痰瘀互结，阻于络中，因虚致实而成络病。劳累过度、饮食不节可引起脾胃和肾等脏腑功能失调，络中气血不足，络脉失充，络脉空虚。《素问·生气通天论》曰：

"阳气者，烦劳则张，精绝，辟积于夏，使人煎厥。"动则生阳，可因作息不规律、劳累过度等烦劳，导致阳气耗伤阴精而阳气过分亢盛、鸱张。人体的阳气，当遇到喜怒情志过激时，气血郁结于人体的上部（包括上焦和头部），发为眩晕，甚至薄厥。

证候分析："络虚则痛"是叶天士的临证经验。络虚原因有三：一为年高体衰，"五七则阳明络虚"，水谷之气不能秉持宗筋肌肉，不荣则痛；二为"肝胃相对，一胜必一负""肝风阳扰，胃络必虚"，胃土润降不足，则发头痛、心悸等症；三为操持太多，伤及营络，精气不充，阳气烦蒸，则发肝经循行部位疼痛、心悸等症。长期抑郁或情志不遂、作息不规律、劳累过度，导致风阳扰动心神，亦可发为心悸、心烦；阳气亢盛，耗伤阴精，肾阴亏虚，髓减骨弱，骨骼失于滋养，故腰膝酸软；风阳上扰，脉气紧张，则出现弦脉；饮食不节可导致脾胃虚弱，湿热内生，故可出现头痛前额部位明显，苔黄，或腻，脉滑数。络虚日久，血瘀内生，故舌暗红，脉沉、细、涩。

5. 冠心病合并高血压 3 期

（1）土虚木亢证

主症：头晕目眩、头胀痛，反复发作，遇劳加重，目胀，烦躁易怒，纳呆，乏力。

次症：心悸，或伴有目涩耳鸣，多由喜怒情志过激、作息不规律、长期抑郁或情志不遂、嗜好烟酒、劳累过度、饮食不节所引发。

舌脉：舌暗，苔黄，脉弦。

病因病机：《灸法秘传》中有云："眩，目花也。晕，头昏也。其病之因有五：一曰无痰不眩，一曰无火不晕，一曰木动生风，一曰水不涵木，一曰土虚木摇是也。"土虚木摇，即土虚木亢。脾主肌肉，五行属土，脾主运化，化生气血，滋养脏腑经脉。肝主疏泄，五行属木，肝木通过它的疏泄作用对脾土起着调节其运化的功能，此即"木克土"的正常生理功能。《素问·经脉别论》说"食气入胃，散精于肝，淫气于筋"，脾土虚弱，生化之源不足，不能润养脏腑，筋脉失养，筋急而生风；或肝木克土，土虚则肝木过旺，必犯脾土而扰中宫，以致土虚木亢，正如《柳选四家医案·评选静香楼医案》中有云："四肢禀气于脾胃，脾胃虚衰，无气以禀，则为振颤。土虚木必摇，故头晕也。"

证候分析：冠心病合并高血压患者常由劳累过度，饮食不节所引发，可损伤脾胃，运化失常，气血亏虚，故见有纳呆，乏力；脾胃虚弱，中气不足，气虚则升化无力，表现为头痛，反复发作，遇劳则头痛更甚；《伤寒明理论·悸》云"正气内虚而悸"，脾胃虚弱，正气损伤，心气不足则发心悸；脾土虚弱，生化之源不足，"虚则所不胜乘之"，脾虚可招致肝木损伤，土虚肝旺，清窍受损，故见有头晕目眩、头痛胀痛；喜怒情志过激、长期抑郁、情志不遂或嗜好烟酒可导致肝阳亢盛，"实则乘其所胜"，肝木克土，以致土虚木摇，表现为头晕目眩、目胀；肝气横逆则烦躁易怒；阳亢耗损阴液，肝肾阴虚，清窍失养，故目涩耳鸣；肝火旺盛，则出现苔黄；虚劳内伤，中气不足，肝木乘脾土，可见弦脉；《素问·痹论》曰"病久入深，荣卫之行涩，经络时疏，故不通"，气血运行迟缓，易形成血瘀证，正所谓"久病入络""久病入血"，故见有舌暗。

（2）肝阳化风证

主症：头剧痛如裂，脑户尽痛，晕眩甚则仆倒。

次症：步履飘忽，足如踩棉，偏身感觉障碍，甚至出现短暂性偏瘫，意识模糊甚至昏迷，耳鸣病程较长，听力减退，甚则全聋，面色晦滞，口唇青紫或紫暗，或伴有舌不知味，多由喜怒情志过激，长期抑郁或情志不遂，劳累过度所引发。

舌脉：舌暗，紫，瘀斑，舌下络脉青紫迂曲，短缩，苔黑，脉弦、涩。

病因病机：肝阳化风，即"内风"。《柳选四家医案·评选静香楼医案》中有"内风本皆阳气之化，然非有余也，乃二气不主交合之故"，说明风气内动是体内阴阳失调，阳气亢逆变动的病理状态。《临证指南医案》云："内风，乃身中阳气之变动。"风气内动以阳为本，主要责之肝阳妄动，为素体阳盛，复因喜怒情志过激、长期抑郁所伤，肝气化火，肝阳暴张，阳盛风动。正如《吴中珍本医籍四种·缪松心医案·肝风门》谓："由肝阳亢逆，化风内动。"《柳选四家医案·评选环溪草堂医案》中亦有："内风多从火生，其原实由于水亏；水亏则木旺，木旺则风生。"阴为阳之基，阴虚于内，久病则肝肾阴亏，肝脉失养，阳失其制，肝阳上僭，动越生风。

证候分析：喜怒情志过激，长期抑郁或情志不遂可导致风阳上逆，火随气窜，横逆络道，血随气升，上冲颠顶，《辨证录·头痛门》中有"人有头痛连脑，双目赤红，如破如裂者，所谓真正头痛也。此病一时暴发，法在不救，盖邪入脑髓而不得出也"的论述。脑为清虚之脏，精神所聚之处，疾病后期气血肾精极虚，风热、火毒、湿浊之邪上犯清窍，脑络受邪则痛不可忍，则出现头剧痛如裂、脑户尽痛、晕眩甚则仆倒的危重证候。《吴中珍本医籍四种》说："肝肾阴亏，风动上旋……"风动于上，阴亏于下，上盛下虚，阴液不足，筋脉失养，筋急而挛，抽搐拘急，震颤掉摇，故步履飘忽，足如踩棉。若病情进一步发展，风阳暴升，气血逆乱，肝风夹痰上蒙清窍，心神昏愦，则意识模糊甚至昏迷。风痰窜扰脉络，风动筋挛，患侧气血运行不利，弛缓不用，则致偏身感觉障碍，甚至出现短暂性偏瘫。冠心病合并高血压3期，病情深重，肝肾阴虚，精血亏虚至极，可出现耳鸣病程较长，听力减退，甚则全聋。肾精亏虚，以致阳气不得潜藏，虚火上浮，舌不知味；肝阳亢盛，阴阳失调，脉气紧张，故见有弦脉。肝阳亢盛或肝郁化火，肝火郁热，热与血结而成瘀；热邪煎熬，阳盛劫伤津血，液受煎熬而为瘀；肝风内动，气血逆乱，痰火或湿热阻滞脉中之血形成瘀血，表现为面色晦滞，口唇青紫或紫暗，舌暗，紫，瘀斑，舌下络脉青紫迂曲，短缩，苔黑，脉弦、涩。

6. 冠心病合并高血压不同阶段的病机变化与证候演变规律

（1）从各阶段主要证候构成比分析证候演变规律

各阶段由高到低构成比的证候：

冠心病合并高血压0期：肝郁气滞证、肝阳上亢证；冠心病合并高血压1期：肝肾阴虚证、气火失调证；冠心病合并高血压2期：痰热扰心证、络虚阳升证；冠心病合并高血压3期：土虚木亢证、肝阳化风证。

1）冠心病合并高血压0期：本病发生与体质、情志和不良的生活方式明显相关。素体肝旺，或体质素弱，复加情志刺激，七情过极，情志失调，肝失疏泄，气机紊乱，而致肝气郁滞。素体阳盛之人，若情志不遂，郁怒焦虑，肝郁化火，《临证指南医案》中亦有"木火体质，复加郁勃，肝阴愈耗，厥阳升腾"之说。嗜好烟酒，易生火热，火伤肝阴，皆可导致肝阴不足，肝阳相对偏盛，出现肝阳上亢证。老年肾阴亏虚，水不涵木，肝木失荣，致使肝阳偏亢。正如叶天士有云："高年水亏，肝阳升逆无制。"肾阴不足，阴不涵阳，阴不制阳，则肝阳亢盛为害，以致肝阳升动太过。在本阶段主要表现为肝郁气滞证、肝阳上亢证。

2）冠心病合并高血压1期：患者受喜怒情志过激刺激，怒极伤肝，肝胆火旺，或长期抑郁或情志不遂，肝气郁结，气郁化火，气火上逆，正如朱丹溪在《格致余论》中有云"气有余，便是火"。忧思劳倦损耗脾胃之气，脾胃气虚，清阳升发之机不利，水谷之精微不得上输于肺而下流，成为湿浊，与肾间相火相合，即脾湿内蕴，受相火作用，可蕴而化为湿热，阴火亢盛，虚火攻冲头窍。肾为先天之本，藏精生髓，年老肾衰、劳累用脑过度或久病伤肾，均可导致肾精亏耗，肾阴不充，水不涵木，肝阴不足从而导致肝肾阴虚。若长期抑郁或情志不遂，肝失疏泄，可导致气血失调，恼怒抑郁日久化火，灼伤肝肾阴液，亦可导致肝肾阴虚。在本阶段主要表现为气火失调证、肝肾阴虚证。

3）冠心病合并高血压2期：患者素体阳盛，性急多怒，喜怒情志过激，肝阳偏旺，阳亢则灼液为痰，风阳夹痰上扰，痰热交阻，肝风夹痰热，上扰清窍。长期抑郁或情志不遂，损伤脾胃，脾虚健运失司，水液不化，聚湿生痰，黄元御《四圣心源》云："痰饮者，肺肾之病也，而根源于土湿。"痰浊中阻，蕴久化热，脾虚肝亢，升降失序，扰动心神。劳累过度、饮食不节可引起脾胃和肾等脏腑功能失调，络中气血不足，络脉失充，络脉空虚。《素问·生气通天论》曰："阳气者，烦劳则张，精绝，辟积于夏，使人煎厥。"体动则生阳，患者出现作息不规律、劳累过度等烦劳，阳气耗伤阴精，可导致阳气过分亢盛、鸱张。在本阶段主要表现为痰热扰心证、络虚阳升证。

4）冠心病合并高血压3期：本病多由劳累过度，饮食不节所引发，可损伤脾胃，脾土虚弱，生化之源不足，不能润养脏腑，筋脉失养，筋急而生风；喜怒情志过激、长期抑郁、情志不遂或嗜好烟酒可导致肝阳亢盛，"实则乘其所胜"，肝木克土，土虚则肝木过旺，必犯脾土而扰中宫，以致土虚木亢，正如《柳选四家医案·评选静香楼医案》所言："四肢禀气于脾胃，脾胃虚衰，无气以禀，则为振颤。土虚木必摇，故头晕也。"风气内动以阳为本，主要责之肝阳妄动，《临证指南医案》云："内风，乃身中阳气之变动。"素体阳盛，复因喜怒情志过激、长期抑郁所伤，肝气化火，肝阳暴张，阳盛风动。《柳选四家医案·评选环溪草堂医案》中亦说："内风多从火生，其原实由于水亏；水亏则木旺，木旺则风生。"冠心病合并高血压3期，病情深重，肝肾阴虚，精血亏虚至极，肝脉失养，阳失其制，肝阳上僭，动越生风。在本阶段主要表现为土虚木亢证、肝风内动证。

（2）从各转移概率矩阵分析证候演变规律

1）冠心病合并高血压0期到1期：冠心病合并高血压0期病机特征为肝郁气滞、肾阴亏虚，水不涵木，其聚类结果为肝郁气滞证、肝阳上亢证。

冠心病合并高血压0期到1期，其转移概率由高到低排列为：肝郁气滞证演变为肝肾阴虚证（转移概率56.51%），肝阳上亢证演变为气火失调证（转移概率53.01%），肝阳上亢证演变为肝肾阴虚证（转移概率46.99%），肝郁气滞证演变为气火失调证（转移概率 43.49%）。

由以上可知，冠心病合并高血压 0 期到 1 期演变规律为所有证型较易发展为肝肾阴虚证、气火失调证。①演变为肝肾阴虚证。若长期抑郁或情志不遂，肝郁气滞，可导致气血失调，恼怒抑郁日久化火，灼伤肝肾阴液，即可导致肝肾阴虚。肝阳上亢证本已有肾阴不足，水不涵木，若复加情志不遂，郁怒焦虑，日久化火，灼伤肝阴，从而导致肝肾阴虚。②演变为气火失调证。长期抑郁或情志不遂，肝郁气滞，脏腑功能失调，使阳气郁结化火，发为气火失调。肝阳上亢，阴液不足，阳气偏亢，致气火上逆，发为气火失调。

2）冠心病合并高血压 1 期到 2 期

冠心病合并高血压 1 期病机特征为肝肾阴虚、肝经风火、脾虚湿滞，其聚类结果为肝肾阴虚证、气火失调证。

冠心病合并高血压 1 期到 2 期，转移概率由高到低排列为：肝肾阴虚证演变为痰热扰心证（转移概率 66.59%），气火失调证演变为痰热扰心证（转移概率 63.81%），气火失调证演变为络虚阳升证（转移概率 36.19%），肝肾阴虚证演变为络虚阳升证（转移概率 33.41%）。

由以上可知，冠心病合并高血压 1 期到 2 期演变规律为所有证型较易发展为痰热扰心证、络虚阳升证。①演变为痰热扰心证。肝肾阴虚，肝阳偏旺，阳亢则灼液为痰，风阳夹痰上扰，痰热交阻，扰动心神，发为痰热扰心。气火失调，则脾失健运，水液不化，聚湿生痰，痰浊中阻，蕴久化热，升降失序，扰动心神，发为痰热扰心。②演变为络虚阳升证。肝肾阴虚，脏腑阴阳失调，阴精亏虚，阴血不足，络脉失充，阴不制阳，可导致阳气过分亢盛、鸱张，发为络虚阳升。气火失调，火气上逆，阳气鸱张，七情郁结，耗伤阴血，络脉空虚，发为络虚阳升。

3）冠心病合并高血压 2 期到 3 期

冠心病合并高血压 2 期病机特征为痰热内扰、络脉空虚，阳气亢盛，其聚类结果为痰热扰心证、络虚阳升证。冠心病合并高血压 3 期病机特征为脾胃虚弱、肝阳亢盛，肝肾虚极，阳升风动，其聚类结果为土虚木亢证、肝阳化风证。

冠心病合并高血压 2 期到 3 期，转移概率由高到低排列为痰热扰心证演变为土虚木亢证（转移概率 64.01%），络虚阳升证演变为土虚木亢证（转移概率 63.49%），络虚阳升证演变为肝阳化风证（转移概率 36.51%），痰热扰心证演变为肝阳化风证（转移概率 35.99%）。

由以上可知，冠心病合并高血压 2 期到 3 期演变规律为所有证型较易发展为土虚木亢证、肝阳化风证。①演变为土虚木亢证。痰热扰心，长期情志不畅，肝阳亢盛，肝木克土，损伤脾胃，脾土虚弱，发为土虚木亢。络虚阳升，素有气血不足，脾胃虚弱，阳气亢盛，肝木过旺，发为土虚木亢。②演变为肝阳化风证。痰热扰心，素有阳热，复因长期郁怒所伤，肝气化火，肝阳暴张，阳盛风动，发为肝阳化风。络虚阳升，本有气血不足，日久精血亏虚至极，肝脉失养，阳失其制，肝阳上僭，动越生风，或本有阳气亢盛，复因喜怒情志过激、长期抑郁所伤，肝气化火，肝阳暴张，阳盛风动，发为肝阳化风。

上述研究结果提示，转移概率矩阵得出的证候演变规律表现：①冠心病合并高血压0期至1期的规律是所有证型较易发展为肝肾阴虚证、气火失调证；②冠心病合并高血压1期至2期的规律是所有证型较易演变为痰热扰心证、络虚阳升证；③冠心病合并高血压2期至3期的规律是所有证型较易演变为土虚木亢证、肝阳化风证。

三、冠心病合并中风证候特征及证候演变规律研究

（一）聚类分析结果

1. 冠心病合并中风急性期

热毒炽盛，阴竭阳脱证：979人

Q21_M1	病势特点	发病突然，急性起病
Q31_M2	神志变化	突然昏仆，不省人事
Q41_M6	语言功能变化	舌謇不能言
Q841_M11	全身表现 二便	二便自遗
Q941_M2	舌象脉象 苔色	黄
Q51_M5	感觉异常	偏身麻木
Q811_M2	全身表现 头部	突发头痛，剧如刀劈
Q951_M1	舌象脉象 舌态	强硬
Q71_M14	头面部表现	口角歪斜
Q21_M2	病势特点	发病前多有诱因
Q831_M4	全身表现 躯干部	饮水发呛
Q611_M2	肢体功能异常 肢体姿态	偏枯不用，瘫软无力
Q821_M3	全身表现 呼吸特点	呼吸急促
Q41_M5	语言功能变化	失语
Q951_M4	舌象脉象 舌态	歪斜
Q41_M2	语言功能变化	构音不清
Q831_M2	全身表现 躯干部	胸闷
Q621_M15	肢体功能异常 运动功能障碍	下肢不能动
Q621_M5	肢体功能异常 运动功能障碍	上肢不能动
Q831_M3	全身表现 躯干部	吞咽困难
Q961_M13	舌象脉象 脉象	弦
Q851_M5	全身表现 出汗情况	大汗淋漓，如珠如油
Q821_M4	全身表现 呼吸特点	呼吸气粗
Q911_M3	舌象脉象 舌色	红
Q961_M4	舌象脉象 脉象	数

风阳痰火，蒙蔽清窍证：296人

Q21_M1	病势特点 发病突然，急性起病
Q31_M2	神志变化 突然昏仆，不省人事
Q71_M14	头面部表现 口角歪斜
Q41_M5	语言功能变化 失语
Q51_M5	感觉异常 偏身麻木
Q41_M6	语言功能变化 舌謇不能言
Q951_M4	舌象脉象 舌态 歪斜
Q621_M15	肢体功能异常 运动功能障碍 下肢不能动
Q831_M3	全身表现 躯干部 吞咽困难
Q21_M2	病势特点 发病前多有诱因
Q821_M3	全身表现 呼吸特点 呼吸急促
Q41_M2	语言功能变化 构音不清
Q821_M4	全身表现 呼吸特点 呼吸气粗
Q811_M4	全身表现 头部 头晕
Q621_M5	肢体功能异常 运动功能障碍 上肢不能动
Q21_M4	病势特点 常有先兆症状
Q51_M16	感觉异常 步履不正
Q831_M4	全身表现 躯干部 饮水发呛
Q71_M15	头面部表现 口角流涎
Q811_M3	全身表现 头部 头痛连颈，项背强直
Q51_M6	感觉异常 肢体麻木
Q811_M8	全身表现 头部 目眩
Q961_M13	舌象脉象 脉象 弦
Q931_M8	舌象脉象 苔质 腻
Q941_M2	舌象脉象 苔色 黄

2. 冠心病合并中风恢复期

气虚痰瘀证：573 人

Q42_M2	语言功能变化 构音不清
Q852_M3	全身表现 出汗情况 自汗乏力
Q42_M3	语言功能变化 语句不全
Q612_M2	肢体功能异常 肢体姿态 偏枯不用，瘫软无力
Q42_M4	语言功能变化 字词不清
Q72_M14	头面部表现 口角歪斜
Q942_M3	舌象脉象 苔色 淡黄
Q832_M4	全身表现 躯干部 饮水发呛
Q872_M2	全身表现 面色口唇 晦暗无华
Q52_M5	感觉异常 偏身麻木

Q812_M7	全身表现 头部 头昏
Q962_M13	舌象脉象 脉象 弦
Q52_M3	感觉异常 手足麻木
Q812_M4	全身表现 头部 头晕
Q952_M4	舌象脉象 舌态 歪斜
Q52_M6	感觉异常 肢体麻木
Q622_M2	肢体功能异常 运动功能障碍 上肢上举力弱
Q942_M2	舌象脉象 苔色 黄
Q612_M3	肢体功能异常 肢体姿态 肢体松懈，瘫软不温，静卧不烦（四肢瘫）
Q72_M15	头面部表现 口角流涎
Q862_M2	全身表现 寒热感觉 身热肢冷
Q812_M5	全身表现 头部 头沉重感
Q822_M7	全身表现 呼吸特点 咯痰或痰多
Q922_M7	舌象脉象 舌形 瘀斑
Q932_M8	舌象脉象 苔质 腻

气虚络滞证：687人

Q72_M15	头面部表现 口角流涎
Q72_M14	头面部表现 口角歪斜
Q812_M7	全身表现 头部 头昏
Q52_M6	感觉异常 肢体麻木
Q52_M16	感觉异常 步履不正
Q42_M3	语言功能变化 语句不全
Q832_M4	全身表现 躯干部 饮水发呛
Q622_M2	肢体功能异常 运动功能障碍 上肢上举力弱
Q612_M2	肢体功能异常 肢体姿态 偏枯不用，瘫软无力
Q962_M13	舌象脉象 脉象 弦
Q52_M3	感觉异常 手足麻木
Q812_M4	全身表现 头部 头晕
Q812_M8	全身表现 头部 目眩
Q852_M3	全身表现 出汗情况 自汗乏力
Q812_M6	全身表现 头部 头皮麻木
Q832_M2	全身表现 躯干部 胸闷
Q22_M10	病势特点 反复性
Q52_M2	感觉异常 肌肤不仁
Q922_M7	舌象脉象 舌形 瘀斑
Q822_M2	全身表现 呼吸特点 气短

Q622_M7	肢体功能异常　运动功能障碍　手指力弱
Q622_M4	肢体功能异常　运动功能障碍　上肢上举不到肩，最多可略摆动
Q952_M2	舌象脉象　舌态　痿软
Q922_M2	舌象脉象　舌形　胖大
Q912_M6	舌象脉象　舌色　暗

3. 冠心病合并中风后遗症期

气虚瘀阻证：804 人

Q73_M15	头面部表现　口角流涎
Q23_M10	病势特点　反复性
Q43_M4	语言功能变化　字词不清
Q73_M14	头面部表现　口角歪斜
Q53_M16	感觉异常　步履不正
Q43_M2	语言功能变化　构音不清
Q43_M3	语言功能变化　语句不全
Q813_M7	全身表现　头部　头昏
Q33_M12	神志变化　健忘
Q953_M4	舌象脉象　舌态　歪斜
Q613_M4	肢体功能异常　肢体姿态　肢体肌肉萎缩
Q833_M4	全身表现　躯干部　饮水发呛
Q613_M2	肢体功能异常　肢体姿态　偏枯不用，瘫软无力
Q913_M6	舌象脉象　舌色　暗
Q43_M6	语言功能变化　舌謇不能言
Q53_M3	感觉异常　手足麻木
Q813_M5	全身表现　头部　头沉重感
Q953_M2	舌象脉象　舌态　痿软
Q53_M2	感觉异常　肌肤不仁
Q623_M7	肢体功能异常　运动功能障碍　手指力弱
Q813_M6	全身表现　头部　头皮麻木
Q53_M6	感觉异常　肢体麻木
Q943_M1	舌象脉象　苔色　白
Q923_M7	舌象脉象　舌形　瘀斑
Q963_M13	舌象脉象　脉象　弦

肝肾亏虚证：488 人

Q943_M1	舌象脉象　苔色　白
Q43_M2	语言功能变化　构音不清
Q953_M2	舌象脉象　舌态　痿软
Q43_M4	语言功能变化　字词不清

Q613_M4	肢体功能异常　肢体姿态　肢体肌肉萎缩
Q863_M1	全身表现　寒热感觉　五心烦热
Q43_M3	语言功能变化　语句不全
Q73_M14	头面部表现　口角歪斜
Q623_M2	肢体功能异常　运动功能障碍　上肢上举力弱
Q863_M3	全身表现　寒热感觉　形寒肢冷
Q33_M12	神志变化　健忘
Q913_M6	舌象脉象　舌色　暗
Q33_M13	神志变化　精神萎靡
Q853_M3	全身表现　出汗情况　自汗乏力
Q73_M15	头面部表现　口角流涎
Q813_M7	全身表现　头部　头昏
Q613_M2	肢体功能异常　肢体姿态　偏枯不用，瘫软无力
Q613_M6	肢体功能异常　肢体姿态　患肢僵硬，拘挛变形
Q53_M16	感觉异常　步履不正
Q873_M2	全身表现　面色口唇　晦暗无华
Q963_M2	舌象脉象　脉象　沉
Q843_M2	全身表现　二便　小便自利
Q823_M2	全身表现　呼吸特点　气短
Q953_M4	舌象脉象　舌态　歪斜
Q963_M6	舌象脉象　脉象　细

（二）各阶段证候构成比

1. 冠心病合并中风急性期

两个证候的样本数目：1275 人。

2. 冠心病合并中风恢复期

两个证候的样本数目：1260 人。

3. 冠心病合并中风后遗症期

两个证候的样本数目：1292 人。

冠心病合并中风各时期证候构成百分比见表 3-1。

表 3-1　各时期证候构成百分比

冠心病合并 中风急性期	热毒炽盛，阴竭阳脱证	76.78%
	风阳痰火，蒙蔽清窍证	23.22%
冠心病合并 中风恢复期	气虚痰瘀证	45.48%
	气虚络滞证	54.52%
冠心病合并 中风后遗症期	气虚瘀阻证	62.23%
	肝肾亏虚证	37.77%

（三）转移概率矩阵结果

1. 冠心病合并中风急性期到冠心病合并中风恢复期

冠心病合并中风急性期到恢复期，其转移概率由高到低排列为热毒炽盛、阴竭阳脱证演变为气虚络滞证（转移概率51.80%），风阳痰火、蒙蔽清窍证演变为气虚痰瘀证（转移概率50.57%），风阳痰火、蒙蔽清窍证演变为气虚络滞证（转移概率49.43%），热毒炽盛、阴竭阳脱证演变为气虚痰瘀证（转移概率48.20%）。

2. 冠心病合并中风恢复期到冠心病合并中风后遗症期

冠心病合并中风恢复期到后遗症期，其转移概率由高到低排列为气虚痰瘀证演变为气虚瘀阻证（转移概率63.34%），气虚络滞证演变为气虚瘀阻证（转移概率61.39%），气虚络滞证演变为肝肾亏虚证（转移概率38.61%），气虚痰瘀证演变为肝肾亏虚证（转移概率36.66%）。

3. 冠心病合并中风各期证候演变规律（图3-3）

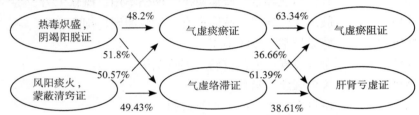

图3-3　冠心病合并中风各期证候演变规律演示图

（四）分析评述

1. 冠心病合并中风的证候类型及证候特征

通过对1504份专家调查问卷的聚类统计分析，确立了冠心病合并中风三期的6个基本证候类型。其次，对冠心病合并中风发病各阶段，得出不同分期的证候构成比情况，探讨证候分布特点，总结、归纳冠心病合并中风的证候类型与证候特征。

2. 冠心病合并中风急性期

（1）**热毒炽盛，阴竭阳脱证**

主症：突发头痛，剧如刀劈；突然昏仆，不省人事，大汗淋漓，如珠如油，二便自遗，呼吸急促、气粗。

次症：发病突然，急性起病，发病前多有诱因，肢体偏枯不用，瘫软无力，肢体不能动，口角歪斜，舌謇不能言，构音不清，（甚或）失语，偏身麻木，胸闷，吞咽困难，饮水发呛。

舌脉：舌强硬、歪斜，舌红，苔黄；脉弦数。

病因病机：火热炽盛乃化为毒。体内热毒炽盛与心、肝二脏火旺密切相关。而心肝之火又多由五志过极而来。心火多因思虑劳心太过，耗伤心阴，日久使心阳相对亢盛而致；肝火亦由情志内伤，抑郁不扬，致肝气郁滞，郁久化火而致。心火暴盛或肝阳暴亢致阳升风动，血随气逆而上涌，蒙蔽清窍。火毒炽盛，耗伤正气，或年老体衰，肾精不足，肝肾阴虚，致使阴亏于下，阳亢于上，浮阳不潜，阴不制阳，肝之阳气升而无制，便亢而化风，上冲于脑而为病。抑或痰湿蒙神或痰热内闭日久，耗伤正气，元气败脱。

证候分析："心火暴甚""五志过极化火"是中风的重要病机之一，如《素问玄机原病式·六气为病》曰："所有中风瘫痪者，非谓肝木之风实甚而卒中也，亦非外中于风尔，由乎将息失宜而心火暴甚、肾水虚衰、不能制之，则阴虚阳实，而热气怫郁，心神昏冒，筋骨不用，而卒倒无所知也，多因喜怒思悲恐五志有所过极而卒中者，由五志过极，皆为热甚故也。"机体耗损太过，脏腑功能失调，气血阴阳不足亦为本病重要病机，如《景岳全书》所云："阴亏于前，而阳损于后；阴陷于下，而阳泛于上，以致阴阳相失，精气不交，所以忽而昏愦卒然仆倒。"此证多见于病势急、病情危笃之时，应及时辨证施治。

（2）风阳痰火，蒙蔽清窍证

主症：头痛连颈，项背强直，头晕，目眩，步履不正；突然昏仆，不省人事，呼吸急促、气粗，肢体麻木，口角歪斜、流涎，舌謇不能言，构音不清。

次症：发病突然，急性起病，发病前多有诱因，常有先兆症状，肢体不能动，偏身麻木，甚或失语，吞咽困难，饮水发呛。

舌脉：舌歪斜，苔黄腻；脉弦。

病因病机：痰之为病，常常夹风、夹热、夹湿，形成风痰、热痰、湿痰。"风性善行而数变"，风痰为病是导致中风复杂多变的重要病机；热痰为病，多由痰郁化火或肝火内炽，炼液成痰，痰热阻滞中焦，致气血逆乱，痰热血气并逆于脑而发病；湿痰为病，多由素体肥胖、痰湿过盛，或久嗜肥甘厚味之品，或劳倦内伤脾胃，致使脾失健运，水液不化，聚而为湿，留而为痰。

证候分析：《丹溪心法·中风》曰"半身不遂，大率多痰"，若风痰横窜经络，痹阻脉络，使气血运行不畅，出现半身不遂，肢体麻木。若风痰上扰、蒙蔽清窍，见神识昏蒙；风痰阻于舌本，致机窍失灵，见语言謇涩，甚或失语，如《证治要诀·中风》载："中风之证，卒然昏倒，昏不知人，或痰涎壅盛，咽喉作声，或口眼㖞斜，手足瘫痪，或半身不遂，或舌强不语。"

3. 冠心病合并中风恢复期

（1）气虚痰瘀证

主症：自汗乏力，咯痰或痰多，口角歪斜、流涎，肢体偏枯不用，瘫软无力，构音不清，偏身麻木，面色晦暗无华，头晕，头昏，饮水发呛。

次症：肢体松懈，瘫软不温，静卧不烦（四肢瘫），上肢上举力弱，字词不清，语句不全，手足、肢体麻木，头沉重感，或身热肢冷。

舌脉：舌歪斜，有瘀斑；苔淡黄，质腻；脉弦。

病因病机：气虚则疏布津液、运行血液失职，停滞体内形成痰饮、瘀血。二者既为致病因素，又为病理产物。生理上气血同源，病理上痰瘀相互转化。气虚痰瘀形成，一方面阻于脉络，导致缺血性中风；另一方面，离经之血，溢于脑窍，导致出血性中风。

证候分析：朱丹溪认为中风乃"湿痰生热"所致，如"有风病者非风也，皆湿土生痰，痰生热，热生风，因湿热相火内蕴，痰火痰气壅闭窍络，动风而卒中"。因此，治疗上倡导"治痰为先"，如"中风大率主血虚有痰，治痰为先，次养血行血"；又曰："气虚卒倒者，用参、芪补之。有痰，浓煎参汤，加竹沥、姜汁入内服。"正气不足，血行不畅，瘀滞脑脉，阻滞经络，如《诸病源候论·风偏枯候》载："使血气凝涩，不能润养，久不瘥，真气去，邪气独留，则成偏枯。"《医林改错》亦曰"半身不遂，亏损元气，是其本源"，而"元气既虚，必不能达于血管，血管无气，必停而留瘀"，提出"中风半身不遂，偏身麻木"是由气虚血瘀所致。

（2）气虚络滞证

主症：气短，自汗乏力，肢体偏枯不用，瘫软无力，肌肤不仁，手足、肢体麻木，口角歪斜、流涎，语句不全，饮水发呛，步履不正，胸闷，头晕，目眩。

次症：病势呈反复性特点，手指力弱，上肢上举力弱，上举不到肩，最多可略摆动，头昏，头皮麻木。

舌脉：舌暗，瘀斑，痿软，胖大；脉弦。

病因病机：《诸病源候论·风偏枯候》载"使血气凝涩，不能润养，久不瘥，真气去，邪气独留，则成偏枯"。气虚则不能正常输布津液、运行血液，形成痰瘀，痰瘀阻遏，脉络不通，导致脉络滞涩。气虚亦可致津液、血液生成不足，形成气阴两虚，不能濡养脉络，导致脉络滞涩。均为气虚所致络滞。但其机制大相径庭。痰瘀痹阻，气血不畅，属实证；气阴两亏，营卫俱虚，属虚证。

证候分析：气虚为冠心病合并中风恢复期之主要病理基础，是脉络阻滞之根源所在，如《症因脉治》所云："半身不遂之因，或气凝血滞，脉痹不行，或胃热生痰，流入经隧，踞绝道路，气血不得往还……则半身不遂之症作矣。"冠心病合并中风气虚者常表现为"气短，自汗乏力"。《素问集注·五脏生成篇》曰"脾主运化水谷之精，以生养肌肉，故主肉"，故脾气虚所致本病常见"肢体瘫软无力，手指力弱"或"上肢上举力弱，上举不到肩，最多可略摆动"。气虚则生血不足，气虚血亏，营卫俱虚，不能荣养经络，脉络滞涩，则常见"头皮麻木""手足、肢体麻木""肌肤不仁"。气血两虚，血行迟缓，脉道滞涩，日久则成瘀血，因此可见"舌暗，瘀斑"。心脉血流滞缓，导致"胸闷"；脑络滞涩，血行缓慢，头目清窍失养，导致"头晕，目眩，头昏"。

肢体脉络滞涩，气血运行不畅，导致"肢体偏枯不用，步履不正"。会厌及面部经络滞涩，则导致"饮水发呛""口角歪斜、流涎，语句不全"。气虚则津液布散缓慢，日久易停聚为痰，可见"舌痿软，胖大，脉弦"。痰随湿性，有黏滞的特点，停于体内多滞涩不畅，痰邪致病又有缠绵难愈的特点，故本病病程较长，且"病势呈反复性特点"。

4. 冠心病合并中风后遗症期

（1）气虚瘀阻证

主症：肢体偏枯不用，肢体肌肉萎缩，瘫软无力，肌肤不仁，手足、肢体麻木，口角歪斜、流涎，舌謇不能言，构音不清，饮水发呛，头昏，健忘。

次症：病势呈反复性特点，手指力弱，字词不清，语句不全，步履不正，头皮麻木，头沉重感。

舌脉：舌痿软、歪斜，舌暗，有瘀斑，苔白，脉弦。

病因病机：气虚则运血无力，血流不畅，气滞血瘀，而致脑脉瘀滞不通。脉道具有"壅遏营气，令无所避"的功能，故一旦脑脉闭阻，气血不能上承以充养脑髓，其功能迅速受损，不能发挥统感官、司运动、主明辨等作用。

证候分析：气虚瘀阻证多见于气虚质或血瘀质的患者，在本病后遗症期亦常见。"久病入络"理论源于叶天士，即《临证指南医案》所载"其初在经在气，其久入络入血"。叶天士提出"亏损元气，是其本源"，并创立补阳还五汤，为后世医家治疗脑血管病后遗症选用辛温、辛润或辛咸药物，如当归尾、新绛、桃仁、地龙等奠定了理论基础。

（2）肝肾亏虚证

主症：肢体偏枯不用，患肢僵硬，拘挛变形，步履不正，头昏，健忘；偏阳虚者兼见精神萎靡，形寒肢冷，面色晦暗无华，小便自利；偏阴虚者兼见五心烦热。

次症：瘫软无力，肢体肌肉萎缩，上肢上举力弱，构音不清，字词不清，语句不全，口角歪斜、流涎，自汗乏力，气短。

舌脉：舌痿软、歪斜，舌暗，苔白，脉沉细。

病因病机：肾精不足，肝肾阴虚致水不涵木，肝阳偏亢，在这种情况下，每因情志变化而引动肝风，致气血上逆于脑而发为中风。如《素问·生气通天论》云："阳气者，大怒则形气绝，而血菀于上，使人薄厥"，明确指出了生气后肝阳上亢，肝风内动，风火上炎，上冲脑络而发病。

证候分析：《临证指南医案·肝风》有"经云：东方生风，风生木，木生酸，酸生肝。故肝为风木之脏，因有相火内寄，体阴用阳，其性刚，主动主升，全赖肾水以涵之，血液以濡之，肺金清肃下降之令以平之，中宫敦阜之土气以培之，则刚劲之质得为柔和之体，遂其条达畅茂之性，何病之有？倘精液有亏，肝阴不足，血燥生热，热则风阳上升，窍络阻塞，头目不清，眩晕跌仆，甚则瘛疭痉厥矣"，详细描述了肝血虚、肾阴虚导致的中风所见症状及病理机制。

5. 冠心病合并中风不同阶段的病机变化与证候演变规律

（1）从各阶段主要证候构成比分析证候演变规律

《临证指南医案》曰："医道在乎识证、立法、用方，此为三大关键，然三者之中，识证尤为紧要。"精准地辨识证候是中医临床取得良好疗效的不二法门。证候是一定时间点与一定状态下的产物，若时间推移、状态变化，证候就会发生由此及彼的改变，是具有"动态时空"性的。根据病期研究冠心病合并中风的中医证候是总结其证候演变规律的基础，亦是提高辨证论治水平与临床疗效的关键所在。

各阶段由高到低构成比的证候：

冠心病合并中风急性期：热毒炽盛、阴竭阳脱证，风阳痰火、蒙蔽清窍证；冠心病合并中风恢复期：气虚络滞证、气虚痰瘀证；冠心病合并中风后遗症期：气虚瘀阻证、肝肾亏虚证。

1）冠心病合并中风急性期：冠心病合并中风多发于中老年人，是本虚标实、虚实夹杂之证。冠心病（胸痹心痛）以"阳微阴弦"为病机关键，即阳气虚于上，阴寒之邪盛于下，其本虚可有气虚、血虚、阴虚、阳虚，标实多为血瘀、痰浊、气滞、寒凝。中风则为上盛下虚之证，即肝肾亏虚于下，气血逆乱于上，以肝肾亏虚、气血不足为本，以风、火、痰、瘀为标。冠心病合并中风急性发作阶段以标实为主、本虚为次，在危重阶段甚至有元气败脱，阴阳离决之势，故本病急性期常见热毒炽盛，阴竭阳脱证与风阳痰火，蒙蔽清窍证。

现代医学认为动脉粥样硬化是导致心脑血管疾病的本源，中医从痰瘀论治胸痹心痛、中风等疾病亦取得了较好疗效。近年来，随着炎症导致动脉粥样硬化学说的兴起，发现炎症反应是引起动脉粥样硬化发生、发展及诱发斑块不稳定、斑块破裂，进而导致急性心脑血管病事件的重要原因。而炎症反应与中医对"毒"的认识不谋而合。"毒，邪气蕴结不解之谓。"（《金匮要略心典》）王永炎院士认为脏腑功能失调、气血运行失常会使体内代谢产物不能及时排出，蕴积日久败坏形体而化为"毒"。此"毒"易从阳化热、化火，并与痰、瘀胶结，阻滞心脉脑络，发为冠心病合并中风，故在本病急性期阶段较常见热毒炽盛，阴竭阳脱证与风阳痰火，蒙蔽清窍证。

《金匮要略·脏腑经络先后病脉证》曰："夫病痼疾，加以卒病，当先治其卒病，后乃治其痼疾也。"对于冠心病合并中风患者而言，冠心病为痼疾、中风为卒病，因此治疗重点应在中风病上，尤其在急性发作阶段及时予以救阴回阳固脱、化痰开窍醒神等疗法是决定患者预后之关键。

2）冠心病合并中风恢复期：冠心病合并中风进入第二阶段恢复期时，急症得以缓解，标实亦已得治，故以气虚、阴虚为主，兼有些许痰、瘀。气虚乃脏腑功能失调、气血阴阳失衡之本源。《素问·调经论》曰"人之所有者，血与气耳""血气不和，百病乃变化而生"；明·李中梓《医宗必读》载"气血者，人之所赖以生者也，气血充盈，则百邪外御，病安从来？气血虚损，则诸邪辐辏，百病丛集"。

气虚则血液生成减少，气血两虚，邪气趁虚而入致病，诚如《素问》所谓"正气存内，邪不可干""邪之所凑，其气必虚"；"此必因虚邪之风，与其身形，两虚相得，乃客其形"（《灵枢·百病始生》）。气虚则输布津液异常、运行血液异常，导致痰瘀内生，阻遏心脉、脑络诱发本病。气虚则温煦功能失职，脉络更易受寒邪直中，凝滞痉挛而诱发本病。李东垣认为，"心者，君主之官……善治斯疾者，唯在调和脾胃，使心无凝滞"，王清任亦云"中风半身不遂，偏身麻木，是由气虚血瘀而成""元气既虚，不能达到血管，血管无气，必停而留瘀"，均可视为从气虚痰瘀、气虚络滞论治冠心病合并中风之理论雏形。

阴虚则精血津液匮乏，不能滋润濡养经脉，导致脉络滞涩，气血津液运行不畅，痹阻心脉、脑络而诱发本病。如《素问·上古天真论》曰："肾精亏虚，以致肾病虚……虚则胸中痛。"中风发病亦与年老体衰、肝肾之阴耗伤密切相关，如《景岳全书》载"虚邪之至，害必归阴，五脏之伤，穷必及肾""凡病此者，多以素不能慎，或七情内伤，或酒色过度，先伤五脏之真阴"。故冠心病合并中风恢复期常见气虚痰瘀证与气虚络滞证。

3）冠心病合并中风后遗症期：明·张景岳提出"中风非风"的论点，云"非风一证，即时人所谓中风证也。此证多见卒倒，卒倒多由昏愦，本皆内伤积损颓败而然，原非外感风寒所致"，认为中风乃"内伤积损"所致，强调气虚阴亏、内伤积损的致病特点。正衰积损是冠心病合并中风后遗症期的关键病机，这一特点在中老年患者群尤为明显。清·叶天士提出"精血衰耗，水不涵木，木少滋荣，故肝阳偏亢，内风时起"（《临证指南医案·中风》），年老体弱，肾精渐亏，肾阴亏损，水不涵木，致肝肾亏虚。

"久病伤气耗气"，冠心病合并中风后遗症期患者常有气虚表现。气虚则运血无力，血流不畅，形成血瘀；气虚则固摄无力，血溢脉外，离经之血不得及时消散，血瘀自生，形成气虚瘀阻证，即王清任所谓"半身不遂，亏损元气，是其本源"。"久病入血入络"，叶天士亦强调"久积入络"，"积伤入络，气血皆瘀，则流行失司，所谓痛则不通也"，故冠心病合并中风后遗症期常见气虚瘀阻证与肝肾亏虚证。

《素问·至真要大论》载："谨守病机，各司其属，有者求之，无者求之，盛者责之，虚者责之，必先五胜，疏其血气，令其调达，而致和平。"故治疗冠心病合并中风时应注意甄别标本虚实缓急，认清病机，宜遵循"急则治标，缓则治本""实则泻之，虚则补之"的原则，从调理心脑气血着手，以提高临床疗效。

（2）从各转移概率矩阵分析证候演变规律

1）冠心病合并中风急性期到冠心病合并中风恢复期：冠心病合并中风急性期以邪盛（标实）为特征，风邪（40%）、热邪（40%）、痰饮（36%）、湿热（20%）、毒邪（20%）等实邪蒙蔽清窍，或实邪内闭日久，耗损正气，甚者元气败脱，其聚类结果：热毒炽盛，阴竭阳脱证；风阳痰火，蒙蔽清窍证。

冠心病合并中风急性期到冠心病合并中风恢复期转移概率由高到低排列：热毒炽盛，阴竭阳脱证演变为气虚络滞证（转移概率51.80%）；风阳痰火，蒙蔽清窍证演变为气虚痰瘀证（转移概率50.57%）；风阳痰火，蒙蔽清窍证演变为气虚络滞证（转移概率49.43%）；热毒炽盛，阴竭阳脱证演变为气虚痰瘀证（转移概率48.20%）。

《素问·阴阳应象大论》曰"壮火食气"，"壮火"乃阳热亢盛之实火，最易损伤人体正气，使全身气衰津脱。急性期之热毒、风火（阳火）、痰火等均与《内经》所谓"壮火"属性相似，易耗伤正气、灼伤津液。气虚则推动无力，不能正常输布津液、运行血液，津血滞于脉络形成痰瘀；气虚则固摄无力，津液、血液离于常道，停滞脉外，形成痰瘀；热毒、风火（阳火）灼津炼血，亦可形成痰瘀。故急性期各证型均易发展为气虚痰瘀证。

"血气者，人之神"（《素问·八正神明论》），气血是心、脑功能的物质基础，且心脉、脑络赖于阳气之温煦与阴血、阴津之濡养。上述痰浊、血瘀之有形实邪生成，必然导致脉络滞涩；另有气虚、血亏、阴竭、阳脱等虚证，亦可致脉络失于温煦、濡养而滞涩。风、热、火、毒均可耗气伤津，抑或耗气甚而伐阳、伤津甚而劫阴，故急性期各证型均易发展为气虚络滞证。

2）冠心病合并中风恢复期到冠心病合并中风后遗症期：冠心病合并中风恢复期以本虚标实，虚实夹杂为特征，正气不足——脾气虚（36%）、心气虚（24%），血行不畅，痰瘀阻络——痰饮（52%）、血瘀（20%）；阴血亏虚——肝血虚（32%），则脉络失荣，依聚类结果分为两种：①气虚痰瘀证；②气虚络滞证。

冠心病合并中风后遗症期以本虚为主，虚多邪少为特征，气虚——脾气虚（44%）、肾气虚（24%）则血运不畅，瘀血形成——血瘀（16%）；阳虚——肾阳虚（28%）、脾阳虚（24%）、心阳虚（24%）则阴寒内生——寒凝（16%），血脉凝滞，甚则痰瘀痹阻——痰饮（40%）；阴虚——肾阴虚（28%）、肝血虚（28%）则不能制阳，风阳亢动——风邪（20%），依聚类结果分为两种：①气虚瘀阻证；②肝肾亏虚证。

冠心病合并中风恢复期到冠心病合并中风后遗症期转移概率由高到低排列：气虚痰瘀证演变为气虚瘀阻证（转移概率63.34%）；气虚络滞证演变为气虚瘀阻证（转移概率61.39%）；气虚络滞证演变为肝肾亏虚证（转移概率38.61%）；气虚痰瘀证演变为肝肾亏虚证（转移概率36.66%）。

《素问·痹论》曰："病久入深，营卫之行涩，经络失疏故不通。"《仁斋直指附遗方论·血营气卫论》载："盖气为血帅也，气行则血行，气止则血止，气温则血滑，气寒则血凝，气有一息之不运，则血有一息之不行。"大病、久病后，势必导致元气亏损，气虚则行血无力造成血瘀，如王清任所云："元气既虚，必不能达于血管，血管无气，必停留而瘀"，故恢复期各证型均易发展为气虚瘀阻证。

阴虚阳亢，化风、化火乃本病发作最基本病机之一，素体阴虚，津血不足，或操劳过度，精血暗耗，或恣情纵欲，房事不节，阴精亏乏等均可致肝肾亏虚。至后遗症期仍常见肝肾亏虚证，但其病机与急性期略微不同。继恢复期以气虚为主的病机特点，后遗症期仍遗有正气不足，脾胃气弱。津血阴液生成有赖胃之"游溢精气"与"脾气散精"，脾胃气虚则影响精血的生成，致肝血不足、肾精亏损，故恢复期各证型均易发展为肝肾亏虚证。

四、冠心病合并糖尿病证候特征及证候演变规律研究

（一）聚类分析结果

1. 冠心病合并糖尿病前期

阴虚火旺证：415人

Q911_M1	舌象脉象表现特点舌色	淡红
Q211_M2	胸痛特点	隐痛
Q931_M1	舌象脉象表现特点舌下脉络	色红
Q861_M2	全身症状睡眠改变伴随症状	伴多梦
Q881_M2	全身症状手足心热特点	伴心烦
Q341_M2	三多一少体重变化与体型特点	体重下降
Q971_M6	舌象脉象表现特点脉象	细
Q851_M2	全身症状睡眠改变特点	入睡困难
Q951_M3	舌象脉象表现特点苔色	淡黄
Q851_M4	全身症状睡眠改变特点	少寐多梦

Q911_M3	舌象脉象表现特点舌色	红
Q971_M4	舌象脉象表现特点脉象	数
Q221_M6	心悸表现	心烦
Q331_M3	三多一少小便特点	小便频数
Q3211_M3	三多一少进食特点	消谷善饥

气血两虚证：329人

Q951_M1	舌象脉象表现特点苔色	白
Q921_M2	舌象脉象表现特点舌形	胖大
Q861_M2	全身症状睡眠改变伴随症状	伴多梦
Q851_M2	全身症状睡眠改变特点	入睡困难
Q3221_M2	三多一少口味变化	口淡乏味
Q221_M2	心悸表现	心下空虚
Q871_M2	全身症状腹部不适特点	脘腹胀闷
Q911_M2	舌象脉象表现特点舌色	淡白
Q851_M3	全身症状睡眠改变特点	睡后易醒
Q861_M3	全身症状睡眠改变伴随症状	伴健忘
Q341_M6	三多一少体重变化与体型特点	超重（24 ≤ BMI < 28）
Q51_M2	视听感觉异常特点	目痒
Q861_M7	全身症状睡眠改变伴随症状	伴乏力
Q3221_M5	三多一少口味变化	口甘
Q341_M7	三多一少体重变化与体型特点	形体肥胖（BMI ≥ 28）
Q921_M4	舌象脉象表现特点舌形	齿痕
Q941_M3	舌象脉象表现特点苔质	滑
Q971_M2	舌象脉象表现特点脉象	沉

脾气郁滞证：87人

Q951_M1	舌象脉象表现特点苔色	白
Q861_M2	全身症状睡眠改变伴随症状	伴多梦
Q851_M2	全身症状睡眠改变特点	入睡困难
Q871_M2	全身症状腹部不适特点	脘腹胀闷
Q921_M2	舌象脉象表现特点舌形	胖大
Q221_M4	心悸表现	怔忡不眠
Q911_M2	舌象脉象表现特点舌色	淡白
Q211_M11	胸痛特点	胸闷如窒或憋闷疼痛
Q341_M6	三多一少体重变化与体型特点	超重（24 ≤ BMI < 28）
Q341_M7	三多一少体重变化与体型特点	形体肥胖（BMI ≥ 28）
Q861_M4	全身症状睡眠改变伴随症状	伴头晕
Q221_M3	心悸表现	心下痞满

Q871_M5	全身症状腹部不适特点 伴纳呆
Q971_M2	舌象脉象表现特点脉象 沉

瘀阻血络证：85 人

Q961_M1	舌象脉象表现特点舌态 强硬
Q971_M1	舌象脉象表现特点脉象 浮
Q211_M3	胸痛特点 刺痛
Q3211_M8	三多一少进食特点 嗜食肥甘
Q51_M2	视听感觉异常特点 目痒
Q221_M5	心悸表现 怵惕不安
Q851_M3	全身症状睡眠改变特点 睡后易醒
Q931_M3	舌象脉象表现特点舌下脉络 色青紫
Q221_M3	心悸表现 心下痞满
Q931_M6	舌象脉象表现特点舌下脉络 主干微粗或迂曲，周围出现细小络脉或分支
Q341_M8	三多一少体重变化与体型特点 向心型肥胖
Q941_M9	舌象脉象表现特点苔质 有根
Q71_M3	肢体感觉变化 肢端发凉
Q211_M14	胸痛特点 喜按
Q331_M4	三多一少小便特点 饮一溲一
Q3211_M4	三多一少进食特点 饥饿难忍，易伴低血糖反应
Q861_M9	全身症状睡眠改变伴随症状 伴心悸
Q341_M5	三多一少体重变化与体型特点 正常体重（18.5 ≤ BMI < 24）
Q941_M2	舌象脉象表现特点苔质 燥
Q961_M3	舌象脉象表现特点舌态 颤动
Q971_M9	舌象脉象表现特点脉象 虚
Q971_M12	舌象脉象表现特点脉象 涩

2. 冠心病合并糖尿病期

气阴两虚证：289 人

Q3212_M3	三多一少进食特点 消谷善饥
Q852_M3	全身症状睡眠改变特点 睡后易醒
Q872_M2	全身症状腹部不适特点 脘腹胀闷
Q912_M3	舌象脉象表现特点舌色 红
Q852_M4	全身症状睡眠改变特点 少寐多梦
Q882_M9	全身症状手足心热特点 伴口渴
Q212_M2	胸痛特点 隐痛
Q52_M4	视听感觉异常特点 视物昏渺
Q52_M3	视听感觉异常特点 两目干涩

Q222_M4	心悸表现 怔忡不眠
Q62_M2	皮肤异常变化 皮肤干燥
Q882_M2	全身症状手足心热特点 伴心烦
Q332_M3	三多一少小便特点 小便频数
Q862_M9	全身症状睡眠改变伴随症状 伴心悸
Q972_M6	舌象脉象表现特点脉象 细
Q822_M3	全身症状喘促特点 伴心悸、汗出
Q862_M4	全身症状睡眠改变伴随症状 伴头晕
Q882_M3	全身症状手足心热特点 伴失眠
Q862_M7	全身症状睡眠改变伴随症状 伴乏力
Q872_M10	全身症状腹部不适特点 伴乏力
Q882_M5	全身症状手足心热特点 伴乏力
Q972_M2	舌象脉象表现特点脉象 沉
Q342_M4	三多一少体重变化与体型特点 形体消瘦（BMI ＜ 18.5）

湿热内结证：447 人

Q872_M2	全身症状腹部不适特点 脘腹胀闷
Q852_M4	全身症状睡眠改变特点 少寐多梦
Q852_M2	全身症状睡眠改变特点 入睡困难
Q892_M3	全身症状腰膝酸软特点 伴月经不调
Q222_M4	心悸表现 怔忡不眠
Q862_M3	全身症状睡眠改变伴随症状 伴健忘
Q872_M6	全身症状腹部不适特点 伴呃逆或嗳气
Q862_M4	全身症状睡眠改变伴随症状 伴头晕
Q912_M3	舌象脉象表现特点舌色 红
Q952_M2	舌象脉象表现特点苔色 黄
Q212_M11	胸痛特点 胸闷如窒或憋闷疼痛
Q3222_M6	三多一少口味变化 口黏腻
Q892_M5	全身症状腰膝酸软特点 伴外阴瘙痒
Q872_M5	全身症状腹部不适特点 伴纳呆
Q892_M4	全身症状腰膝酸软特点 伴带下量多
Q892_M6	全身症状腰膝酸软特点 伴遗精
Q862_M2	全身症状睡眠改变伴随症状 伴多梦
Q812_M5	全身症状面部口唇变化 面潮红
Q922_M4	舌象脉象表现特点舌形 齿痕
Q862_M6	全身症状睡眠改变伴随症状 伴头痛
Q942_M8	舌象脉象表现特点苔质 腻
Q3222_M4	三多一少口味变化 口苦

Q942_M3	舌象脉象表现特点苔质	滑
Q972_M4	舌象脉象表现特点脉象	数
Q972_M13	舌象脉象表现特点脉象	弦

痰瘀痹阻证：190 人

Q872_M2	全身症状腹部不适特点	脘腹胀闷
Q892_M2	全身症状腰膝酸软特点	伴腰痛
Q932_M6	舌象脉象表现特点舌下脉络	主干微粗或迂曲，周围出现细小络脉或分支
Q862_M4	全身症状睡眠改变伴随症状	伴头晕
Q412_M2	水液代谢失常水肿部位	颜面
Q222_M4	心悸表现	怔忡不眠
Q212_M11	胸痛特点	胸闷如窒或憋闷疼痛
Q862_M9	全身症状睡眠改变伴随症状	伴心悸
Q872_M6	全身症状腹部不适特点	伴呃逆或嗳气
Q932_M3	舌象脉象表现特点舌下脉络	色青紫
Q72_M3	肢体感觉变化	肢端发凉
Q3212_M8	三多一少进食特点	嗜食肥甘
Q972_M2	舌象脉象表现特点脉象	沉
Q942_M8	舌象脉象表现特点苔质	腻
Q972_M11	舌象脉象表现特点脉象	滑
Q972_M13	舌象脉象表现特点脉象	弦
Q342_M7	三多一少体重变化与体型特点	形体肥胖（BMI ≥ 28）
Q922_M4	舌象脉象表现特点舌形	齿痕
Q922_M2	舌象脉象表现特点舌形	胖大

脾肾两虚证：129 人

Q892_M2	全身症状腰膝酸软特点	伴腰痛
Q872_M2	全身症状腹部不适特点	脘腹胀闷
Q962_M2	舌象脉象表现特点舌态	痿软
Q412_M2	水液代谢失常水肿部位	颜面
Q412_M3	水液代谢失常水肿部位	眼睑
Q52_M4	视听感觉异常特点	视物昏渺
Q952_M1	舌象脉象表现特点苔色	白
Q892_M3	全身症状腰膝酸软特点	伴月经不调
Q892_M5	全身症状腰膝酸软特点	伴外阴瘙痒
Q872_M5	全身症状腹部不适特点	伴纳呆
Q332_M4	三多一少小便特点	饮一溲一
Q872_M6	全身症状腹部不适特点	伴呃逆或嗳气

Q972_M2	舌象脉象表现特点脉象　沉
Q62_M16	皮肤异常变化　皮肤瘙痒
Q62_M4	皮肤异常变化　局部皮色紫红或暗红
Q972_M9	舌象脉象表现特点脉象　虚

3. 冠心病合并糖尿病慢性并发症期

（肾）阴虚血瘀证：241 人

Q913_M6	舌象脉象表现特点舌色　暗
Q863_M11	全身症状睡眠改变伴随症状　伴夜卧不安
Q883_M10	全身症状手足心热特点　伴夜卧不安
Q53_M4	视听感觉异常特点　视物昏渺
Q893_M2	全身症状腰膝酸软特点　伴腰痛
Q883_M9	全身症状手足心热特点　伴口渴
Q893_M9	全身症状腰膝酸软特点　伴性欲低下
Q943_M6	舌象脉象表现特点苔质　少苔或无苔
Q73_M13	肢体感觉变化　感觉迟钝或消失
Q863_M9	全身症状睡眠改变伴随症状　伴心悸
Q883_M4	全身症状手足心热特点　伴心悸
Q863_M10	全身症状睡眠改变伴随症状　伴怔忡
Q73_M2	肢体感觉变化　感觉异常，可如麻木、蚁行、虫爬、触电样
Q883_M3	全身症状手足心热特点　伴失眠
Q923_M7	舌象脉象表现特点舌形　瘀斑
Q973_M6	舌象脉象表现特点脉象　细
Q53_M8	视听感觉异常特点　耳鸣如蝉
Q53_M3	视听感觉异常特点　两目干涩
Q883_M2	全身症状手足心热特点　伴心烦
Q343_M4	三多一少体重变化与体型特点　形体消瘦（BMI＜18.5）
Q53_M10	视听感觉异常特点　耳聋
Q893_M7	全身症状腰膝酸软特点　伴早泄
Q853_M4	全身症状睡眠改变特点　少寐多梦
Q213_M2	胸痛特点　隐痛
Q913_M3	舌象脉象表现特点舌色　红
Q973_M2	舌象脉象表现特点脉象　沉
Q923_M9	舌象脉象表现特点舌形　镜面舌
Q913_M5	舌象脉象表现特点舌色　紫
Q63_M6	皮肤异常变化　皮肤可见瘀斑瘀点
Q933_M4	舌象脉象表现特点舌下脉络　色紫绛
Q63_M3	皮肤异常变化　肌肤甲错

Q333_M5　　　　　　三多一少小便特点　夜尿频多

Q63_M16　　　　　　皮肤异常变化　皮肤瘙痒

Q63_M2　　　　　　　皮肤异常变化　皮肤干燥

Q343_M2　　　　　　三多一少体重变化与体型特点　体重下降

Q923_M5　　　　　　舌象脉象表现特点舌形　瘦薄

Q973_M12　　　　　　舌象脉象表现特点脉象　涩

Q933_M3　　　　　　舌象脉象表现特点舌下脉络　色青紫

Q813_M20　　　　　　全身症状面部口唇变化　耳郭萎缩晦暗

Q813_M14　　　　　　全身症状面部口唇变化　唇紫暗

Q813_M19　　　　　　全身症状面部口唇变化　耳轮干枯

Q813_M11　　　　　　全身症状面部口唇变化　面鬶黑

Q53_M6　　　　　　　视听感觉异常特点　雀盲

（肾）阳虚血瘀证：742 人

Q823_M9　　　　　　全身症状喘促特点　伴下肢浮肿

Q893_M2　　　　　　全身症状腰膝酸软特点　伴腰痛

Q223_M4　　　　　　心悸表现　怔忡不眠

Q873_M6　　　　　　全身症状腹部不适特点　伴呃逆或嗳气

Q73_M13　　　　　　肢体感觉变化　感觉迟钝或消失

Q213_M11　　　　　　胸痛特点　胸闷如窒或憋闷疼痛

Q63_M15　　　　　　皮肤异常变化　破溃久不收

Q873_M2　　　　　　全身症状腹部不适特点　脘腹胀闷

Q893_M9　　　　　　全身症状腰膝酸软特点　伴性欲低下

Q863_M10　　　　　　全身症状睡眠改变伴随症状　伴怔忡

Q873_M7　　　　　　全身症状腹部不适特点　伴泛恶

Q863_M9　　　　　　全身症状睡眠改变伴随症状　伴心悸

Q73_M12　　　　　　肢体感觉变化　跌阳脉弱或消失

Q873_M10　　　　　　全身症状腹部不适特点　伴乏力

Q893_M8　　　　　　全身症状腰膝酸软特点　伴阳痿

Q823_M7　　　　　　全身症状喘促特点　伴喘憋

Q923_M7　　　　　　舌象脉象表现特点舌形　瘀斑

Q823_M3　　　　　　全身症状喘促特点　伴心悸、汗出

Q213_M2　　　　　　胸痛特点　隐痛

Q893_M7　　　　　　全身症状腰膝酸软特点　伴早泄

Q413_M7　　　　　　水液代谢失常水肿部位　腰膝以下部位

Q973_M2　　　　　　舌象脉象表现特点脉象　沉

Q873_M9　　　　　　全身症状腹部不适特点　伴头晕

Q823_M2　　　　　　全身症状喘促特点　不能平卧，动则尤甚

Q873_M5	全身症状腹部不适特点　伴纳呆
Q73_M3	肢体感觉变化　肢端发凉
Q863_M4	全身症状睡眠改变伴随症状　伴头晕
Q893_M6	全身症状腰膝酸软特点　伴遗精
Q823_M4	全身症状喘促特点　伴咳嗽咳痰
Q973_M12	舌象脉象表现特点脉象　涩
Q3213_M9	三多一少进食特点　伴脘闷呕恶
Q73_M5	肢体感觉变化　四末冷痛

心脾两虚证：146 人

Q863_M9	全身症状睡眠改变伴随症状　伴心悸
Q873_M5	全身症状腹部不适特点　伴纳呆
Q73_M9	肢体感觉变化　行久即痛，痛不能行，稍歇则缓
Q923_M2	舌象脉象表现特点舌形　胖大
Q3213_M9	三多一少进食特点　伴脘闷呕恶
Q863_M7	全身症状睡眠改变伴随症状　伴乏力
Q3223_M2	三多一少口味变化　口淡乏味
Q943_M7	舌象脉象表现特点苔质　腐
Q953_M1	舌象脉象表现特点苔色　白
Q923_M4	舌象脉象表现特点舌形　齿痕
Q913_M2	舌象脉象表现特点舌色　淡白

（二）各阶段证候构成比

1. 冠心病合并糖尿病前期

四个证候的样本数目：916 人。

2. 冠心病合并糖尿病期

四个证候的样本数目：1055 人。

3. 冠心病合并糖尿病慢性并发症期

三个证候的样本数目：1159 人。

（三）转移概率矩阵结果

1. 冠心病合并糖尿病前期到冠心病合并糖尿病期

（1）频数转移（表 3-2）

表 3-2　冠心病合并糖尿病前期到冠心病合并糖尿病期证候频数转移矩阵

冠心病合并糖尿病前期	冠心病合并糖尿病期			
	气阴两虚	湿热内结	痰瘀痹阻	脾肾两虚
阴虚火旺	90	109	38	36

冠心病合并糖尿病前期	冠心病合并糖尿病期			
	气阴两虚	湿热内结	痰瘀痹阻	脾肾两虚
气血两虚	63	80	32	16
脾气郁滞	30	15	23	12
瘀阻血络	18	19	7	12

（2）概率转移（表3-3）

表3-3 冠心病合并糖尿病前期到冠心病合并糖尿病期证候转移概率矩阵

冠心病合并糖尿病前期	冠心病合并糖尿病期			
	气阴两虚	湿热内结	痰瘀痹阻	脾肾两虚
阴虚火旺	32.97%	39.93%	13.92%	13.19%
气血两虚	32.98%	41.88%	16.75%	8.38%
脾气郁滞	37.5%	18.75%	28.75%	15%
瘀阻血络	32.14%	33.93%	12.5%	21.43%

2. 冠心病合并糖尿病期到冠心病合并糖尿病慢性并发症期

（1）频数转移（表3-4）

表3-4 冠心病合并糖尿病期到冠心病合并糖尿病并发症期证候频数转移矩阵

冠心病合并糖尿病期	冠心病合并糖尿病慢性并发症期		
	（肾）阴虚血瘀	（肾）阳虚血瘀	心脾两虚
气阴两虚	83	80	38
湿热内结	44	154	25
痰瘀痹阻	36	50	14
脾肾两虚	22	39	15

（2）概率转移（表3-5）

表3-5 冠心病合并糖尿病期到冠心病合并糖尿病并发症期证候转移概率矩阵

冠心病合并糖尿病期	冠心病合并糖尿病慢性并发症期		
	（肾）阴虚血瘀	（肾）阳虚血瘀	心脾两虚
气阴两虚	41.29%	39.8%	18.91%
湿热内结	19.73%	69.06%	11.21%
痰瘀痹阻	36%	50%	14%
脾肾两虚	28.95%	51.32%	19.74%

3. 冠心病合并糖尿病各期证候演变规律（图 3-4）

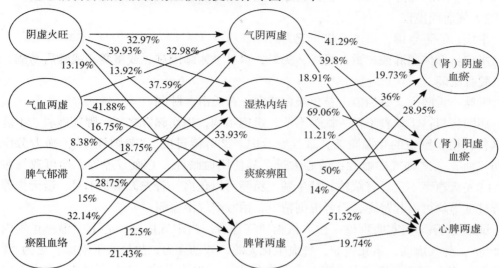

图 3-4　冠心病合并糖尿病中医证候演变规律演示图

（四）分析评述

1. 冠心病合并糖尿病的证候类型及证候特征

通过对 1504 份专家调查问卷的聚类统计分析，确立了冠心病合并糖尿病三期的 11 个基本证候类型。其次，对冠心病合并糖尿病发病各阶段，得出不同分期的证候构成比情况，探讨证候分布特点，总结、归纳冠心病合并糖尿病的证候类型与证候特征。

（1）冠心病合并糖尿病前期

1）阴虚火旺证

主症：胸部隐痛，手足心热，少寐多梦。

次症：体重下降，心下空虚，心烦，或多梦，或入睡困难，皮肤干燥，消谷善饥，小便频数。

舌脉：舌色淡红或红，苔淡黄，脉细数。

病因病机：①素体阴虚，或房劳过度，或久病体衰，机体失养，或热病伤阴，阴液外泄，或失治、误治，过食热性药物，耗伤阴津，阴虚而阳亢。②思虑劳神过度，暗耗阴血，即"凡事不能用心，一思更甚，此由思索过劳心血虚损而然"（《罗氏会约医镜·论怔忡》）所论。③情志失调，五志皆可化火，火盛而伤阴；或饮食不节化热而伤阴。④年老体衰，《素问·阴阳应象大论》曰："年四十而阴气自半也，起居衰矣"，提示人到中年以后，人体阴气开始匮乏，脏腑功能衰惫，阴液亏虚进而化热。

证候分析：阴液不足，心络失于濡养故可见胸部隐痛。《丹溪心法》云"人之所主者心，心之所养者血，心血一虚，神气不守，此惊悸之所肇端也"，心神失养，故可见心下空虚。《素问·疟论》有"阴虚则内热"，阴不制阳，虚热内生，扰乱心神，故可见心烦、少寐多梦等症。阴液不足，肌肤失养故而皮肤干燥。《素问·六节藏象论》云

"心者，其充在血脉"，阴液亏少，血脉不充，故可见脉细。

2）气血两虚证

主症：心下空虚，口淡乏味，乏力。

次症：形体肥胖或超重，目痒，头晕，口甘，入睡困难，或多梦，或睡后易醒，健忘，脘腹胀闷。

舌脉：舌胖大，舌齿痕，苔色淡白或白，苔质滑，脉沉。

病因病机：①饮食不调。饮食不节，饥饱不调，损伤脾胃之气，脾气虚弱，不能运化水谷精微，则血的化源匮乏，致气血亏虚。②劳倦过度。"劳则气耗"，强力劳作能耗伤气血，久之则气虚血亏；劳心太过，易使阴血暗耗，心血亏虚等，均可致气血两虚。③先天禀赋不足。肾藏精，精生髓，精髓可以化血。若先天禀赋不足，后天失养及房劳过度等均可引起肾虚，而肾虚则精少，精亏则气虚血弱。

证候分析：《伤寒明理论·悸》认为"气虚者，由阳气内虚，心下空虚，正气内动而悸也"，脾气虚弱，运化失职，气血生化无源，鼓动无力，故见心下空虚、乏力。《明医指掌·诸血证二》说"夫血者，水谷之精也……生化于脾，总统于心"，血虚无以养心，心无所主，故可见入睡困难、多梦；心主神明，心神失养，故有健忘。《世医得效方》卷十七曰"虚则口淡"，脾胃气虚，脾胃受纳腐熟、运化功能减弱，故有口淡乏味。脾为气机升降之枢纽，脾虚升降失常，气机不畅，发为脘腹胀闷。舌胖大齿痕、脉沉均为气血两虚之征象。

3）脾气郁滞证

主症：心下痞满，脘腹胀闷，伴纳呆。

次症：体型超重或形体肥胖，头晕，怔忡不眠，或多梦，或入睡困难，胸闷如窒或憋闷疼痛。

舌脉：舌胖大，苔淡白或白，脉沉。

病因病机：暴饮暴食，饮食不化，停蓄中脘，壅遏脾气。或过食辛辣油腻，酿生湿热，或外感寒湿，蕴胃呆脾，脾气郁滞。若情志怫郁，忧思不解，肝失疏泄，脾伤气结则致气机郁滞不利，故《医门补要》说："善怒多思之体，情志每不畅遂，怒则气结于肝，思则气并于脾，一染杂症，则气之升降失度，必加呕恶、胸痞、胁胀、烦冤。"

证候分析：情志失调是诱发本病的重要原因。肝在五行属木，主疏泄，主调畅气机。肝的疏泄功能失常，气机郁滞，则出现心下痞满；肝失疏泄，脾失健运，运化失司，痰邪内生，痰为阴邪，重浊黏滞，阻于心脉，胸阳失展，气机不畅，气机痹阻，故胸闷如窒或憋闷疼痛；气机阻滞，升降失常，气不行水，津液输布、排泄受到影响，津液内停，化生痰饮，脾失健运，可见脘腹胀闷、纳呆。肝郁脾虚，脾不能运化水谷精微，痰浊中阻，上蒙清窍则头晕。

4）瘀血阻络证

主症：胸刺痛，心悸。

次症：向心型肥胖，嗜食肥甘，易伴低血糖反应，或饥饿难忍，或饮一溲一，目痒，怵惕不安，心下痞满，睡后易醒，肢端发凉。

舌脉：舌下脉络色青紫，主干微粗或迂曲，周围出现细小络脉或分支，舌强硬或颤动，苔质燥或有根，脉虚或浮或涩。

病因病机：①饮食失调。平素过食肥甘，妨碍脾胃运化，化气不足而正气亏虚，"气为血之帅"，气虚血行不畅，则有脉络阻塞不通；或脾失健运，水液代谢失常，"脾为生痰之源"，痰浊内生，阻于脉道，血行不畅，导致瘀血阻络。②先天禀赋不足。素体阴虚，阴虚脉道失养，脉道不利易致瘀血阻络；阴虚日久，滋生内热，阴虚燥热，耗伤血中津液，使血液黏稠而致瘀血阻络。

证候分析：脾胃为后天之本，气血生化之源，脾主升清，主运化，喜燥而恶湿，过食肥甘则易伤脾气，脾失健运，运化失司，水液五谷不归正化易有形体肥胖、低血糖反应。化气不足，正气亏虚，不能温煦四肢则有指端发凉，不能载液上荣清窍则有目痒。气虚无力运血养心，心神失养则有心悸、怵惕不安、睡后易醒。清代医家唐容川在《血证论》中提出"血与气本不相离，内有瘀血，故气不得通"，脾胃虚弱或瘀血内阻，均可使气化不利，故有饮一溲一。瘀血阻络，气机不利，不能运化津液，舌失濡养故有舌颤动、强硬或苔燥。血行不畅，脉络阻塞，心络不通则有胸刺痛，舌络不通则有舌下脉络色青紫，主干微粗或迂曲，周围出现细小络脉或分支。脉或虚或浮或涩为瘀血阻络之象。

（2）冠心病合并糖尿病期

1）气阴两虚证

主症：手足心热，口渴，乏力，胸隐痛。

次症：形体消瘦，或怔忡不眠，或睡后易醒，或少寐多梦，或心悸、汗出，消谷善饥，皮肤干燥，或脘腹胀闷，两目干涩，或视物昏渺，小便频数。

舌脉：舌色红。脉沉细。

病因病机：①饮食不节，平时过食肥甘厚味，损伤脾胃，气血生化乏源，易见气阴两伤。②情志不调，恼怒、抑郁可致肝气郁结，日久化火伤阴；肝郁乘脾，脾气不足，导致气阴两伤。③劳倦内伤，劳累太过或房劳太过，伤及肾精；年迈体衰，又或久病，脏腑功能减退，发生气阴亏虚。④失治误治，壮火食气，气本已亏，医者见阴虚热盛症状，过用苦寒清热之品，热虽消而气更伤，转为气阴两虚之证。

证候分析：《脾胃论·饮食劳倦所伤始热中论》认为"既脾胃气衰，元气不足，而心火独盛，心火者，阴火也……脾胃气虚，则下流于肾，阴火得以乘其土位"，脾气虚致心阴不足，化生阴火，心阴不足，不能濡养心脉则胸隐痛；《景岳全书·杂证谟》论"此证惟阴虚劳损之人乃有之""虚微者动亦微，虚甚者动亦甚"，心阴亏虚，正气不足，心神失养，故而怔忡不眠、心悸。若耗伤心阴较甚，心神失养，心神动摇，又虚热内生，上扰心神，二者相合更使心神不宁，则有少寐多梦。《审视瑶函》曰："此症谓目日觉干涩不爽利，而视昏花也，因劳瞻竭视，过虑多思，耽酒恣燥之人，不忌房事，致伤神水。"思虑暗耗阴血，过劳伤及阴精，不上承于目故见两目干涩。汗为心之液，气虚卫表失于固摄，心液外溢则汗出；气虚膀胱失约，阴虚相火内生，水为火迫，故有小便频数。正气不足，阴血亏虚，机体失充，故有形体消瘦、乏力。

2）湿热内结证

主症：消谷善饥，口苦，口黏腻，脘腹胀闷。

次症：胸闷如窒或憋闷疼痛，入睡困难，或多梦，头痛，健忘，面潮红，怔忡不眠，伴呃逆或嗳气，或有外阴瘙痒、月经不调、带下量多。

舌脉：舌色红，舌有齿痕，苔色黄，苔质滑腻，脉弦数。

病因病机：①情志失调，"脾在志为思"，"思则气结"。张景岳说："但苦思难释则伤脾。"肝失疏泄无以调畅气机，脾升胃降失调，脾失健运生湿，湿郁化热，湿热乃成；五志过激，皆可化火，"壮火食气"，火热内生而气耗，气不足则水液不化，湿邪内生，合而形成湿热。②饮食失节：偏嗜肥甘厚腻，肥甘厚味极具生湿助热的特性，易酿湿生热；嗜酒、过饱、过食肥甘厚味及不洁的饮食，无规律的饮食均易伤及脾胃，引起食滞、湿阻、气滞等，而食滞、湿阻、气滞日久均可化热。酒性本身即"气热而质湿"。可见诸多饮食不节因素均可导致湿热内结。③湿热体质。

证候分析：《血证论·阴阳水火气血论》云"若水质一停，则气便阻滞……水结，痰凝不散，心失所养"，肝气郁滞，或思虑伤脾，或饮食失节，脾失健运，津液不得输布，凝聚为湿邪，湿邪阻塞气机，故胸闷如窒或憋闷疼痛。《灵枢·经脉》说："气盛则身以前皆热，其有余于胃，则消谷善饥，溺色黄。"中焦热盛故食入易消，消谷善饥。热扰心神故见入睡困难、怔忡不眠。因湿与热内结不化，则上溢于口，而口为之黏。口苦属火，马莳《素问注证发微》说："南方主夏，阳气炎蒸，故生热。热极则生火，火性炎上，其味作苦，故火生苦。"湿邪中阻，气机升降失调，故见腹胀闷、呃逆或嗳气。

3）痰瘀痹阻证

主症：胸闷如窒或憋闷疼痛，脘腹胀闷，伴呃逆或嗳气。

次症：头晕，怔忡不眠，伴心悸，嗜食肥甘，形体肥胖，肢端发凉。

舌脉：舌下脉络色青紫，主干微粗或迂曲，周围出现细小络脉或分支，舌形胖大有齿痕，苔腻，脉象或沉或滑或弦。

病因病机：①情志失调，长期情志不遂，肝气郁结，则气不布津，以致津液积聚，凝结成痰；肝失疏泄，气郁不畅，血行不利，或痰阻血络，则成血瘀。②饮食失节，嗜食膏粱厚味之品，易损伤脾胃，津液不能正常化生、输布、运化，则聚而为痰；气血津液化生不足，气虚无力推动血行而致瘀。或因湿热内蕴，热邪灼津为痰；耗伤阴血，血行不畅，停而致瘀。③脏腑虚弱，年过半百，脏腑日衰，五脏俱虚，或先天禀赋不足，又或房劳过度，久病元气大伤而致五脏虚损，任一脏腑气机失调，水运不畅，停留其间，痰饮便生。痰阻气滞，血运失畅，血瘀而成。

证候分析：素体肥胖，嗜食肥甘，痰浊内生，或停滞于经脉，或留滞于脏腑，阻滞气机，血瘀气滞，可见胸闷如窒或憋闷疼痛。痰瘀为津液代谢异常病理产物，形成后又可影响正常水液代谢，阻滞气机，故可见脘腹胀闷、胖大舌、齿痕舌、脉滑等。痰瘀为阴邪，而心神清净，其随气上逆，尤易蒙蔽清窍，扰乱心神，可致心悸等症。痰瘀阻滞，气血运行不利，形体官窍因脉络瘀阻，可见舌下脉络色青紫，主干微粗或迂曲，周围出现细小络脉或分支。

4）脾肾两虚证

主症：腰膝酸软，伴腰痛，脘腹胀闷，伴纳呆，饮一溲一。

次症：颜面或眼睑水肿，视物昏渺，伴月经不调，伴外阴瘙痒，伴呃逆或嗳气，皮肤瘙痒局部皮色紫红或暗红。

舌脉：舌态痿软，苔色白，脉沉或虚。

病因病机：①久病失养。饮食不节而致脾胃损伤，脾胃为后天之本，脾胃虚弱，不能濡养先天而致肾脏虚衰；或痰浊、瘀血等阴邪内生，损伤阳气；或失治误治，过用苦寒之品，伤及脾肾；或久病及肾，均可发为脾肾两虚证。②年老体衰。年过半百，脏腑日衰，五脏俱虚，或先天禀赋不足，又或房劳过度，久病元气大伤而致脾肾虚损。

证候分析："腰为肾之府"（《素问·脉要精微论》），肾气虚，腰府失于濡养，故可出现腰膝酸软、腰痛等症。脾主运化，脾气不足，运化无力，既可导致其运化水谷精微功能减弱；又可导致其运化水液功能减退，化生痰、湿、饮，即"诸湿肿满，皆属于脾"（《素问·至真要大论》），"气虚为阳虚之渐，阳虚为气虚之甚"，脾气虚弱可致脾阳不足，故临床可见纳呆、脘腹胀闷、呃逆嗳气等。"肾者主水"（《素问·上古天真论》），气能摄津，反之则布津无力，水液难化，湿聚饮停，故出现颜面、眼睑水肿等症。脾肾两虚，气化不利，故有饮一溲一。脾肾两虚，精血不足，清窍失养，故有视物昏渺。脾肾两虚，可有阴血不足，可致湿邪内生，故有月经不调、外阴瘙痒等症。舌态痿软、苔白、脉沉或虚均为脾肾两虚之征象。

（3）冠心病合并糖尿病慢性并发症期

1）（肾）阴虚血瘀证

主症：形体消瘦，耳鸣如蝉，两目干涩，肢体感觉迟钝或消失，肢体感觉可如麻木、蚁行、虫爬、触电样。

次症：胸闷如窒或憋闷疼痛，怔忡不眠，伴夜卧不安，伴腰痛，肌肤甲错，面黧黑，雀盲。

舌脉：舌色暗，舌有瘀斑，少苔或无苔，脉细。

病因病机：①阴液不足，血脉不充：《玉机微义》曰"血注之于脉，充则实，少则涩"，津液不足，血行壅滞、迟缓、不畅，发为瘀阻。②阴液亏虚，脉络失养：血行畅达需依靠机体阴液对脉络濡润滋养，若阴液亏虚，脉道失于濡润，日久血脉干涩僵枯，运行涩滞，凝而成瘀。③阴虚火旺，熬津灼络：阴虚不能制阳，阳气相对偏亢，虚火内生，煎灼血中津液，津枯血燥，血黏而成瘀，或虚火灼伤脉络，络损血溢成瘀。④瘀血伤阴：瘀血内阻日久，新血不能化生，必致阴血亏虚；瘀血阻滞，气机失调，水液输布异常，机体失养而致阴虚；或瘀血久积，化热伤阴。

证候分析：《景岳全书》认为"五脏之伤，穷必及肾"，病变日久，迁延不愈，必累及肾脏；人至中年肾阴衰退，"年四十，而阴气自半也，起居衰矣"（《素问·阴阳应象大论》），房劳过度也耗伤肾阴。《素问·疟论》有"阴虚则内热"，肾阴不足，无以制阳，虚热内生，上扰心神，或为肾阴不足，水不既济，心火独亢于上，扰乱心神，故可见怔忡不眠、夜卧不安。《诸病源候论》云："肾藏精，精者血之所成也。"肾阴不足，无以生血，机体失养，血脉不充，故可见形体消瘦、脉细。"腰为肾之府"，肾阴不足，故有腰痛。肾阴亏虚，精血不足，清窍失养故有耳鸣如蝉、两目干涩。痰瘀同源，瘀血内生，气行不畅，进而痰浊内生，可见胸闷如窒或憋闷疼痛。"气不至则麻""血不荣则木"，肾阴亏虚，不能濡养，再加瘀血阻络，故有肢体感觉迟钝或消失，肢体感觉可如麻木、蚁行、虫爬、触电样变化。

2）（肾）阳虚血瘀证

主症：胸闷如窒或憋闷疼痛，怔忡不眠，肢体感觉迟钝或消失，肢端发凉，腰膝以下部位水肿，不能平卧，动则尤甚。

次症：伴性欲低下，伴泛恶，伴心悸，伴乏力，伴心悸、汗出，阳痿，喘憋，早泄，四肢冷痛。

舌脉：舌瘀斑，脉沉或涩。

病因病机：素体阳虚，累及肾脏阳气虚衰；年高肾亏，肾脏阳气虚衰；久病及肾，阴损及阳，或痰湿、血瘀等阴邪伤阳，肾脏阳气虚衰；房劳过度耗伤肾阳；或失治误治，过用苦寒，伤及肾阳。阳虚阴乘，痹阻心脉，胸阳不展，心脉不通，瘀血阻滞。正如《医林改错》中云："元气既虚，必不能达于血管，血管无气必停留而瘀。"

证候分析：《金匮要略·胸痹心痛短气病脉证治》云"阳微阴弦，即胸痹而痛，所以然者，责其极虚也。今阳虚知在上焦，所以胸痹心痛者，以其阴弦故也"。胸阳不展，气机痹阻，脉络不通，不通则痛，故胸闷如窒而痛或憋闷疼痛。肾阳为诸阳之根，肾阳亏虚，心阳鼓动无力，心脉瘀阻，心失所养，或肾阳亏虚，水饮不化，水气凌心故心悸、怔忡失眠、夜卧不安；心居胸中，为宗气所聚，肾阳虚累及心阳虚，宗气泄，动则气耗，故喘促不能平卧，动则尤甚；阳虚气衰，无力推动血脉，则血行涩滞故舌有瘀斑；汗为心之液，心阳不足，不能卫外则汗出；不能温煦肢体故肢端发凉；阳虚不能蒸腾气化水液，致水邪泛滥，外溢肌肤，且水性趋下故腰膝以下部位水肿；肾阳虚弱，故性欲低下。肾阳亏虚，真火衰败，阴浊内生故有泛恶。

3）心脾两虚证

主症：心悸，口淡乏味，乏力，纳呆。

次症：脘闷呕恶，下肢行久即痛，痛不能行，稍歇则缓。

舌脉：舌苔质腐，色白或淡白，舌形齿痕，脉虚。

病因病机：饮食不节，饥饱不调，损伤脾胃之气，脾气虚弱，不能运化水谷精微，则血的化源匮乏，致心血不足；劳倦内伤，思虑过度，则会劳伤心脾，耗血伤神，即使心血亏耗，心神失养，又影响脾胃生化气血，而且使脾失统血之职，加重心脾两虚证。

证候分析：在当今社会随着生活水平的提高，人们的膳食结构发生了很大的变化，膏粱厚味在食品中的比重不断增加。膏粱之品，消化不易；肥甘之物，助湿生痰。贪凉饮冷，刺激肠胃，困遏脾阳，过嗜之极易导致中土失健，脾失运化。《伤寒明理论·悸》云："气虚者，由阳气内虚，心下空虚，正气内动而悸也。"《明医指掌·诸血证二》云："夫血者，水谷之精也……生化于脾，总统于心。"脾气虚弱，运化失职，气血生化无源，血虚无以养心，故可见心悸。《世医得效方》卷十七"虚则口淡"，脾胃气虚，脾胃气受纳腐熟、运化功能减弱，故有口淡乏味。脾为气机升降之枢纽，脾虚升降失常，气机不畅，发为脘腹胀闷。心主血脉，脾主四肢，心脾两虚，四肢血脉不充，"劳则气耗"，行走时气血愈发不足，失于濡养故有下肢行久即痛。舌形齿痕、苔色白均为心脾两虚之征象。

2. 冠心病合并糖尿病不同阶段的病机变化与证候演变规律

（1）从各阶段主要证候构成比分析证候演变规律　各阶段由高到低构成比的证候：冠心病合并糖尿病早期：阴虚火旺证、气血两虚证、脾气郁滞证、瘀阻血络证；冠心病合并糖尿病期：湿热内结证、气阴两虚证、痰瘀痹阻证、脾肾两虚证；冠心病合并糖尿病慢性并发症期：（肾）阳虚血瘀证、（肾）阴虚血瘀证、心脾两虚证。

（2）冠心病合并糖尿病前期　本病发生与体质、情志、饮食、年龄明显相关。素体阴虚，或年老体衰，阴血不足，心脉失养发为胸痹，阴虚阳亢，易内生燥热发为消渴。思虑劳神过度，心血暗耗，《罗氏会约医镜·论怔忡》云"凡事不能用心，一思更甚，此由思索过劳心血虚损而然"。情志失调，急躁易怒，皆可化火，火盛而伤阴。肝气郁结，最易乘脾，脾气亏虚；饮食失节，过食肥甘，脾失健运，均致生化乏源，阴血不足。气机不利、痰浊内生、阴虚火旺等均可致血行不畅。在本阶段主要表现为阴虚火旺证、气血两虚证、脾气郁滞证、瘀血阻络证。

（3）冠心病合并糖尿病期　不良的生活方式影响下，耗气伤阴，阴虚、脾气虚二者并发为气阴两虚之证，并可催生、加重各种病理产物。饮食失节、情志失调，均可致气机郁滞，气化失常，津液输布不利，停滞而为湿邪、痰浊，湿邪、痰浊久郁可化热，形成湿热；或五志过极，皆可化火，或阴虚内热，均可与湿邪相合，形成湿热。气机失调、湿邪痰饮内阻则会血行不畅，瘀血内停，痰阻血络，也成血瘀。久病失养或失治误治，累及脾肾，可致脾肾两虚。故以气阴两虚为本，湿邪、痰饮、热邪、瘀血为标，形成气阴两虚、湿热内结、痰瘀痹阻、脾肾两虚之证。

（4）冠心病合并糖尿病慢性并发症期　本已素体阴亏，再加脾虚气血生化不足，愈发伤及阴液。热邪内生，煎熬津液，痰浊内阻，影响水液代谢，瘀血内结，新血不生，虚实夹杂，阴血渐亏而瘀血渐重。久病及肾，阴损及阳，或痰湿、血瘀等阴邪伤阳，肾脏阳气虚衰；阳虚阴乘，痹阻心脉，胸阳不展，心脉不通，导致瘀血阻滞。主要累及肾脏，正气衰退，阴阳俱损，发为阴虚血瘀、阳虚血瘀。又有饮食失节、情志失调，脾胃受损，心血暗耗，发为心脾两虚。

3. 从各转移概率矩阵分析证候演变规律

（1）冠心病合并糖尿病前期到冠心病合并糖尿病期　冠心病合并糖尿病前期病机特征为阴血亏虚、脾虚气滞，兼有虚火、痰浊、瘀血等病理因素，其聚类结果为阴虚火旺证、气血两虚证、脾气郁滞证、瘀血阻络证。

其转移概率由高到低排列为气血两虚演变为湿热内结（转移概率41.88%），阴虚火旺演变为湿热内结之证（转移概率39.93%），脾气郁滞演变为气阴两虚之证（转移概率37.5%），瘀血阻络演变为湿热内结之证（转移概率33.93%），气血两虚演变为气阴两虚之证（转移概率32.98%），阴虚火旺演变为气阴两虚之证（转移概率32.97%），瘀血阻络演变为气阴两虚之证（转移概率 32.14%），脾气郁滞演变为痰瘀痹阻之证（转移概率 28.75%），瘀血阻络演变为脾肾两虚之证（转移概率 25.81%），脾气郁滞演变为湿热内结之证（转移概率 18.75%），气血两虚演变为痰瘀痹阻之证（转移概率 16.75%），脾气郁滞演变为脾肾两虚之证（转移概率 15%），阴虚火旺演变为痰瘀痹阻之证（转移概率 13.92%），阴虚火旺演变为脾肾两虚之证（转移概率 13.19%），气血两虚演变为脾肾两虚之证（转移概率 8.38%），瘀血阻络演变为痰瘀痹阻之证（转移概率 3.23%）。

由上可知，冠心病合并糖尿病前期到冠心病合并糖尿病期演变规律为所有证型较易发展为湿热内结证、气阴两虚证。①演变为湿热内结证：气虚运化失司，水湿停滞，再有阴血不足，虚火内生，灼伤阴津，湿生热盛发为湿热内结。阴虚火旺，虚火灼津，炼液为痰，痰湿内生，与虚热复合发为湿热内结。瘀血阻络，日久化热，"血不利则为水"，瘀阻水停，湿邪内生，发为湿热内结；脾气郁滞，脾不能运化水液，化生湿邪，再有气郁化火，形成湿热内结之证。②演变为气阴两虚证：阴虚不能制阳，阳气亢盛，火热内生，气因火散而致气阴两虚。气血两虚本已有脾气亏虚、心血不足，脾失健运，化血无源，阴血愈亏发为气阴两虚。脾气郁滞证本因气机郁滞，脾土不疏，日久气郁化火，壮火食气导致气阴两虚。瘀血阻络，络脉不通，气血均运行不畅，日久耗气伤阴，因瘀致虚；或瘀阻日久化热，耗气伤阴，而成气阴两虚。③其他。脾气郁滞可演变为痰瘀痹阻：长期气机郁结，则气不布津，以致津液积聚，凝结成痰；气郁不畅，血行不利，或痰阻血络，则成血瘀。阴虚火旺演变为痰瘀痹阻：津液不足，血行壅滞、迟缓、不畅，发为瘀阻。血行畅达需依靠机体阴液对脉络濡润滋养，若阴液亏虚，脉道失于濡润，日久血脉干涩僵枯，运行涩滞，凝而成瘀。阴虚不能制阳，阳气相对偏亢，虚火内生，煎灼血中津液，津枯血燥，血黏而成瘀，或虚火灼伤脉络，络损血溢成瘀。痰瘀同源，瘀血内停，津液运化失常，聚而成痰，或因虚火炼液为痰，二者相合发为痰瘀痹阻。

（2）冠心病合并糖尿病期到冠心病合并糖尿病慢性并发症期　冠心病合并糖尿病期的病机特征为气阴两虚，痰饮、湿热、血瘀为患，并可损及脾肾。其聚类结果为气阴两虚、湿热内结、痰瘀痹阻、脾肾两虚。冠心病合并糖尿病并发症期的病机特征为肾阴阳俱损，痰瘀入络。其聚类结果为（肾）阴虚血瘀、（肾）阳虚血瘀、心脾两虚。

其按转移概率由高到低排列为湿热内结演变为（肾）阳虚血瘀（转移概率 69.06%），脾肾两虚演变为（肾）阳虚血瘀（转移概率 51.32%），痰瘀痹阻演变为（肾）阳虚血瘀（转移概率 50%），气阴两虚演变为（肾）阴虚血瘀（转移概率 41.29%），气阴两虚演变为（肾）阳虚血瘀（转移概率 39.8%），痰瘀痹阻演变为（肾）阴虚血瘀（转移概率 36%），脾肾两虚演变为（肾）阴虚血瘀（转移概率 28.95%），脾肾两虚演变为心脾两虚（转移概率 19.74%），湿热内结演变为（肾）阴虚血瘀（转移概率 19.73%），气阴两虚演变为心脾两虚（转移概率 18.91%），痰瘀痹阻演变为心脾两虚（转移概率 14%），湿热内结演变为心脾两虚（转移概率 11.21%）。

由上可知，冠心病合并糖尿病期到冠心病合并糖尿病慢性并发症期演变规律为所有证型较易发展为（肾）阳虚血瘀证。①演变为（肾）阳虚血瘀证：气虚日久，伤及阳气，阴亏日久，也损及肾阳，气虚无力行血，阳虚鼓动不利，导致（肾）阳虚血瘀之证。痰浊、瘀血俱为阴邪，日久必损阳气，阳气亏虚，无力鼓动心脉，发为（肾）阳虚血瘀之证。本有脾肾两虚，脾阳不足，日久伤及肾阳，肾阳愈亏，渐致心阳不足，无力行血，而致（肾）阳虚血瘀。湿热内结，气机不畅，脉络不通，导致瘀血内生，湿为阴邪，日久伤阳，或过用苦寒伤及阳气，再加久病及肾，发为（肾）阳虚血瘀。②演变为（肾）阴虚血瘀证：气虚无力行血，血行不畅，瘀血内停，新血不生，阴血愈亏，日久伤及肾阴，形成（肾）阴虚血瘀之证。湿热内结，阻滞气机，气滞则血瘀。壮火食气，火热日久，耗气伤阴，阴液亏虚，与瘀血合为（肾）阴虚血瘀之证。痰浊为水液代谢异常产物，痰浊内生又会影响体内津液，津液不化，渐致阴液亏虚；瘀血内停日久，新血不能化生，必致阴血亏虚；瘀血阻滞，气机失调，水液输布异常，机体失养而致阴虚；或瘀血久积，化热伤阴，日久发为（肾）阴虚血瘀证。

上述研究结果提示，转移概率矩阵得出的证候演变规律表现：①冠心病合并糖尿病前期至糖尿病期的规律是所有证型较易发展为湿热内结证、气阴两虚证；②冠心病合并糖尿病期至慢性并发症期的规律是所有证型较易演变为（肾）阳虚血瘀证。

五、冠心病合并慢性肾脏病证候特征及证候演变规律研究

（一）聚类分析结果

1. 冠心病合并慢性肾脏病 1 期

气虚湿滞证：520 人

Q61_M2	乏力特点	活动较多即乏力
Q341_M2	浮肿伴随症状	伴腹胀
Q341_M1	浮肿伴随症状	伴腹部膨隆
Q531_M2	排便情况	大便黏滞

脾肾两虚，风水相搏证：529 人

Q341_M5	浮肿伴随症状	伴乏力
Q41_M2	腰部不适特点	酸或酸痛
Q341_M2	浮肿伴随症状	伴腹胀
Q41_M3	腰部不适特点	隐痛
Q331_M4	浮肿特点	眼睑先肿，继则四肢及全身皆肿

2. 冠心病合并慢性肾脏病 2 期

风水袭心，阴水泛溢证：553 人

Q22_M2	心胸部表现	心胸隐痛
Q332_M4	浮肿特点	眼睑先肿，继则四肢及全身皆肿
Q312_M2	水液代谢失常水肿部位	颜面
Q342_M4	浮肿伴随症状	伴心悸

心肾两虚，蕴湿酿浊证：520 人

| Q42_M2 | 腰部不适特点 | 酸或酸痛 |

Q62_M2　　　　　　乏力特点　活动较多即乏力

Q522_M2　　　　　　呕恶情况　泛恶

Q22_M2　　　　　　心胸部表现　心胸隐痛

Q342_M3　　　　　　浮肿伴随症状　伴胸闷

Q342_M6　　　　　　浮肿伴随症状　伴气短

3. 冠心病合并慢性肾脏病 3 期

脾肾气虚，湿邪内阻证：649 人

Q343_M5　　　　　　浮肿伴随症状　伴乏力

Q513_M4　　　　　　饮食、口味等方面特点　食少纳呆

Q43_M2　　　　　　腰部不适特点　酸或酸痛

Q313_M7　　　　　　水液代谢失常水肿部位　腰膝以下部位

肾虚水停，湿毒瘀滞证：537 人

Q833_M3　　　　　　乏力特点　稍做活动即乏力

Q63_M3　　　　　　水液代谢失常水肿程度　中度水肿

Q323_M3　　　　　　水液代谢失常水肿部位　腰膝以下部位

Q833_M4　　　　　　皮肤变化　肌肤甲错

4. 冠心病合并慢性肾脏病 4 期

心肾气亏，水阻络滞证：299 人

Q24_M6　　　　　　心胸部表现　心悸

Q344_M5　　　　　　浮肿伴随症状　伴乏力

Q24_M3　　　　　　心胸部表现　心胸刺痛

Q334_M7　　　　　　浮肿特点　腰以下肿甚

Q44_M2　　　　　　腰部不适特点　酸或酸痛

湿浊上泛，血络瘀滞证：659 人

Q324_M3　　　　　　水液代谢失常水肿程度　中度水肿

Q834_M4　　　　　　皮肤变化　肌肤甲错

Q524_M5　　　　　　呕恶情况　呕恶频作

5. 冠心病合并慢性肾脏病 5 期

脾肾虚衰，水气凌心证：399 人

Q325_M4　　　　　　水液代谢失常水肿程度　重度水肿

Q315_M9　　　　　　水液代谢失常水肿部位　全身

Q45_M9　　　　　　腰部不适特点　伴腿软

Q45_M10　　　　　　腰部不适特点　伴膝酸痛

Q25_M6　　　　　　心胸部表现　心悸

Q345_M2　　　　　　浮肿伴随症状　伴腹胀

阳微血瘀，湿毒蒙神证：504 人

Q325_M4　　　　　　水液代谢失常水肿程度　重度水肿

Q315_M9	水液代谢失常水肿部位　全身
Q815_M8	神识表现　谵妄，伴抽搐
Q835_M4	皮肤变化　肌肤甲错
Q65_M10	乏力特点　伴畏寒肢冷
Q825_M11	头面唇甲变化　口唇瘀斑

（二）各阶段证候构成比

1. 冠心病合并慢性肾脏病 1 期

两个证候的样本数目：1049 人。

2. 冠心病合并慢性肾脏病 2 期

两个证候的样本数目：1073 人。

3. 冠心病合并慢性肾脏病 3 期

两个证候的样本数目：1186 人。

4. 冠心病合并慢性肾脏病 4 期

两个证候的样本数目：958 人。

5. 冠心病合并慢性肾脏病 5 期

两个证候的样本数目：903 人。

6. 冠心病合并慢性肾脏病各时期证候构成百分比（表 3-6）

表 3-6　各时期证候构成百分比

肾病 1 期	气虚湿滞证	49.57%
	脾肾两虚，风水相搏证	50.43%
肾病 2 期	风水袭心，阴水泛溢证	51.54%
	心肾两虚，蕴湿酿浊证	48.46%
肾病 3 期	脾肾气虚，湿邪内阻证	54.72%
	肾虚水停，湿毒瘀滞证	45.28%
肾病 4 期	心肾气亏，水阻络滞证	31.21%
	湿浊上泛，血络瘀滞证	68.79%
肾病 5 期	脾肾虚衰，水气凌心证	44.19%
	阳微血瘀，湿毒蒙神证	55.81%

（三）转移概率矩阵结果

1. 冠心病合并慢性肾脏病 1 期到 2 期

（1）频数转移（表 3-7）

表 3-7　冠心病合并慢性肾脏病 1 期到 2 期频数转移

第 1 期	第 2 期	
	风水袭心，阴水泛溢证	心肾两虚，蕴湿酿浊证
气虚湿滞证	179	175
脾肾两虚，风水相搏证	252	178

（2）概率转移（表 3-8）

表 3-8　冠心病合并慢性肾脏病 1 期到 2 期概率转移

第 1 期	第 2 期	
	风水袭心，阴水泛溢证	心肾两虚，蕴湿酿浊证
气虚湿滞证	50.56%	49.44%
脾肾两虚，风水相搏证	58.60%	41.40%

2. 冠心病合并慢性肾脏病 2 期到 3 期

（1）频数转移（表 3-9）

表 3-9　冠心病合并慢性肾脏病 2 期到 3 期频数转移

第 2 期	第 3 期	
	脾肾气虚，湿邪内阻证	肾虚水停，湿毒瘀滞证
风水袭心，阴水泛溢证	281	191
心肾两虚，蕴湿酿浊证	252	194

（2）概率转移（表 3-10）

表 3-10　冠心病合并慢性肾脏病 2 期到 3 期概率转移

第 2 期	第 3 期	
	脾肾气虚，湿邪内阻证	肾虚水停，湿毒瘀滞证
风水袭心，阴水泛溢证	59.53%	40.47%
心肾两虚，蕴湿酿浊证	56.50%	43.50%

3. 冠心病合并慢性肾脏病 3 期到 4 期

（1）频数转移（表 3-11）

表 3-11　冠心病合并慢性肾脏病 3 期到 4 期频数转移

第 3 期	第 4 期	
	心肾气亏，水阻络滞证	湿浊上泛，血络瘀滞证
脾肾气虚，湿邪内阻证	240	251
肾虚水停，湿毒瘀滞证	38	278

（2）概率转移（表 3-12）

表 3-12　冠心病合并慢性肾脏病 3 期到 4 期概率转移

第 3 期	第 4 期	
	心肾气亏，水阻络滞证	湿浊上泛，血络瘀滞证
脾肾气虚，湿邪内阻证	48.88%	51.12%
肾虚水停，湿毒瘀滞证	12.03%	87.97%

4. 冠心病合并慢性肾脏病 4 期到 5 期

（1）频数转移（表 3-13）

表 3-13　冠心病合并慢性肾脏病 4 期到 5 期频数转移

第 4 期	第 5 期	
	脾肾虚衰，水气凌心证	阳微血瘀，湿毒蒙神证
心肾气亏，水阻络滞证	190	72
湿浊上泛，血络瘀滞证	147	285

（2）概率转移（表 3-14）

表 3-14　冠心病合并慢性肾脏病 4 期到 5 期概率转移

第 4 期	第 5 期	
	脾肾虚衰，水气凌心证	阳微血瘀，湿毒蒙神证
心肾气亏，水阻络滞证	72.52%	27.48%
湿浊上泛，血络瘀滞证	34.03%	65.97%

5. 冠心病合并慢性肾脏病证候演变规律（图 3-5）

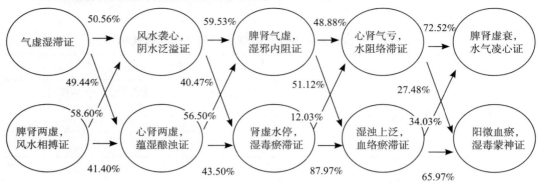

图 3-5　冠心病合并慢性肾脏病各期证候演变规律演示图

（四）分析评述

首先通过对 1504 份专家调查问卷的聚类统计分析，确立了冠心病合并慢性肾脏病五期的 10 个基本证候类型。其次，对冠心病合并慢性肾脏病不同分期进行聚类统计分析，得出不同分期的证候构成比情况，探讨分布特点，总结、归纳冠心病合并慢性肾脏病的证候类型与证候特征。

1. 冠心病合并慢性肾脏病 1 期

（1）气虚湿滞证

主症：乏力、活动较多明显，浮肿伴腹胀、腹部膨隆，大便黏滞。

次症：神疲，腰酸或酸痛，泛恶，胸闷，表情淡漠，鼻衄齿衄。

舌脉：舌体痿软，胖大、有齿痕，质淡白，苔白，脉沉、细、弦、滑或浮。

病因病机：素体亏虚，年老久病体虚或劳欲过度，或失治、误治耗伤脾肾之气，使脾胃之气虚损。脾主运化，脾气虚损则运化水液功能失司，水湿内生，经久不愈，可发展至肾虚水泛；肾主水，肾气虚则蒸化失司，水湿内蕴，湿邪困脾，也可影响脾的运化功能。水湿停聚于体内，阻滞气机，使脾肾之气虚甚，故有气虚湿滞之表现。

证候分析：脾胃气虚，纳运失司，气血化生不足，故见神疲、乏力、泛恶，气血生化乏源，髓海空虚，心神失养，可见表情淡漠；脾胃为气机升降之枢纽，湿邪内阻，升降失常，气机不畅，发为脘腹胀闷；湿邪困脾，故见大便黏滞。"腰者，肾之府"（《素问·脉要经微论》），肾又为"藏精之所"，气虚久则精亦损，腰府失养，故见腰酸或酸痛。脾肾气虚，水液蒸化失常，停聚于体内，故见浮肿、腹部膨隆。脾气亏虚，脾不统血，血液溢于脉外故见鼻衄齿衄症状。

（2）脾肾两虚，风水相搏证

主症：腹胀，乏力，腰酸或酸痛、隐痛，眼睑先肿、继则四肢及全身皆肿。

次症：小便有泡沫；皮肤干燥，或起病缓慢；神疲，心悸、胸闷气短、心胸隐痛。

舌脉：舌体痿软或强硬，胖大、有齿痕，质淡，苔薄白或淡黄，脉浮滑或沉。

病因病机：久病失养。饮食不节而致脾胃损伤，脾胃为后天之本，脾胃虚弱，不能濡养先天而致肾脏虚衰；或失治误治，过用苦寒之品，伤及脾肾；或久病及肾，均可发为脾肾两虚证。年老体衰。年过半百，脏腑日衰，五脏俱虚，或先天禀赋不足，又或房劳过度，久病元气大伤而致脾肾虚损。脾虚日久母病及子，肾虚日久，子病犯母均可使肺气亏虚。外受风邪，肺卫受病，宣降失常，通调失职，以致风遏水阻，风水相搏。

证候分析：《伤寒明理论·悸》说"气虚者，由阳气内虚，心下空虚，正气内动而悸也"，脾气虚弱，运化失职，气血生化无源，心脉失养，鼓动无力，故见心悸、心胸隐痛、胸闷、气短、乏力。"腰者，肾之府"（《素问·脉要精微论》），肾气虚，府失濡养，故可出现腰膝酸软、腰痛等症。脾肾两虚，日久及肺，水液蒸化、通调失司，留聚体内，且风为阳邪，上先受之，风遏水阻，风水相搏，故水肿起于头面、眼睑先肿，继则四肢及全身皆肿。肾为先天之本，主藏精而寓元阴元阳，肾虚肾之开阖功能失司，固摄失权，则水谷精微直趋下泄而排出体外，故小便有泡沫。

2. 冠心病合并慢性肾脏病 2 期

（1）风水袭心，阴水泛溢证

主症：眼睑颜面先肿、继则四肢及全身皆肿，心悸，心胸隐痛。

次症：胸闷，气短，神疲乏力，或轻度水肿；腰酸或酸痛，夜尿增多，小便有泡沫；食少，纳呆，泛恶。

舌脉：舌体痿软、胖大、有齿痕，质淡、苔白滑或淡黄；脉弦滑或沉细。

病因病机：饮食不节而致脾胃损伤，脾胃为后天之本，脾胃虚弱，不能濡养先天而致肾脏虚衰；或痰浊、瘀血等阴邪内生，损伤阳气；或失治误治，过用苦寒之品，使脾肾受损。年老体衰。年过半百，脏腑日衰，五脏俱虚，或先天禀赋不足，又或房劳过度，久病元气大伤而致脾肾虚损。脾肾气虚或阳虚，使湿邪不化，心阳受扰，水饮停聚，故表现为风水袭心，阴水泛滥。

证候分析：脾肾两虚，水液蒸化不利，留聚体内，外受风邪，风为阳邪，上先受之，风遏水阻，风水相搏，故水肿起于头面、眼睑先肿，继则四肢及全身皆肿。若肿势较甚，使心阳内遏，心气不宁，故可见心悸症状。脾气亏虚，纳运失司，故见食少，纳呆，泛恶；气血化生乏源，心脉失养，可见胸闷、气短、神疲乏力。肾气不足或肾阳受损，腰府失养，可见腰酸或酸痛；肾失开阖，故有夜尿增多，小便有泡沫。

（2）心肾两虚，蕴湿酿浊证

主症：浮肿伴胸闷、气短，心胸隐痛，泛恶，腰酸或酸痛，乏力（活动较多明显）。

次症：神疲，小便有泡沫，轻度水肿，或眼睑水肿，面色㿠白或淡白，皮肤干燥、瘙痒。

舌脉：舌体痿软，胖大、有齿痕，质淡白，苔淡黄、滑，脉沉弦。

病因病机：先天不足，久病不愈，或劳倦内伤或失治误治，过用苦寒，伤及心肾阳气。阳虚阴乘，痹阻心脉，胸阳不展。肾主水，肾阳虚导致水气不化。阳虚不能温煦，水液气化障碍，水气停于脏腑与肌体，不能正常代谢。湿邪日久困脾，脾胃升降失常，湿浊内蕴。

证候分析：肾阳虚导致水气不化。阳虚不能温煦，水液气化障碍，水气停于脏腑与肌体，不能正常代谢，可见浮肿、腰酸或酸痛。湿邪困脾，则脾胃升降功能失司，浊阴内阻于中焦，故作泛恶。心在体合脉，其华在面，心气不足，阳气亏虚，则推动无力，血行滞涩，心脉不畅，心失所养，故见心胸隐痛，神疲、胸闷、气短、乏力、面色㿠白或淡白。血行郁滞不畅，皮肤失养，故干燥、瘙痒。

3. 冠心病合并慢性肾脏病 3 期

（1）脾肾气虚，湿邪内阻证

主症：食少纳呆，腰酸或酸痛，腰膝以下部位水肿，乏力。

次症：膝酸痛，夜尿增多，小便有泡沫；胸脘痞闷，气短，伴胸闷，心悸，心胸隐痛；浮肿起病缓慢，眼睑、颜面水肿。

舌脉：舌体痿软，胖大、有齿痕，质暗，苔黄，脉沉迟（或）弦。

病因病机：饮食不节，素体亏虚，年老久病体虚或劳欲过度，或失治、误治耗伤脾肾之气，使脾肾之气亏虚。脾气亏虚，则运化功能减弱，气血化生乏源，心脉失养。肾气亏虚，则水液蒸化失司，水湿内蕴，脾为湿困，湿邪内阻。

证候分析：脾气亏虚，脾失健运，则食少纳呆，气血化生乏源，心脉失养，鼓动无力，故见心悸、心胸隐痛、胸闷、气短、乏力。湿邪内阻脾胃，则气机升降失常，气机不畅，可见胸脘痞闷。腰为肾之府，肾气亏虚，则腰府失养，则见腰膝酸痛。肾气亏虚，阳气不足则肾失开阖，固摄功能减弱，水谷精微直趋下泄而排出体外，故小便有泡沫且夜尿频。

（2）肾虚水停，湿毒瘀滞证

主症：乏力，腰膝以下中度水肿，肌肤甲错。

次症：气喘不能平卧，稍做活动或静息时即乏力，嗜睡，面色青晦，肌肤粗糙不润，皮肤瘙痒，食少纳呆，尿血。

舌脉：舌体痿软，胖大、有齿痕，质紫暗或淡白，可见有瘀斑、舌下络脉青紫迂曲，苔色灰质厚腻，脉沉、涩、弦、细或弱。

病因病机：素体阳虚，累及肾阳气虚衰；年高肾亏，肾阳气虚衰；久病及肾，气损及阳，或痰湿、血瘀等阴邪伤阳，肾阳气虚衰；房劳过度耗伤肾阳；或失治误治，过用苦寒，伤及肾阳。阳虚阴乘，痹阻心脉，胸阳不展，心脉不通，瘀血阻滞。正如《医林改错》中云："元气既虚，必不能达于血管，血管无气必停留而瘀。"且肾阳亏虚，蒸化失司，水湿内蕴，日久酿生湿毒，阻滞气血运行，产生瘀血。

证候分析：肾阳为诸阳之根，肾阳亏虚，则脾阳不足，运化失司，食少纳呆，固摄功能减退，血行于脉外，可见尿血。心阳鼓动无力，心脉瘀阻，心失所养，心居胸中，为宗气所聚，肾阳虚累及心阳虚，宗气泄，动则气耗，故喘促不能平卧，动则尤甚，乏力；阳虚气衰，无力推动血脉，则血行涩滞故有瘀斑、舌下络脉青紫迂曲；瘀血阻滞肌肤失养，可见肌肤粗糙不润，皮肤瘙痒，肌肤甲错；阳虚不能蒸腾气化水液，致水邪泛滥，外溢肌肤，且水性趋下故腰膝以下部位水肿。

4. 冠心病合并慢性肾脏病 4 期

（1）心肾气亏，水阻络滞证

主症：心悸，心胸刺痛，腰酸或酸痛，腰以下肿甚，乏力。

次症：胸闷，气短，失眠，伴耳鸣、膝酸痛、腿软，夜尿增多，小便有泡沫，眼睑、颜面、四肢、腰膝以下等部位水肿，伴气喘不能平卧，胸脘痞闷，食少纳呆。

舌脉：舌体痿软，色紫暗，有瘀斑，苔灰，脉沉、细、虚或滑。

病因病机：饮食不节，饥饱不调，损伤脾胃之气，脾气虚弱，不能运化水谷精微，则气血的化源匮乏，不能充养先天，致心肾之气亏虚。心气不足，鼓动无力，血行滞涩，瘀血痹阻心脉，心脉失养。肾精不足，肾气亏虚，则水饮停聚，阻滞血行，瘀血内生，脉络瘀阻。

证候分析：《明医指掌·诸血证二》云"夫血者，水谷之精也……生化于脾，总统于心"，脾气虚弱，运化失职，气血生化无源，血虚无以养心，心神失养，故可见心悸、失眠；心气亏虚，鼓动无力，血停为瘀，痹阻心脉，故见心胸刺痛、胸闷、气短、乏力。脾为气机升降之枢纽，脾虚升降失常，气机不畅，发为胸脘痞闷，食少纳呆。肾开窍于耳，肾精不足，肾气亏虚，耳窍及腰府失养，故见膝酸痛、腿软伴耳鸣。肾为水脏，肾虚则水液泛溢，故见颜面、四肢、腰膝以下等部位水肿。

（2）湿浊上泛，血络瘀滞证

主症：呕恶频作，中度水肿，肌肤甲错。

次症：食少纳呆，稍做活动或静息时即乏力，神疲，嗜睡，气喘不能平卧，颜面、四肢、腰膝以下等部位水肿，按之没指，恢复较慢，面色青晦，皮肤瘙痒、粗糙不润，尿血。

舌脉：舌体痿软、胖大、有齿痕，色紫暗，有瘀斑，苔灰、厚腻，脉沉细弱。

病因病机：素体阳虚，年高肾亏，肾阳气虚衰；久病及肾，痰湿等阴邪伤阳，肾阳气虚衰；或失治误治，过用苦寒，伤及肾阳。阳虚阴乘，痹阻心脉，胸阳不展，心脉不通，瘀血阻滞。肾主水，肾阳虚衰导致水气不化，湿浊上泛于中上二焦，"肾者胃之关也，关门不利故水聚而从其类"，湿毒不化上干脾胃，胃失和降则呕恶频作。阳虚不能温煦，水液气化障碍，水气停于脏腑与肌体，不能正常代谢。脾胃运行不畅，气血运行受阻，瘀血形成。

证候分析：肾为先天之本，肾为水脏，肾阳虚衰则水液泛溢，故见中度水肿、颜面、四肢、腰膝以下等部位水肿，按之没指。肾不纳气，则气喘不能平卧。血瘀络阻症见面色青晦、肌肤甲错，舌有瘀斑、色紫暗、脉沉细弱。

5. 冠心病合并慢性肾脏病 5 期

（1）脾肾虚衰，水气凌心证

主症：全身重度水肿，腹胀，腰部不适伴腿软、膝酸痛，心悸。

次症：眼睑、颜面、四肢、腰膝以下等部位水肿，按之凹陷不起，胸闷，气短，气喘不能平卧，神昏，乏力，心胸刺痛或隐痛，小便癃闭，胸脘痞闷，食少纳呆，呕恶频作，肤色萎黄或晦黯。

舌脉：舌暗，苔黑，脉沉弱或弦。

病因病机：先天禀赋薄弱，脾胃亏虚，膀胱开阖不利，气化失常，水液上泛于心。素体阳气亏虚，累及肾阳气虚衰，脾失通调，肾失开阖，三焦气化不利。劳倦内伤，思虑过度，则会劳伤心脾，脾失运化，水液泛溢肌肤。诚如《景岳全书·肿胀》篇指出："凡水肿等证，乃肺、脾、肾三脏相干之病。盖水为至阴，故其本在肾；水化于气，故其标在肺；水惟畏土，故其制在脾。今肺虚则气不化精而化水，脾虚则土不制水而反克，肾虚则水无所主而妄行。"

证候分析：饮食不节，膏粱之品，消化不易；肥甘之物，助湿生痰。贪凉饮冷，刺激肠胃，困遏脾阳，过嗜之极易导致中土失健，脾失运化，脾气受损，症见胸脘痞闷，食少纳呆，呕恶频作，肤色萎黄或晦黯。肾失开阖，水液四溢，则眼睑、颜面、四肢、腰膝以下等部位水肿，按之凹陷不起，舌暗，苔黑，脉沉弱或弦。

（2）阳微血瘀，湿毒蒙神证

主症：谵妄伴抽搐，畏寒肢冷，肌肤甲错，口唇瘀斑，全身重度水肿。

次症：皮下水溢绷急，按之凹陷不起，身体困重，呕恶频作，气喘不能平卧，小便癃闭，甚则尿血、便血，静息时即乏力，倦怠神疲，嗜睡，面色黧黑，皮肤瘙痒、粗糙不润，爪甲色淡。

舌脉：舌体痿软，胖大，色紫暗，苔黑无根，脉沉细虚弱或结。

病因病机：素体阳亏，阳气不足，运化血液不畅，从寒而化者，血遇寒而凝，故而成瘀；脾不能运化水湿，肾不能化气行水，水湿内停，清者不升而泄漏，浊者不降而内聚，清浊相干，久则酿为浊毒，或化生热毒，生风动血；或化瘀成痰，蒙神蔽窍；或浊瘀互结，戕伐五脏。

证候分析：肾阳为诸阳之根，肾阳亏虚，水饮不化，故畏寒肢冷，全身水肿，皮下水溢绷急，按之凹陷不起，身体困重，静息时即乏力，倦怠神疲，嗜睡。阴阳离决，精气乃绝，水不涵木，则肝风鸱张，脉沉细，谵妄抽搐。金行清化，水自流长，源清则流自洁，若水积毒蕴，水毒射肺，则气喘不能平卧。瘀血阻络则见面色黧黑，皮肤瘙痒，血液下泛则见尿血，便血，爪甲色淡。舌体痿软，胖大，色紫暗，苔黑无根，脉弱或结，也是阳虚血瘀的表现。

6. 不同阶段的病机变化与证候演变规律

（1）从各阶段主要证候构成比分析证候演变规律　各阶段由高到低构成比的证候：冠心病合并慢性肾脏病 1 期：气虚湿滞证、脾肾两虚，风水相搏证；冠心病合并慢性肾脏病 2 期：风水袭心，阴水泛溢证、心肾两虚，蕴湿酿浊证；冠心病合并慢性肾脏病 3 期：脾肾气虚，湿邪内阻证、肾虚水停，湿毒瘀滞证；冠心病合并慢性肾脏病 4 期：心肾气亏、水阻络滞证，湿浊上泛、血络瘀滞证；冠心病合并慢性肾脏病 5 期：脾肾虚衰、水气凌心证，阳微血瘀、湿毒蒙神证。

1）冠心病合并慢性肾脏病 1 期：饮食不节而致脾胃损伤，脾胃为后天之本，脾胃虚弱，不能濡养先天而致肾脏虚衰；或痰浊、瘀血等阴邪内生，损伤阳气；或失治误治，过用苦寒之品，使脾肾受损。年老体衰，脏腑日衰，五脏俱虚，或先天禀赋不足，又或房劳过度，久病元气大伤而致脾肾虚损。脾肾气虚或阳虚，使湿邪不化，水饮停聚，外受风邪，风遏水阻。在本阶段表现为气虚湿滞证、脾肾两虚，风水相搏证。

2）冠心病合并慢性肾脏病2期：饮食不节而致脾胃损伤，脾胃为后天之本，脾胃虚弱，不能濡养先天而致肾脏虚衰；或失治误治，过用苦寒之品，使脾肾受损。年老体衰，脏腑日衰，五脏俱虚，或先天禀赋不足，又或房劳过度，久病元气大伤而致脾肾虚损。脾肾气虚或阳虚，使湿邪不化，心阳受扰，水饮停聚。先天不足，久病不愈，或劳倦内伤或失治误治，过用苦寒，伤及心肾阳气。阳虚阴乘，痹阻心脉，胸阳不展。肾主水，肾阳虚导致水气不化。阳虚不能温煦，水液气化障碍，水气停于脏腑与肌体，不能正常代谢。湿邪日久困脾，脾胃升降失常，湿浊内蕴。故本阶段表现为风水袭心，阴水泛溢证、心肾两虚，蕴湿酿浊证。

3）冠心病合并慢性肾脏病3期：饮食不节，素体亏虚，年老久病体虚或劳欲过度，或失治、误治耗伤脾肾之气，使脾肾之气亏虚。脾气亏虚，则运化功能减弱，气血化生乏源，心脉失养。肾气亏虚，则水液蒸化失司，水湿内蕴，脾为湿困，湿邪内阻。素体阳虚，累及肾脏阳气虚衰；年高肾亏，肾脏阳气虚衰；久病及肾，气损及阳，或痰湿、血瘀等阴邪伤阳，肾脏阳气虚衰；房劳过度耗伤肾阳；或失治误治，过用苦寒，伤及肾阳。阳虚阴乘，痹阻心脉，胸阳不展，心脉不通，瘀血阻滞。正如《医林改错》中云："元气既虚，必不能达于血管，血管无气必停留而瘀。"且肾阳亏虚，蒸化失司，水湿内蕴，日久酿生湿毒，阻滞气血运行，产生瘀血。故本阶段表现为脾肾气虚，湿邪内阻证、肾虚水停，湿毒瘀滞证。

4）冠心病合并慢性肾脏病4期：饮食不节，饥饱不调，损伤脾胃之气，脾气虚弱，不能运化水谷精微，则气血的化源匮乏，不能充养先天，致心肾之气亏虚。心气不足，鼓动无力，血行滞涩，瘀血痹阻心脉，心脉失养。肾精不足，肾气亏虚，则水饮停聚，阻滞血行，瘀血内生，脉络瘀阻。肾主水，肾阳虚衰导致水气不化，上泛于中上二焦。阳虚不能温煦，水液气化障碍，水气停于脏腑与肌体，不能正常代谢。脾胃运行不畅，气血运行受阻，瘀血形成。故本阶段表现为心肾气亏，水阻络滞证、湿浊上泛，血络瘀滞证。

5）冠心病合并慢性肾脏病5期：本阶段发病与阳虚、劳倦、脾失运化相关。先天禀赋薄弱，脾胃亏虚，膀胱开阖不利，气化失常，水液上泛于心。素体阳气亏虚，累及肾阳气虚衰，脾失通调，肾失开阖，三焦气化不利。劳倦内伤，思虑过度，则会劳伤心脾，脾失运化，水液泛溢肌肤。阳气不足，运化血液不畅，从寒而化者，血遇寒而凝，故而成瘀；脾不能运化水湿，肾不能化气行水，水湿内停，清者不升而泄漏，浊者不降而内聚，清浊相干，久则酿为浊毒，或化生热毒，生风动血；或化瘀成痰，蒙神蔽窍；或浊瘀互结，戕伐五脏。故本阶段表现为脾肾虚衰，水气凌心证、阳微血瘀，湿毒蒙神证。

（2）从各转移概率矩阵分析证候演变规律

1）冠心病合并慢性肾脏病1期到2期：冠心病合并慢性肾脏病1期病机特征为脾肾两虚、阴水泛溢、气虚湿滞等病理因素，其聚类结果为风水袭心，阴水泛溢证、心肾两虚，蕴湿酿浊证。

冠心病合并慢性肾脏病1期到2期，转移概率由高到低排列：脾肾两虚，风水相搏证演变为风水袭心，阴水泛溢证（转移概率 58.60%），气虚湿滞证演变为风水袭心，阴水泛溢证（转移概率 50.56%），气虚湿滞证演变为心肾两虚，蕴湿酿浊证（转移概率 49.44%），脾肾两虚，风水相搏证演变为心肾两虚，蕴湿酿浊证（转移概率 41.40%）。

由以上可知，冠心病合并慢性肾脏病 1 期到 2 期演变规律为所有证型较易发展为风水袭心、阴水泛溢证、心肾两虚、蕴湿酿浊证。①演变为风水袭心、阴水泛溢证：若感受风邪、湿邪，邪气入袭，可导致水液泛滥，溢于肌肤，上泛于心，即可导致风水袭心，阴水泛溢证。气虚湿滞证本已有湿滞内停，若复加气虚，则气虚水停甚，从而导致风水袭心，阴水泛溢。②演变为心肾两虚，蕴湿酿浊证：心肾阳气虚衰，水液停滞，久而生痰，即可导致心肾两虚，蕴湿酿浊证。

2）冠心病合并慢性肾脏病 2 期到 3 期：冠心病合并慢性肾脏病 2 期病机特征为脾肾气虚、湿邪内阻、湿毒瘀滞等病理因素，其聚类结果为脾肾气虚，湿邪内阻证、肾虚水停，湿毒瘀滞证。

冠心病合并慢性肾脏病 2 期到 3 期，转移概率由高到低排列：风水袭心，阴水泛溢证演变为脾肾气虚，湿邪内阻证（转移概率 59.53%）；心肾两虚，蕴湿酿浊证演变为脾肾气虚，湿邪内阻证（转移概率 56.50%）；心肾两虚，蕴湿酿浊证演变为肾虚水停，湿毒瘀滞证（转移概率 43.50%）；风水袭心，阴水泛溢证演变为肾虚水停，湿毒瘀滞证（转移概率 40.47%）。

由以上可知，冠心病合并慢性肾脏病 2 期到 3 期演变规律为所有证型较易发展为脾肾气虚、湿邪内阻证，肾虚水停、湿毒瘀滞证。①演变为脾肾气虚，湿邪内阻证：风水入侵于内，损伤脾肾阳气，阴水上溢，发为脾肾气虚，湿邪内阻证。心阳虚衰，不能温煦肾阳，水液四溢，发为脾肾气虚，湿邪内阻证。②演变为肾虚水停，湿毒瘀滞证：心肾两虚，感受湿毒，湿毒停滞，发为肾虚水停，湿毒瘀滞。风水内袭，损伤肾阳，阻碍水液运行，停而为瘀，发为肾虚水停，湿毒瘀滞证。

3）冠心病合并慢性肾脏病 3 期到 4 期：冠心病合并慢性肾脏病 3 期病机特征为肾虚水停、血络瘀滞、心肾气亏等病理因素，其聚类结果为湿浊上泛、血络瘀滞证，心肾气亏、水阻络滞证。

冠心病合并慢性肾脏病 3 期到 4 期，转移概率由高到低排列：肾虚水停，湿毒瘀滞证演变为湿浊上泛，血络瘀滞证（转移概率 87.97%）；脾肾气虚，湿邪内阻证演变为湿浊上泛，血络瘀滞证（转移概率 51.12%）；脾肾气虚，湿邪内阻证演变为心肾气亏，水阻络滞证（转移概率 48.88%）；肾虚水停，湿毒瘀滞证演变为心肾气亏，水阻络滞证（转移概率 12.03%）。

由以上可知，冠心病合并慢性肾脏病 3 期到 4 期演变规律为所有证型较易发展为湿浊上泛、血络瘀滞证，心肾气亏、水阻络滞证。①演变为湿浊上泛，血络瘀滞证：肾阳虚弱，水液内停，久而成饮，聚而为痰，阻碍血脉，停而成瘀。脾气受损，运行无力，水阻血瘀，发为湿浊上泛，血络瘀滞证。②演变为心肾气亏，水阻络滞证：脾肾两虚，水液停滞，湿毒内盛，久而阻络，发为心肾气亏，水阻络滞证。

4）冠心病合并慢性肾脏病 4 期到 5 期：冠心病合并慢性肾脏病 4 期病机特征为脾

肾虚衰、血络瘀滞、心肾气亏等病理因素，其聚类结果为脾肾虚衰、水气凌心证，阳微血瘀、湿毒蒙神证。

冠心病合并慢性肾脏病4期到5期，转移概率由高到低排列：心肾气亏，水阻络滞证演变为脾肾虚衰，水气凌心证（转移概率72.52%）；湿浊上泛，血络瘀滞证演变为阳微血瘀，湿毒蒙神证（转移概率65.97%）；湿浊上泛，血络瘀滞证演变为脾肾虚衰，水气凌心证（转移概率34.03%）；心肾气亏，水阻络滞证演变为阳微血瘀，湿毒蒙神证（转移概率27.48%）。

由以上可知，冠心病合并慢性肾脏病4期到5期演变规律为所有证型较易发展为脾肾虚衰、水气凌心证，阳微血瘀、湿毒蒙神证。①演变为脾肾虚衰，水气凌心证：水湿停滞于内，脾阳受阻，运化失司，水液上泛于心，心阳无以温肾，故见脾肾虚衰，水气凌心证。②演变为阳微血瘀，湿毒蒙神证：心肾阳虚，无力运行水液，水湿困脾，损伤脾阳，湿毒蒙蔽心神，气虚阳微，血行不畅，留而成瘀，发为阳微血瘀，湿毒蒙神证。

上述研究结果提示，转移概率矩阵得出的证候演变规律表现：①冠心病合并慢性肾脏病1期至2期的规律是所有证型较易发展为风水袭心、阴水泛溢证，心肾两虚、蕴湿酿浊证。②冠心病合并慢性肾脏病2期至3期的规律是所有证型较易演变为脾肾气虚、湿邪内阻证，肾虚水停、湿毒瘀滞证。③冠心病合并慢性肾脏病3期至4期的规律是所有证型较易演变为湿浊上泛、血络瘀滞证，心肾气亏、水阻络滞证。④冠心病合并慢性肾脏病4期至5期的规律是所有证型较易演变为脾肾虚衰、水气凌心证，阳微血瘀、湿毒蒙神证。

第四章

冠心病及其合并病治则治法研究

第一节 冠心病及其合并病治疗学研究方法

一、临床专家调查问卷的研制

1. 研制思路

据象辨证，病证结合，法象尽意，方证对应，是中医学认知疾病的特征思维模式。据此，治则治法问卷的研究分为两个阶段，一是据象辨证，病证结合，即依据证候专家调查问卷结果、病机演变规律、发病阶段的影响，析辨可能的病因。二是法象尽意、方证对应，即立足临床，运用中医意象思维，在系统整理经典文献、临床研究、名家经验、指南标准的基础上撰列应证治则治法和代表性方药。

2. 研制步骤

严格按照量表研制步骤进行研究。

（1）明确量表要评价的目标 冠心病与5个常见合并病的疾病治则、证候治法、首选方、特色用药。

（2）确定量表的维度（内涵）和方面 量表包含3个维度，即针对疾病的治则与治疗大法，针对疾病发展过程中各期证候的具体治法、针对疾病与证候的特色治则治法。每个维度中包含4个方面，即辨证框架、针对证候要素的基础性治则治法、针对冠心病及合并病最基本临床问题的代表方、习惯用药的性味归经配伍。

（3）建立条目池和筛选条目 通过临床经验、文献查询法、访谈法、专家咨询法等写出相关的条目，将各个条目汇总，进行相关整理，包括归类、筛除、合并等，所有不同的条目构成条目池。

（4）设计可操作性条目 保证理法方药各部分之间条目独立性，确定治法与代表方之间的对应关系，保证统计的科学性。

（5）量表的定性评价 经过三轮德尔菲法，广泛征询国内同行专家和统计专家的意见建议，规范术语名词。

（6）预调查和定量评价 向东北、华北、华东、华南、西北、西南六大地区15所三级甲等中医院（或西医院中医科）符合资格的临床医师发放300份预调查问卷。冠心病及其常见合并病 6 个量表的内部信度通常用 Cronbach's α 系数，若系数在 0.93 ～ 0.97，表明其数据库信度很好。基于多因子分析（MFA）方法，对 6 个数据库进行结构效度检验，证明其量表结构清晰，具有较好的结构效度。

3. 问卷的内容框架

第一部分：针对疾病的治则与治疗大法。问题包括了治则治法中的辨证框架、针对证候要素的基础性治则治法，针对虚、实、阴、阳、气、血、闭、脱等冠心病及其合并病最基本临床问题的代表方，以及习惯用药的性味归经配伍等方面。前期证候学研究中对证候要素、证候演变规律方面的研究成果主要体现于这一部分。

第二部分：针对疾病发展过程中各期证候的具体治法。证候特征的研究成果主要体现于这一部分。由于冠心病的证候特征已通过验收，其合并病的证候聚类结果已经过多中心临床专家共识问卷调查无明显疑义，基本代表了冠心病及其合并病的证候特征，故对其具体治法，其实也集中体现了主症与兼症的特点、辨证的复杂性与立法处方的灵活性。所以设计的问题就侧重治疗学中治法、处方、药物三个方面。

备选答案首先要切中证候的临床表现。其次，寓治法于备选方药，用不同的方药体现同证异治治法的不同层面（实质也是不同的病机，如喘促从心、肺、肾辨证与论治的不同）。最后，尽量反映经典、医家医派的学术特点，并注意结合当代心病治疗的新进展。

规范化设计备选答案，条目池来源主要对经典文献、临床研究、名家经验、指南标准四大方面进行准备，结合冠心病关键词词典的内容，并用现有中医术语国家标准、中医大辞典等权威书籍予以规范。

第三部分：针对疾病与证候的特色治则治法。主要是主观作答，以便更全面地总结那些地域性、个性化特色疗法。

二、临床专家调查问卷的调查工作

将冠心病合并中风治则治法临床专家问卷发放给全国 6 个地区的 61 家医院的 1500 名临床一线医生，参与调查的包括以下医院。东北地区：黑龙江中医药大学附属第一医院、黑龙江中医药科学院、哈尔滨市中医院，辽宁中医药大学附属二院、辽宁中医药研究院、沈阳市第四人民医院、沈阳市红十字会医院、沈阳市皇姑区中心医院、沈阳市中医院、大连市第二人民医院、大连市中医院、大连市金州区中医院、大连市中西医结合医院、抚顺市中医院，铁岭市中医院、铁岭市县医院、铁岭市银州区医院、铁岭市银州区医院中西医结合医院、铁岭县中心医院，辽宁省阜新市中医院，宽甸满族自治县中医院；西北地区：山西省中医药研究院、山西省中医院附属医院、山西中医学院附属医院、第四军医大学第一附属医院、第四军医大学西京医院、陕西省人民医院、陕西省中西医结合医院、陕西省中医院、西安交通大学第二附属医院、西安市第五医院、西安市中医院、西安医学院附属第二医院，宁夏回族自治区中医医院、宁夏医科大学附属银川市中医医院、宁夏中医研究院、宁夏中医医院、宁夏自治区中医院；华北地区：天津中医药大学第一附属医院、河北省中医院、石家庄市中医院；东南地区：福建省第二人民医院、福建省老年医院、福建省人民医院、福建省中医药研究院、福建省中医院、福建省中医院大学附属人民医院、福建医科大学附属第一医院、福州市中医院、洛江区万安街道官头社区第一卫生所、泉州市中医院、山东省中医院、山东中医药大学附属医院；西南地区：云南省中医院，贵阳市第五人民医院、贵阳市公共卫生救治中心、贵阳市花溪区中医院、贵阳医学院附属医院、贵阳中医学院第二附属医院、贵阳中医学院第一附属医院、贵阳市乌当区人民医院、贵州省人民医院；华南地区：河南省中医学院二附院、河南省中医院、河南中医学院第一附属医院，湖北省中医院、湖北中医药大学附属医院、花溪区中医院，海南省人民医院、海南省医学院中医学院、海南医学院附属医院、海南医学院国医馆，三亚市中医院，广西中医研究院（部分大学附属医院和省中医院是一家单位）。

1. 发放对象

入选资格：①从事中医专业或者中西医结合专业的临床医疗工作人员。②具有 3 年及 3 年以上连续从事冠心病及具有脑卒中治疗经历的临床一线医师（行政或医辅人员必须为副高职称以上，每周出两个半天专家诊即可）。③工作科室限定：心血管；急诊（包括 ICU）；老年病（包括干诊）；西医院的中医科。

排除标准：①主观上不同意对冠心病及其合并病的治疗采取中医药早期干预。②近 3 年内没有连续从事临床一线医疗工作的行政或医辅人员等。

2. 回收情况

按照协议在规定的时间内回收调查问卷，如期回收全国六个地区 61 家医院的 1500 份冠心病合并中风治则治法临床专家调查问卷，问卷有效回收率为 100%。

3. 质量控制

为了保证问卷调查数据的可信性以及有效问卷的回收，与参与问卷调查的合作医院签订协议书，并专门安排各地区调研人员对参与调查的临床专家进行问卷讲解和答题培训，确保专家亲自填写，最大限度地克服被调查专家的主观偏倚；在协议规定日期内回收问卷，各地调研人员对专家填写的问卷进行现场质量控制，如果调查问卷有多填、漏填或排序、连接符号等格式错误，调研人员要求专家及时修正并在题号前面签署自己姓名，若调查问卷有大量填写错误问题，需要专家重新做答问卷，最终保证调查问卷有效回收。问卷回收后由研究生对调查数据双录入双核查，以保证录入数据无差错。按照数据处理阶段，由问卷调查系统开发方对符合统计要求的数据进行整理，并由课题组完成调查问卷数据整理的质量控制。

三、统计方法

1. 汇总统计

针对问卷中每一题进行结果的汇总，并对 1500 位专家中，多数专家选择的重要选项在排序位置上的分布进行图形展示，最终以列联表及堆叠条形图展现每一题的原始结果，进而了解专家答题的基本情况。

2. 组合分析

采用关联规则方法，分析各专家给出的治法、治方以及治药几方面的方案组合，即为组合分析，如将治法、治方、治药各取其一，联合起来即为一个诊疗方案。组合分析的优势体现在除了孤立分析每一题，其采用的关联规则分析还能够发掘专家在回答法、方、药各问题时的内在联系，从而找到合适的诊疗方案（包括法、方、药）。

R.Agrawal 等人于 1993 年提出关联规则方法，主要用于研究事物之间的相互依存性和关联性。而关联规则方法在推荐系统中一个具体应用为购物篮分析，即网络购物平台上出现的"购买此商品的客户还购买了……"。用于描述事物之间关联关系的常用指标主要有三个：支持度、置信度、提升度。支持度：指在数据库 D 中，A 和 B 同时出现的概率，用来表示所发现的规则的有用性。置信度：指在数据库 D 中，在 A 出现的前提下，B 出现的概率，表示发现的规则的确定性。提升度：是指置信度对期望可信度的比值，提升度描述项集 A 的出现对项集 B 的出现有多大的影响。

本研究采用支持度这一指标，并分析其中支持度较高的规则，即诊疗方案，而规则的支持度为选择这条规则的专家数除以答题专家总数，支持度的值在 0～1，该值越大代表规则出现的概率越大，说明该诊疗方案较好。

3. 排序分析

排序分析是指采用描述统计方法，重点对第 1、2、3 排序位置上的结果进行交叉研究的一种数据挖掘方法。而运用关联规则方法进行分析时，虽然对所有可能的诊疗方案组合有了一定的研究，但忽略了排序上的区别，在某种程度上也损失了排序信息。另一方面，在描述统计结果中可以发现，被专家选择比较多的选项也基本上是排序比较靠前的选项，因此分析排序位置靠前的部分（如每道题前 3 个排序位置）的选项也基本可以分析"对症法、方、药"，而不会产生特别严重的遗漏情况。因此排序分析重点交叉研究排序位置在第 1、2、3 的结果，一定程度上可以减少关联规则方法忽略的排序信息。

排序分析和组合分析的取值界限的界定：排序分析统计结果中百分比代表的是在某一辨证要点—治法—治方—用药条件下专家选择的百分比，由于百分比的基数理论上可有选项数与题数全排列的排序方式，且专家可选择加和项、对位序选项进行交叉分析等因素会级数倍地放大实际供筛选的治疗方案组合基数，加之还需筛选符合内在一致性的组合，因此以 1% 作为排序分析百分比的有效取值界限。组合分析的支持度代表该法、方、药组合的关联规则支持度，按中国人民大学统计学院戴稳胜的文献方法以 0.1 为有效取值界限。

4. 中医理论指导统计方法的综合应用

从统计方法的作用上看，频数统计的覆盖面较为全面，排序和组合分析则凸显了选择的优先性和内在联系性。中医治则治法具有复杂性，因此需要结合量表常模基础上进行一致性分析，结合频数统计、组合分析、排序分析结果综合选择。即选择具有中医治疗学意义、合计频数与优先位序频数高的选项、支持度和百分比高的方案组合。

在应用中，频数统计用于汇总各选项的频数，及专家所选项在排序位置上的分布情况。组合分析对专家给出的法、方、药进行方案组合，采用关联规则方法研究三者的内在联系，其结果用支持度表示，支持度取值在 0～1，数值越大则该诊疗方案中法、方、药同时出现的概率越大。排序分析是对排序在前三位置上的法、方、药结果进行交叉研究，体现了在不同前置条件下优先选择的诊疗方案组合，其结果用百分比表示，百分比越高说明在该条件下专家优先选择的可能越大。对于同一份数据，不同的统计方法可从不同侧面反映数据的意义，多种统计方法的使用可尽量排除单一统计方法所致的偶然性。各统计方法互相补充，有利于提炼更优化的诊疗治则。

在结果分析阶段，首先筛选出频数较高的选项，主要是描述专家对某种治法方药选项的分布情况，筛选优选方案还需结合排序与组合分析结果。之后对每个诊疗顺序、治法、治方、治药均建立法—方—药内在一致性模型，筛选专家答案中体现出的诊疗方案组合，再联列出内在一致性良好的排序分析结果与组合分析结果，作为待选的优选方案。

四、证候"动态时空"属性与疾病治疗学研究

证候是在一定时点、一定状态下的产物，随着时间推移可能发生变化，这便是证候"动态时空"的含义。证候具有"动态时空"的特点，疾病在不同时点、不同病理阶段会产生不同的证候表现，证候转化的实质是病机的演变。目前的中医指南与标准规范中，多是分证论治，对病情的演变着墨不多，也没有涉及合并病的复杂因素的相互作用。所以在结合据象辨证的基础上，从证候动态时空角度出发，把握病机转化的缘由，针对始发病因与当前的证候表现，有助于透过复杂的表现把握治疗的主要方面，更充分地运用中医的法象思维、运动观和整体观，执简驭繁地采取适宜治法。

实际上，即使同一疾病的同一证候，也有致病因素的不同。如冠心病早期与恢复期，均有气阴两虚表现，但早期的气阴两虚有心肺气虚、阴火流溢伤及心阴的特点，而恢复期的气阴两虚则主要是心气虚兼心肾阴虚。研究中发现，两者治法上各有养心阴与养肾阴的偏重，后者在用药上还可加减益肾填精药、滋补阴络药。这本身也验证了基于证候"动态时空"属性，治法方药确有不同。

五、基于多中心大样本的临床专家共识的实践意义

中医基础治法研究基于辨病，是对疾病治疗观的整体把握。冠心病与诸病合并发病在临床常见，但是目前只有单一病的临床指南，弱化了中医学的整体优势。另一方面，中医治法的意象性强，确定推荐治法时应有确切的方法与证据。课题组前期通过证候学研究，得出了冠心病及冠心病合并各种常见病的临床征象，为治疗学研究从整体上"据象辨证"打下坚实基础，由此"法象尽意"设计了符合合并病特点的治则治法专家问卷。而通过临床专家问卷调查形式收集对该合并病的治疗学资料所得结论更符合临床诊疗实践，较目前专家组制定的共识而言能更广泛地反映临床专家对该病的诊疗共识，因而可为该病的中医规范化治疗提供更有实证性的指导。

第二节 冠心病

一、冠心病基础治则治法研究

（一）冠心病基础治则治法频数统计

1. 临床诊疗顺序

为解决临床诊疗中应遵循何样的思维判别顺序问题，课题组设计 5 个选项。其中"判断病势缓急轻重"在总计和第一位序方面频数均为最高，但其他选项在后序排位上则均得到了专家的重视。可见冠心病诊疗中当优先判断病势，同时应考虑病位在脏腑、经络、在气在血，标本虚实，病性属阴属阳，临床表现寒热真假，综合权衡以决定具体诊疗方案。

2. 基础治法

基础治法主要基于辨病，结合前期证候要素研究、学术流派研究、近现代以来各家学术思想等，设计了散寒、化痰、理气、活血、益气、养血、温阳、养阴、清心、调神、解毒、通络 12 个选项，要求专家选择不多于 3 项。合计频数超过专家总数 10% 的治法有 7 项。其中，活血治法在合计和第一位序方面频数均最高，温阳、益气、化痰治法在第一位序频数较高。活血化瘀法目前是冠心病治疗中的主流中医治法，而本研究结果提示要注意温阳益心法的应用。该法融温阳补气益心、活血化痰通脉、清心宁神为一体，涵盖了研究结果中的治法。故而冠心病基础治法为活血化瘀法和温阳益心法。

3. 基础治方

从病情表现上看，冠心病主要表现为实证和虚证。课题组针对其不同表现设计了相应可能选择的治方。冠心病实证备选方剂为柴胡疏肝散、血府逐瘀汤、参桂瓜蒌薤白半夏汤、安宫牛黄丸、苏合香丸 5 个选项，虚证备选方剂为炙甘草汤、归脾汤、十味温胆汤、参附汤、生脉散 5 个选项，选择了排序前 5 位的代表方进行汇总。实证处方中，活血化瘀法代表方血府逐瘀汤在合计和第一位序方面频数均较高，温阳益心法代表方参桂瓜蒌薤白半夏汤在合计和前两位序的频数亦较高，这与基础治法研究的结果是一致的。虚证处方中，阴阳并补的代表方炙甘草汤、益气养阴的代表方生脉散的合计频数、前两位序频数均较高，这也体现了心证位证候要素在处方中的作用。

4. 基础治药

中药部分结合四气五味、七方十剂表述其药性与功用。课题组归纳了临床常用治疗冠心病的 7 类中药作为备选项，分别是甘温药以建中、辛热药以温中、辛甘药以化阳、酸甘药以化阴、甘寒药以泻火、辛滑药以通利气血、辛苦药以降逆泄浊。辛甘化阳药在第一位序和总计方面频数均较高，辛滑通利气血药的总计频数亦较高，甘温建中药的总计频数处于第三位，这与温阳益心的基础治法也是一致的。同时也应看到，温中药、养阴药、降逆泄浊药总体频数均占全体专家数的 40% 左右，在第 3～5 位序选择较多，

扫码看结果

显示其在冠心病的用药中处于不可忽视的辅助地位。

（二）冠心病基础治则组合与排序分析

建立法—方—药内在一致性模型，筛选专家答案中体现出的诊疗方案组合，联列出内在一致性良好的排序分析结果与组合分析结果。

结果显示，在全排列条件下，冠心病实证辨证中需兼顾病势、病性、病位，偏重活血、温阳治法，可依证选择理气、益气、化痰、通络、散寒治法，方选血府逐瘀汤、参桂瓜蒌薤白半夏汤加减，用药优选辛甘化阳药、辛滑通利气血药；该类辨证诊治组合每组支持度不低于 0.1687，百分比不低于 1.14%，均具有统计学意义。

在全排列条件下，冠心病辨证中亦需兼顾病势和标本虚实，虚证方偏重温阳、益气治法，方选炙甘草汤、生脉散加减，用药优选甘温建中之药、辛热温中之药、酸甘化阴之药、辛苦降逆泄浊之药。该类辨证诊治组合每组支持度不低于 0.1707，百分比不低于 1.12%，均具有统计学意义。

（三）结果与讨论

在建立内在一致性常模基础上，结合三种统计学结果综合分析可知：

1. 冠心病基础治则治法研究结果

冠心病临证中应注意判断病势缓急轻重，病位在脏腑、经络、在气在血，标本虚实，病性属阴属阳，临床表现寒热真假；冠心病基础治法为活血化瘀法和温阳益心法；实证偏重活血、温阳治法，可依证选择理气、益气、化痰、通络、散寒治法，方选血府逐瘀汤、参桂瓜蒌薤白半夏汤加减，用药优选辛甘化阳药、辛滑通利气血药；虚证方偏重温阳、益气治法，方选炙甘草汤、生脉散加减，用药优选甘温建中之药、辛热温中之药、酸甘化阴之药、辛苦降逆泄浊之药。

2. 冠心病基础治则的统计结果的数据分析

对比三种统计分析结果可知，在诊疗顺序选择方面应优先考虑病势的轻重缓急；活血、温阳治法为共性治法，理气、化痰治法的频数较高，实证和虚证用方有偏于通和偏于温的差异；用药方面全病程中辛滑通利气血药和辛甘化阳药均为首选，其他备选项命中频数亦较大反映了中医学辨证论治、中和平衡的治疗观点。

从统计结果来看，治法上呼应了前期的证候学研究，活血、温阳、益气、理气、化痰等治法对瘀血、寒邪、诸虚、气滞、痰饮等重要证候要素都很有针对性。实证选方和虚证选方均与仲景胸痹证治暗合，用药与治法上保持了一致。可见，研究结果合乎医理，内在一致性好。

3. 温阳益心法的应用价值

需要注意的是，温阳益心法在冠心病的应用当得到进一步重视，该法融温阳补气益心、活血化痰通脉、清心宁神为一体，涵盖了研究结果中的治法。该法曾入选 WHO 西太区循证实践指南，但其重要地位在本次研究中发现应予以凸显，该法作为治疗冠心病合并心衰的治疗大法有较高的研究价值。

二、冠心病分期分证治则治法研究

（一）冠心病早期

1. 气滞心胸证

扫码看结果

综合本证三种统计方法的结果表明，冠心病早期气滞心胸证应用理气止痛治法，偏重疏肝行气、养血柔肝、散结解郁；方选柴胡疏肝散、逍遥散加减；用药优选柴胡、香附等疏肝行气类药，木香、砂仁等调理脾胃气机药。

分析： 冠心病早期气滞心胸证表现为胁痛、叹息、脘腹痞闷、背痛、手足不温、心烦、胸痛、胸闷的症状。本证的病机关键为肝主疏泄气机的功能异常，兼及肺、心、脾三脏。肝失疏泄、气机不利，不通则痛，阳气输布不利。气郁化火则心烦，郁热阻碍心脉则心脉痹阻，不通则痛。《灵枢·经脉》云，肝经其支者"复从肝别贯膈，上注肺"，故肝失疏泄，可致肺肃降功能的失调，肺气不降，发为叹息。脘腹痞闷，则体现了肝主疏泄气机对脾胃气机升降的影响。肝经"夹胃"，肝失疏泄，可导致脾胃气机不利导致脘腹痞闷。选择结果充分证明专家认同此证优先从肝论治，以调畅脾胃肝胆枢机为主，调理火脏的生我和我生之脏，以获理气止痛之效。

2. 气阴两虚证

综合本证三种统计方法的结果表明，冠心病早期气阴两虚证应用益气养阴治法，偏重益心气、养心阴、益脾气；方选生脉散、加减复脉汤加减；用药优选甘温益气药，酸甘化阴药。

分析： 冠心病早期气阴两虚证可见心烦、乏力、头晕、背痛、胸闷隐痛、心悸、气短的症状。本证的病机关键为宗气虚乏，病位在上焦。五脏均有气虚，本证见气短、心悸，而无食少便溏，故当为心肺气虚。《灵枢·口问》认为"故上气不足，脑为之不满，耳为之苦倾，目为之眩"，故头晕、乏力为宗气不足的表现。其次，宗气贯心脉、肺助心行血，如肺气虚导致助心行血功能的减弱，宗气生成不足，不能贯心脉，则可导致血液循行减缓，痹阻心脉作痛。故背痛、胸闷隐痛即有心气虚，心脉不荣则痛的病机存在，也有血行缓慢不通则痛的病机存在。其心烦、心悸主要为心气虚不能生津，心阴不足，气阴两虚不能荣养心神所致。专家选择益心之气阴为主，益心气先于养心阴，与本证属于早期、始于气虚的病机是契合的。遣方优选的生脉散本为东垣保肺清心所创，也是先于心分而治脾之源的代表方剂，体现了益气以养阴的治法。加减复脉汤为《温病条辨》中治在上焦的代表方，用药较为轻柔，契合本证的病期和病位。优选甘温益气药，酸甘化阴药也合乎气阴两虚的病机。可见本证筛选出的诊疗方案内在一致性佳，方证相应。

（二）冠心病发作期

1. 气滞痰阻证

综合本证三种统计方法的结果表明，冠心病发作期气滞痰阻证应用行气化痰治法，偏重通阳散结、行气导滞、利气化饮；方选枳实薤白桂枝汤加减；用药优选辛滑通利、辛苦泄浊药，兼以香附、檀香等行气止痛药，半夏、茯苓等温化痰饮药，陈皮、杏仁、瓜蒌等畅气化痰药，姜黄、川芎等活血理气药。

分析：冠心病发作期气滞痰阻证可见喘促、胁痛、叹息、恶心呕吐、食欲不振、脘腹痞闷、背痛、手足不温、心烦、头晕、胸闷如窒的症状。由于气滞与痰阻可互为因果，因此治疗中知其来路就较为重要。应用结构方程模型 PA-LV 路径分析可知，发作期气滞痰阻证更易由早期气阴两虚演变而来，考王孟英医案，多是气阴两虚之人，发气滞痰阻之证，盖因其人气阴两虚则易化火，肺气不肃则液郁为痰，脾气不达则滞其枢机，气怒痰阻，故而病位仍是以脾胃为中心兼及心肝，具体而言则为阳气虚滞、脾虚痰湿、中焦不运、肝失疏泄、肺失宣肃、心脉痹阻，即叶天士所云"痰饮凝洼，清阳失旷，气机不利"。专家选择利气化饮的枳实薤白桂枝汤，是仲景辛滑温通治疗胸痹的正治法、方，茯苓、半夏、杏仁、瓜蒌等为仲景治胸中阳虚不运的常用药，香附、檀香、姜黄、川芎等则可入气络、血络而止痛。筛选出的治疗方案，用至简的方药直中看似复杂的临床表现，不但与仲景治疗胸痹轻证相合，亦正如叶天士治胸痹"流运上焦清阳"之谓，更证实了本证筛选出的诊疗方案内在一致性佳，方证相应。

2. 心阳不振证

综合本证三种统计方法的结果表明，冠心病发作期心阳不振证应用温振心阳治法，偏重温通上焦心阳、温运中焦脾阳、温阳化饮；方选参桂瓜蒌薤白半夏汤、桂枝甘草汤、参附汤加减；用药优选人参、桂枝等温通心阳药，半夏、瓜蒌等通阳化饮药，附子、干姜等温里散寒药。

分析：冠心病发作期心阳不振证可见恶心呕吐、食欲不振、脘腹痞闷、手足不温、喘促、背痛、胸痛、心烦、胸闷的症状。本证的病机关键为脾阳不足，清气不运，伤及心阳。从脾胃治心本有所据，九种心痛中胃心痛证治即近于此，PA-LV 路径系数分析也显示气阴两虚证更易转化为心阳不振证，这与脾胃是密切相关的。但专家选择仍更注重温通心阳，而温运脾阳治法位列频数的第二位，反映临床医家更注重发作时期急则治标的治则。

事实上食欲不振、脘腹痞闷也可能体现心阳不振，不能下煦胃阳，脾胃升降、纳运功能失常的病机；喘促也体现了中焦运化失常，寒痰内生，上阻于肺的病机，与心阳不振密切相关；手足不温为阳虚不能温煦肢体的表现。背痛、胸痛、心烦、胸闷体现了心阳不振的病机，其中心烦症状属干姜附子汤证般较为严重的阳虚证。故而治疗中，以温阳为主，又兼顾化饮。优选的方剂参桂瓜蒌薤白半夏汤是温阳益心法的代表方，主要由参类、半夏、瓜蒌、薤白、茯苓、赤芍、川芎之间相关组合，温通心阳，以补为通，补中寓通，通补兼施，体现了"温心不在温而在通，通滞以复脉宁神"的标本兼治特点。用药方面则包含了温通、化饮、散寒的几个层面，较为全面地顾及了病情的特点与发展转化，并兼及脾阳。

3. 寒凝心脉证

综合本证三种统计方法的结果表明，冠心病发作期寒凝心脉证应用散寒止痛治法，偏重温心通阳、温经散寒；方选当归四逆加吴茱萸生姜汤、麻黄附子细辛汤、乌头赤石脂丸、附子理中汤加减；用药优选桂枝、吴茱萸等温经散寒药，附子、干姜、蜀椒等辛热扶阳药，麻黄、细辛等散寒通滞止痛药。

分析： 冠心病发作期寒凝心脉证可见恶心呕吐、食欲不振、腰膝浮肿、心烦、手足不温、背痛、痛引肩背、喘促、胸闷如窒的症状。本证的病机关键为心肾阳虚，寒饮内停，兼及脾胃。此证与上文心阳不振证区别于此证以实邪为主，"寒气入经而稽迟，泣而不行，客于脉外则血少，客于脉中则气不通，故卒然而痛"。而专家的选择也反映了本证以散寒止痛为主，当归四逆加吴茱萸生姜汤温通经脉而散寒最为专家青睐，麻黄附子细辛汤、乌头赤石脂丸、附子理中汤亦为仲景温里散寒的代表方。优选用药则有散寒、温阳、通滞的偏重，有效缓解寒邪的收引拘急。其中麻黄、细辛等现多用来解表散寒，而古人多用来通滞止痛，至今外科治疗因寒作痛仍以此通经散滞，可为寒凝心脉治疗之借鉴。

4. 瘀血阳微证

综合本证三种统计方法的结果表明，冠心病发作期瘀血阳微证应用温阳活血治法；偏重温阳者，方选参桂瓜蒌薤白半夏汤加赤芍、川芎加减；用药优选温通心阳药，或温阳药与益气药并用。偏重化瘀者，方选参桂瓜蒌薤白半夏汤加赤芍、川芎加减；用药优选活血药与养血药并用，桃仁、红花等活血破血药，香附、延胡索等活血行气药。偏重温通并重者，方选参桂瓜蒌薤白半夏汤加赤芍、川芎加减；用药优选温阳通阳药配合化痰散瘀药，人参、桂枝、归尾、苏木等辛甘温通络药。

分析： 冠心病发作期瘀血阳微证可见口干咽干、乏力、头晕、下肢浮肿、腰膝酸软、手足不温、冷汗淋漓、喘促不能平卧、背部刺痛、痛引肩背、胸闷如窒、心悸的症状，其表现也是较为复杂的。因此可从证候演变来理解其论治重点。应用结构方程模型 PA-LV 路径分析可知，早期气滞心胸病在气分肝、心、肺三脏，向发作期的演变总体属于实证向实证的转化，体现了气、寒、痰、瘀、虚在冠心病发作中的作用。气结在胸，胸阳不振，可见心阳虚证，如枳实薤白桂枝汤证；张锡纯以为肝郁气滞可致胸中大气下陷，是以可见中焦阳虚证；气滞阳郁则不能温煦四末，故有手足不温；阳虚不能布津，故有口干头眩见证；气病日久，血亦应病，故瘀血内生，发为瘀血阳微证，总以胸中大气下陷、气分郁结、经络湮瘀为病机关键。因此治疗中有益宗气、升清阳、理气机、通络脉的偏重，专家对偏重治法的选择结果也与病机相契合。在用药方面，则充分体现了胸痹论治领域成果的百花齐放，如温阳益心法多用参、桂等温阳通阳药配伍小陷胸、芎、芍等化痰散瘀药，络病学派多选用人参、桂枝、归尾、苏木等辛甘温通络药，郭士魁等大家曾主张芳香温通法多选用辛香温通药，而活血化瘀药的药理作用则早已被证实。另外，从专家的选择结果上看，无论是偏于阳气虚滞者、偏于经络愆滞者还是两者并病，均首选温阳益心法的代表方参桂瓜蒌薤白半夏汤加减，这也充分证实了温阳益心法的优势。

（三）冠心病缓解期

1. 肝脾不调证

综合本证三种统计方法的结果表明，冠心病缓解期肝脾不调证应用调和肝脾治法，偏重条达肝经气滞为主兼补脾胃，或和解少阳枢机；方选逍遥散，或培脾舒肝汤、小柴胡汤加减；用药优选柴胡、枳实等疏理肝气药，参苓术草等健脾气药。

分析：冠心病缓解期肝脾不调证可见头晕、心烦、背痛、胸痛、胸闷、呃逆、叹息、食欲不振、脘腹痞闷、胁痛的症状。从脏腑理论分析，本病的病机关键为肝失疏泄、脾胃气机不利、心脉痹阻，以肝脾为主，兼及于心。仔细分析，症状群中包括了肝失疏泄、心脉痹阻的病机和胃气壅滞、心脉痹阻的病机。胃气不降，脾不升清而水谷精微壅滞胸中，导致郁而化热，内扰心神。专家的选择也是偏重调肝兼补脾胃，或以和解少阳枢机为要，其选用的方药也都达到了理想的内在一致性，体现了方证相应。

2. 心肾阳虚证

综合本证三种统计方法的结果表明，冠心病缓解期心肾阳虚证应用温补阳气治法，偏重温阳益气、调营卫温心阳、温肾阳；方选桂枝加附子汤、参附汤、真武汤加减；用药优选桂枝、附子等助阳化气药，仙茅、淫羊藿等温补肾阳药，人参、茯苓等益气药。

分析：心肾阳虚证可见喘促、头晕、下肢浮肿、汗出、感冒、手足不温、腰膝酸软、乏力、气短、背痛、胸痛、胸闷的症状。本证的病机关键为心肾阳虚，肺卫气虚。专家选择了调营卫温心阳治法合乎"损其心者，调其营卫"，桂枝类方作为调营卫的代表方体现了较好的内在一致性。同时专家也选择了补肾治法方药以助温养心体、助膀胱气化和温养肢体。卫气的生理功能为司开阖、温分肉、肥腠理，专家优先选择了益气药也切中本证病机。本证筛选出的诊疗方案也做到了内在一致性佳、方证相应。

3. 心肺气虚证

综合本证三种统计方法的结果表明，冠心病缓解期心肺气虚证应用补益心肺治法，偏重益气升陷、培土调中，可予敛肺降逆；方选升陷汤、黄芪建中汤、补肺汤加减；用药优选人参、黄芪等健脾益气药，苏梗、陈皮等宣通气机药，及五味子、山萸肉等收敛肺肾药，升麻、柴胡等升提中气药。

分析：冠心病缓解期心肺气虚证可见背痛、胸闷、喘促、乏力、气短、心悸的症状，病机关键为心肺气虚，心脉不荣则痛。宗气虚不能贯心脉行气血，心气虚不能温养心脉。宗气虚乏、大气下陷则需升提，故专家选择了益气升陷法、升陷汤、健脾益气药和升提中气药。由于脾胃为气血生化之源，故当培土调中以生金，在益气的同时注意通利气机、敛纳浮散的肺气。

（四）冠心病恢复期

1. 心气虚证

根据数据可知，冠心病恢复期心气虚证应用益气养心治法，偏重益气养血安神，可补益脾气、温阳益气、温通气络；方选养心汤、人参养荣汤、归脾汤加减；用药优选人参、黄芪等益气药为主，兼用茯神、酸枣仁等养心安神药，四物汤类养血和营药，陈皮、桂枝等辛温调畅气络药。

分析：心气虚证可见浮肿、汗出、头晕、心烦、失眠、胸隐痛、胸闷、乏力、气短、心悸的症状，病机关键为心气虚，心脉不荣则痛、心神失养，兼可涉于肺。该证与心藏象生理功能密切相关，专家的选择也集中于对心主血脉、主神明、为火脏的针对性治疗。补益脾气以先于心分治脾之源，温阳益气为对证治法，温通气络则补而不留愆，是陈可冀院士治心常用的治法之一。专家的选择兼顾了心脏气、血、阳、神的关系，其内在一致性和方证对应性均较好。

2. 阳虚气滞证

根据数据可知，冠心病恢复期阳虚气滞证应用温运通补治法，偏重温通心阳、温运脾阳、温阳化饮；方选枳实薤白桂枝汤合苓桂术甘汤加减；用药优选人参、鹿茸、桂枝等辛甘温阳药，人参、降香、三七、琥珀等甘温辛香的温阳行气药，可用柴胡、香附等疏肝行气药。

分析：胸痹发病属阳微阴弦，发则胸痛彻背，故见胸闷背痛。阳微不能建中，故脘腹痞闷，手足不温；阳虚不能卫外，故易感；阳虚不能温化水饮，故浮肿；肾阳虚则腰膝酸软。心烦、叹息、胁痛为气滞之象。阳虚与气滞互为因果，阳虚推动无力则气无以行，气滞则易气虚而阳虚。叶天士曾谓："医见呕吐肢冷，认为虚脱，以理中加附子温里护阳。夫阳气皆属无形，况乎病发有因，决非阳微欲脱。忆当年病来，宛是肝病，凡疏通气血皆效。"因此，治疗中要注意先病后病，温补同时也要注意通运，故而专家选择了集温通、温运、温化三法的偏重治法，可谓切中病机。优选的枳实薤白桂枝汤合苓桂术甘汤也运而不作耗、补而不愆滞。这一时期用药，温阳药中有鹿茸一类可入下焦奇经的药，体现了久病及肾通补奇经的思路。而甘温辛香之品如人参、降香、三七、琥珀等亦是陈可冀院士常用治疗心病的温阳行气法，针对本证尤为适宜。

3. 气阴两虚证

根据数据可知，冠心病恢复期气阴两虚证应用益气养阴治法，偏重益心气、益脾气、养肾阴；方选生脉散、加减复脉汤加减；用药优选西洋参、黄芪等益气药加麦冬、五味子等酸甘济阴药，或沙参、细生地等甘凉清补药，鹿角胶、熟地黄等益肾填精药，龟板、鳖甲等滋补阴络药。

分析：冠心病恢复期气阴两虚证主要是由于胸痹日久，痰浊瘀血久而为毒，或其人素瘦火旺而发。同为气阴两虚证，本期的益气养阴治法较之早期有了养肾阴的偏重。用药方中选择生脉散、加减复脉汤，有如《临证指南医案·温热》王妪温热十三日，心中闷痛，治以甘寒醒胃却热的意趣。用药方面也在补益心脾气阴的基础上，加入了入奇经阴络的血肉有情之品，配合病程特点而滋阴温阳。专家优选的诊疗方案正如汪绮石所云"培土调中""金行清化，水自流长"。

（五）结果与讨论

建立法方药内在一致性模型，综合频数分析、组合分析、排序分析统计结果，得出了冠心病分期分证治则治法研究结果：

冠心病早期气滞心胸证应用理气止痛治法，偏重疏肝行气、养血柔肝、散结解郁；方选柴胡疏肝散、逍遥散加减；用药优选柴胡、香附等疏肝行气类药，木香、砂仁等调理脾胃气机药。

　　冠心病早期气阴两虚证应用益气养阴治法，偏重益心气、养心阴、益脾气；方选生脉散、加减复脉汤加减；用药优选甘温益气药，酸甘化阴药。

　　冠心病发作期气滞痰阻证应用行气化痰治法，偏重通阳散结、行气导滞、利气化饮；方选枳实薤白桂枝汤加减；用药优选辛滑通利、辛苦泄浊药，兼以香附、檀香等行气止痛药，半夏、茯苓等温化痰饮药，陈皮、杏仁、瓜蒌等畅气化痰药，姜黄、川芎等活血理气药。

　　冠心病发作期心阳不振证应用温振心阳治法，偏重温通上焦心阳、温运中焦脾阳、温阳化饮；方选参桂瓜蒌薤白半夏汤、桂枝甘草汤、参附汤加减；用药优选人参、桂枝等温通心阳药，半夏、瓜蒌等通阳化饮药，附子、干姜等温里散寒药。

　　冠心病发作期寒凝心脉证应用散寒止痛治法，偏重温心通阳、温经散寒；方选当归四逆加吴茱萸生姜汤、麻黄附子细辛汤、乌头赤石脂丸、附子理中汤加减；用药优选桂枝、吴茱萸等温经散寒药，附子、干姜、蜀椒等辛热扶阳药，麻黄、细辛等散寒通滞止痛药。

　　冠心病发作期瘀血阳微证应用温阳活血治法；偏重温阳者，方选参桂瓜蒌薤白半夏汤加赤芍、川芎加减；用药优选温通心阳药，或温阳药与益气药并用。偏重化瘀者，方选参桂瓜蒌薤白半夏汤加赤芍、川芎加减；用药优选活血药与养血药并用，桃仁、红花等活血破血药，香附、延胡索等活血行气药。偏重温通并重者，方选参桂瓜蒌薤白半夏汤加赤芍、川芎加减；用药优选温阳通阳药配合化痰散瘀药，人参、桂枝、归尾、苏木等辛甘温通络药。

　　冠心病缓解期肝脾不调证应用调和肝脾治法，偏重条达肝经气滞为主兼补脾胃，或和解少阳枢机；方选逍遥散，或培脾舒肝汤、小柴胡汤加减；用药优选柴胡、枳实等疏理肝气药，参苓术草等健脾气药。

　　冠心病缓解期心肾阳虚证应用温补阳气治法，偏重温阳益气、调营卫温心阳、温肾阳；方选桂枝加附子汤、参附汤、真武汤加减；用药优选桂枝、附子等助阳化气药，仙茅、淫羊藿等温补肾阳药，人参、茯苓等益气药。

　　冠心病缓解期心肺气虚证应用补益心肺治法，偏重益气升陷、培土调中，可予敛肺降逆；方选升陷汤、黄芪建中汤、补肺汤加减；用药优选人参、黄芪等健脾益气药，苏梗、陈皮等宣通气机药，及五味子、山萸肉等收敛肺肾药，升麻、柴胡等升提中气药。

　　冠心病恢复期心气虚证应用益气养心治法，偏重益气养血安神，可补益脾气、温阳益气、温通气络；方选养心汤、人参养荣汤、归脾汤加减；用药优选人参、黄芪等益气药为主，兼用茯神、酸枣仁等养心安神药，四物汤类养血和营药，陈皮、桂枝等辛温调畅气络药。

　　冠心病恢复期阳虚气滞证应用温运通补治法，偏重温通心阳、温运脾阳、温阳化饮；方选枳实薤白桂枝汤合苓桂术甘汤加减；用药优选人参、鹿茸、桂枝等辛甘温阳药，人参、降香、三七、琥珀等甘温辛香的温阳行气药，可用柴胡、香附等疏肝行气药。

冠心病恢复期气阴两虚证应用益气养阴治法，偏重益心气、益脾气、养肾阴；方选生脉散、加减复脉汤加减；用药优选西洋参、黄芪等益气药加麦冬、五味子等酸甘济阴药，或沙参、细生地等甘凉清补药，鹿角胶、熟地黄等益肾填精药，龟板、鳖甲等滋补阴络药。

冠心病治法统计结果的数据分析：一是注意温通。气（阳）虚是贯穿冠心病全病程的证候要素，诸般治法的最终目的皆落脚于温通阳气。如活血、理气、化痰皆为通利气血，使阳气得行；益气、养阴、安神皆为使虚者得补，助运阳气；解毒、清热皆为平和火脏之阳气，客者除之以免太过煊赫。冠心病确有"心损"，《经》云"损者温之"是其谓。温阳益心法贯穿了冠心病病程的始终，这也说明本研究结果呼应了心藏象的功能特点，而温阳益心法作为冠心病的治疗大法有较高的研究价值。

二是注意气机的展化宣通。通过结构方程模型可以发现，与气相关的证候要素在证候传变中发挥着重要作用，SEM 路径系数往往可以清晰地反映气相关证候要素在传变中的权重。因此，治法中可以看到调肺气以朝百脉主治节，运脾气以升降相因，畅肝气以条达枢机，虚者补之，陷者升之，均体现了这一点。

第三节 冠心病合并心力衰竭

一、冠心病合并心力衰竭基础治则治法研究

扫码看结果

（一）冠心病合并心力衰竭基础治则治法频数统计

1. 临床诊疗顺序

为解决临床诊疗中应遵循何样的思维判别顺序问题，课题组设计 4 个选项。其中"判断病势缓急轻重"在总计和第一位序方面频数均为最高，可见冠心病合并心力衰竭诊疗中当优先判断病势以决定具体诊疗方案。

2. 基础治法

基础治法主要基于辨病，结合前期证候要素研究、学术流派研究等，设计了散寒、化痰、理气、活血、益气、养血、温阳、养阴、清心、调神、解毒、通络、化瘀、利水、化湿 15 个选项，要求专家选择不多于 3 项。合计频数超过专家总数 10% 的治法有9 项。其中，温阳、益气治法在合计和第一位序方面频数均较高，活血化瘀、利水治法在第二、第三位序上频数较高，可见冠心病合并心力衰竭主要治法优选益气、温阳，兼以活血化瘀、利水。

3. 基础治方

从病情表现上看，冠心病合并心力衰竭主要表现为急性发作期和缓解期。课题组针对其不同表现设计了相应可能选择的治方。急性发作期备选方剂为参附汤、四逆汤、瓜蒌薤白半夏汤、小青龙汤合葶苈大枣泻肺汤、真武汤、保元汤、定喘汤和苏合香丸 8 个选项，缓解期备选方剂为生脉散、血府逐瘀汤、补阳还五汤合五苓散、人参汤、当归四

逆汤、归脾汤、香砂六君子汤、炙甘草汤和附子理中丸 9 个选项，对排序前 5 位的代表方进行了汇总。急性发作期，参附汤在合计和第一位序方面频数均较高，真武汤、四逆汤在第二、第三位序上频数较高，小青龙合葶苈大枣泻肺汤与瓜蒌薤白半夏汤的合计频数较高。缓解期，补阳还五汤合五苓散、生脉散在总计和第一、第二位序方面频数较高，炙甘草汤的合计频数较高，血府逐瘀汤在第二位序上的频数较高。

4. 基础治药

中药部分结合四气五味、七方十剂表述其药性与功用。课题组归纳了临床常用治疗冠心病合并心衰的 8 类中药作为备选项，分别是甘温药以建中、辛热药以温火、辛甘药以化阳、酸甘药以化阴、甘寒药以泻火、辛滑药以通利气血、辛苦药以降逆泄浊、甘淡药以利水除湿。辛甘化阳药在第一位序和总计方面频数均较高，甘温建中药、甘淡渗湿药在第二、第三位序频数较高，辛热扶阳药和辛滑通利药的合计频数较高。

（二）冠心病合并心力衰竭基础治则组合与排序分析

课题组建立法—方—药内在一致性模型，筛选专家答案中体现出的诊疗方案组合，联列出内在一致性良好的排序分析结果与组合分析结果。

结果显示，在全排列条件下，冠心病合并心衰急性发作期辨证中需兼顾病势、病性、病位，治法仍以益气、温阳为主，方选参附汤、真武汤、四逆汤，用药选择辛甘化阳药、甘温建中药、甘淡渗湿药。该类辨证诊治组合每组支持度不低于 0.11，百分比不低于 1.04%，均具有统计学意义。

在全排列条件下，冠心病合并心衰缓解期辨证中亦需兼顾病势、病性、病位，治法以温阳为主、益气次之，方选补阳还五汤合五苓散、生脉散、炙甘草汤，用药选择辛甘化阳药、甘淡渗湿药、甘温建中药。该类辨证诊治组合每组支持度不低于 0.1013，百分比不低于 1.01%，均具有统计学意义。

（三）结果与讨论

1. 冠心病合并心力衰竭基础治则的统计结果

冠心病合并心力衰竭中医整体治则研究结果表明，基于辨病的冠心病合并心衰基础治则治法主要是辨别病势缓急轻重，应用温阳、益气、活血化瘀、利水治法，急性期选择温振回阳类方剂，缓解期选择温通类方剂，用药选择辛甘、甘温、甘淡、辛滑、辛热性味药，温阳益心法可作为冠心病合并心衰的基本治疗大法。

2. 对冠心病合并心力衰竭中医基础治法的统计结果分析

对比三种统计分析结果可知，在诊疗顺序选择方面应优先考虑病势的轻重缓急；温阳、益气治法为共性治法，活血化瘀、利水治法的频数较高，急性期和缓解期有偏于益气和偏于温阳的差异；急性发作期参附汤、真武汤、四逆汤为共性治方，小青龙汤合葶苈大枣泻肺汤、瓜蒌薤白半夏汤的合计频数较高但并非临床专家优先选择的方剂；慢性期补阳还五汤合五苓散、生脉散、炙甘草汤为共性方剂，与余者在各类统计方法比较中均有显著优势；用药方面全病程中辛甘化阳药均为首选，急性期和缓解期有偏用甘温建中药和甘淡渗湿药的差异，同时辛热温阳药和辛滑通利药的频数较高。

从统计结果来看，治法上呼应了前期的证候学研究，温阳、益气、活血化瘀、利水等治法针对阳虚、气虚、血瘀、痰饮等重要证候要素都很有针对性。急性发作期选方体现了温振阳气、温阳利水、回阳救逆的急则治标思路以及时挽救生命，慢性期选方则体现了温通阳气、养阴通络的思路。用药与治法上保持了一致。可见，研究结果合乎医理，内在一致性好。对比目前使用的《冠心病心绞痛中医诊疗指南》《慢性心力衰竭中医诊疗专家共识》的治疗学内容，治法、方、药均能得其旨趣而合二病于一治，保证了其科学性。

3. 温阳益心法在冠心病合并心衰中的应用

需要注意的是，温阳益心法在冠心病合并心衰中的应用当得到进一步重视，该法融温阳补气益心、活血化痰通脉、清心宁神为一体，涵盖了研究结果中的治法，目前已有文献报道其治疗冠心病合并心衰的理论研究与确切疗效，作为冠心病合并心衰的治疗大法有较高的研究价值。

该基本治法与课题组研究的分期分证治法一道，均基于多中心大样本流调，得出的冠心病合并心衰基础治则符合临床诊疗规律，可作为该病的诊疗共识为中医规范化治疗提供指导。

二、冠心病合并心力衰竭分期分证治法研究

（一）冠心病合并心力衰竭前心衰阶段

扫码看结果

1. 心脾两虚证

综合三种统计方法数据可知，专家优先选择的方案：益脾气－归脾汤－黄芪、白术甘温益气药（支持度为0.3293，百分比为6.20%、7.22%）；养心血－归脾汤－熟地黄、当归等补养心血药（支持度为0.3267，百分比为6.07%）；养心血－归脾汤－黄芪、白术甘温益气药（支持度为0.364，百分比为5.20%、7.22%）；养心血－柏子养心丸－枣仁、远志等安神药（支持度为0.1527，百分比为1.25%）；益脾气－归脾汤－熟地黄、当归等补养心血药（支持度为0.3267，百分比为4.63%）；养心血－归脾汤－人参等大补元气药（支持度为0.2527，百分比为1.48%）；益脾气－补中益气汤－人参等大补元气药（支持度为0.142，百分比为1.62%）；安心神－柏子养心丸－酸枣仁、远志等安神药（支持度为0.1433，百分比为1.77%、1.96%）。

由此归纳出冠心病合并心力衰竭前心衰阶段心脾两虚证的治法：应使用益气健脾、养血安神治法，偏重益脾气、养心血、安心神；方选归脾汤、柏子养心丸、补中益气汤加减；用药优选黄芪、白术等甘温益气药，熟地黄、当归等补养心血药，人参等大补元气药，酸枣仁、远志等安神药。

2. 气虚冲逆证

综合三种统计方法数据可知，专家优先选择的方案：平冲降逆－桂枝加桂汤－茯苓、桂枝等平冲降逆药（支持度为0.2973，百分比为12.40%）；平冲降逆－旋覆代赭汤－茯苓、桂枝等平冲降逆药（支持度为0.3167，百分比为12.07%）；平冲降逆－苓桂

术甘汤 – 茯苓、桂枝等平冲降逆药（支持度为 0.2627，百分比为 4.73%）；平冲降逆 – 旋覆代赭汤 – 厚朴、枳实等运脾药（支持度为 0.244，百分比为 2.97%）；平冲降逆 – 枳实薤白桂枝汤 – 半夏、瓜蒌等通阳化饮药（支持度为 0.18，百分比为 5.46%）；平冲降逆 – 枳实薤白桂枝汤 – 厚朴、枳实等运脾药（支持度为 0.1887，百分比为 3.05%）；理气调中 – 旋覆代赭汤 – 茯苓、桂枝等平冲降逆药（支持度为 0.274，百分比为 10.03%）；宣降肺气 – 旋覆代赭汤 – 茯苓、桂枝等平冲降逆药（支持度为 0.2093，百分比为 3.96%）；理气调中 – 补中益气汤 – 人参、黄芪等补气药（支持度为 0.1533，百分比为 2.47%）；理气调中 – 旋覆代赭汤 – 人参、黄芪等补气药（支持度为 0.1967，百分比为 2.37%）；理气调中 – 枳实薤白桂枝汤 – 半夏、瓜蒌等通阳化饮药（支持度为 0.1787，百分比为 3.39%）；理气调中 – 枳实薤白桂枝汤 – 厚朴、枳实等运脾药（支持度为 0.1787，百分比为 2.42%）；调和脾胃 – 旋覆代赭汤 – 茯苓、桂枝等平冲降逆药（支持度为 0.188，百分比为 5.74%）；理气调中 – 旋覆代赭汤 – 厚朴、枳实等运脾药（支持度为 0.2333，百分比为 3.11%）。

由此归纳出冠心病合并心力衰竭前心衰阶段气虚冲逆证的治法：应使用益气平冲降逆治法，偏重平冲降逆、理气调中、宣降肺气、调和脾胃；方选旋覆代赭汤、桂枝加桂汤、枳实薤白桂枝汤、苓桂术甘汤、补中益气汤加减；用药优选茯苓、桂枝等平冲降逆药，厚朴、枳实等运脾药，半夏、瓜蒌等通阳化饮药，人参、黄芪等补气药，葶苈子、泽泻等降浊逆药。

（二）冠心病合并心力衰竭前临床阶段

1. 气阴两虚证

综合三种统计方法数据可知，专家优先选择的方案：补益心气 – 生脉散 – 人参、黄芪等甘温益气药（支持度为 0.3873，百分比为 21.41%）；补益心气 – 生脉散 – 白芍、五味子等酸甘化阴药（支持度为 0.3493，百分比为 2.87%）；补肺益心 – 生脉散 – 人参、黄芪等甘温益气药（支持度为 0.2753，百分比为 2.80%、8.30%）；补肺益心 – 沙参麦冬汤 – 沙参、麦冬等清润养胃阴药（支持度为 0.2207，百分比为 2.72%）；养阴和胃 – 百合地黄汤 – 石斛、生地黄等甘寒养肾阴药（支持度为 0.1713，百分比为 2.24%）；宁心安神 – 生脉散 – 人参、黄芪等甘温益气药（支持度为 0.2653，百分比为 10.41%）；宁心安神 – 百合地黄汤 – 石斛、生地黄等甘寒养肾阴药（支持度为 0.1833，百分比为 3.29%）；养阴和胃 – 沙参麦冬汤 – 沙参、麦冬等清润养胃阴药（支持度为 0.2153，百分比为 2.95%）。

由此归纳出冠心病合并心力衰竭前临床阶段气阴两虚证的治法：应使用益气养阴治法，偏重补心益气、补肺益心、宁心安神、养阴和胃；方选生脉散、沙参麦冬汤、百合地黄汤加减；用药优选人参、黄芪等甘温益气药，白芍、五味子等酸甘化阴药，沙参、麦冬等清润养胃阴药，石斛、生地黄等甘寒养肾阴药。

2. 气虚血瘀证

综合三种统计方法数据可知，专家优先选择的方案：益气 – 补阳还五汤 – 人参、黄芪等大补元气药（支持度为 0.2547，百分比为 12.74%）；益气－生脉散－人参、黄芪等大补元气药（支持度为 0.1793，百分比为 3.00%）；活血化瘀－补阳还五汤－人参、黄芪等大补元气药（支持度为 0.2507，百分比为 8.06%）；活血化瘀－血府逐瘀汤－桃仁、红花等活血化瘀药（支持度为 0.286，百分比为 4.78%、2.85%）；活血化瘀－血府逐瘀汤－川芎、香附等理气活血药（支持度为 0.2553，百分比为 3.12%）；理气－血府逐瘀汤－桃仁、红花等活血化瘀药（支持度为 0.1967，百分比为 2.19%）；通络－补阳还五汤－人参、黄芪等大补元气药（支持度为 0.188，百分比为 6.08%）；通络－血府逐瘀汤－桃仁、红花等活血化瘀药（支持度为 0.233，百分比为 3.92%）；理气－丹参饮－川芎、香附等理气活血药（支持度为 0.1573，百分比为 2.73%）；活血化瘀－丹参饮－当归、丹参等养血活血药（支持度为 0.2013，百分比为 2.52%）。

由此归纳出冠心病合并心力衰竭前临床阶段气虚血瘀证的治法：应使用补气活血治法，偏重益气、活血化瘀、理气通络；方选补阳还五汤、生脉散、血府逐瘀汤、丹参饮加减；用药优选桃仁、红花等活血化瘀药，人参、黄芪等大补元气药，川芎、香附等理气活血药，当归、丹参等养血活血药。

3. 肝脾不调证

综合三种统计方法数据可知，专家优先选择的方案：疏肝理气、健脾和胃－逍遥散－柴胡、枳实等疏理肝气药（支持度为 0.41，百分比为 16.40%）；疏肝理气、健脾和胃－柴胡疏肝散－柴胡、枳实等疏理肝气药（支持度为 0.3653，百分比为 11.27%）；疏肝理气、健脾和胃－小柴胡汤－柴胡、枳实等疏理肝气药（支持度为 0.256，百分比为 7.60%）；疏肝理气、健脾和胃－柴胡疏肝散－香附、麦芽等和胃疏肝药（支持度为 0.2787，百分比为 7.02%）；疏肝理气、健脾和胃－逍遥散－木香、砂仁、橘皮等运脾药（支持度为 0.3347，百分比为 4.86%）；健运脾胃，兼升肝木－逍遥散－柴胡、枳实等疏理肝气药（支持度为 0.28，百分比为 8.09%）；健运脾胃，兼升肝木－小柴胡汤－柴胡、枳实等疏理肝气药（支持度为 0.2173，百分比为 6.53%）；健运脾胃，兼升肝木－逍遥散－香附、麦芽等和胃疏肝药（支持度为 0.2633，百分比为 4.69%）；健运脾胃，兼升肝木－逍遥散－木香、砂仁、橘皮等运脾药（支持度为 0.2627，百分比为 3.46%、4.69%）；健运脾胃，兼升肝木－逍遥散－参、苓、术、草等健脾益气药（支持度为 0.2433，百分比为 3.18%）。

由此归纳出冠心病合并心力衰竭前临床阶段肝脾不调证的治法：应使用调和肝脾治法，偏重疏肝理气、健脾和胃、兼升肝木；方选逍遥散、柴胡疏肝散、小柴胡汤加减；用药优选柴胡、枳实等疏理肝气药，香附、麦芽等和胃疏肝药，木香、砂仁、橘皮等运脾药。

4. 湿阻气结证

综合三种统计方法数据可知，专家优先选择的方案：利气化饮－苓桂术甘汤－茯苓、泽泻等利水渗湿药（支持度为 0.218，百分比为 2.74%、3.05%）；温阳化气－苓桂术甘汤－茯苓、泽泻等利水渗湿药（支持度为 0.1967，百分比为 2.27%、3.21%）；利气化饮－苓桂术甘汤－半夏、茯苓等温化痰饮药（支持度为 0.1807，百分比为 1.83%）。

由此归纳出冠心病合并心力衰竭前临床阶段湿阻气结证的治法：应使用化湿行气治法，偏重温阳化气、利气化饮；方选苓桂术甘汤、济生肾气丸加减；用药优选茯苓、泽泻等利水渗湿药，半夏、茯苓等温化痰饮药。

5. 阳虚饮停证

综合三种统计方法数据可知，专家优先选择的方案：温心阳－真武汤－桂枝、附子等助阳化气药（支持度为 0.2753，百分比为 4.47%）；温心阳－桂枝加附子汤－桂枝、附子等助阳化气药（支持度为 0.2067，百分比为 3.67%）；温心阳－真武汤－茯苓、泽泻等利水渗湿药（支持度为 0.262，百分比为 3.54%）；温心阳－附子理中汤合苓桂术甘汤－人参、茯苓等益气健脾利湿药（支持度为 0.202，百分比为 3.82%）；温心阳－真武汤－人参、茯苓等益气健脾利湿药（支持度为 0.2133，百分比为 2.83%）；温心阳－真武汤－仙茅、淫羊藿等温补肾阳药（支持度为 0.1693，百分比为 2.27%）；温肾阳－桂枝加附子汤－桂枝、附子等助阳化气药（支持度为 0.204，百分比为 3.23%）；温肾阳－附子理中汤合苓桂术甘汤－桂枝、附子等助阳化气药（支持度为 0.238，百分比为 2.36%）；利水消肿－真武汤－桂枝、附子等助阳化气药（支持度为 0.2613，百分比为 2.28%）；温肾阳－附子理中汤合苓桂术甘汤－人参、茯苓等益气健脾利湿药（支持度为 0.2107，百分比为 3.55%）；温肾阳－真武汤－仙茅、淫羊藿等温补肾阳药（支持度为 0.184，百分比为 2.27%）；补脾阳－真武汤－桂枝、附子等助阳化气药（支持度为 0.2013，百分比为 2.81%）；利水消肿－真武汤－茯苓、泽泻等利水渗湿药（支持度为 0.2693，百分比为 2.58%）；补脾阳－苓桂术甘汤－茯苓、泽泻等利水渗湿药（支持度为 0.1953，百分比为 1.79%）；补脾阳－附子理中汤合苓桂术甘汤－人参、茯苓等益气健脾利湿药（支持度为 0.186，百分比为 3.27%）；补脾阳－真武汤－仙茅、淫羊藿等温补肾阳药（支持度为 0.1693，百分比为 2.38%）；补脾阳－真武汤－人参、茯苓等益气健脾利湿药（支持度为 0.192，百分比为 2.38%）。

由此归纳出冠心病合并心力衰竭前临床阶段阳虚饮停证的治法：应使用温阳化饮治法，偏重温心阳、温肾阳、补脾阳、利水消肿；方选真武汤、桂枝加附子汤、苓桂术甘汤、附子理中汤合苓桂术甘汤加减；用药优选桂枝、附子等助阳化气药，茯苓、泽泻等利水渗湿药，仙茅、淫羊藿等温补肾阳药，人参、茯苓等益气健脾利湿药。

（三）冠心病合并心力衰竭临床阶段

1. 宗气虚乏证

综合三种统计方法数据可知，专家优先选择的方案：大补元气－大补元煎－人参、黄芪等大补元气药（支持度为 0.3453，百分比为 11.20%）；大补元气－生脉散合炙甘草汤－人参、黄芪等大补元气药（支持度为 0.3167，百分比为 6.20%）；大补元气－四君子汤－炒白术、炙甘草等健脾益气药（支持度为 0.2687，百分比为 5.57%、4.13%）；大补元气－生脉散合炙甘草汤－炒白术、炙甘草等健脾益气药（支持度为 0.2987，百分比为 3.37%）；益肾气－大补元煎－人参、黄芪等大补元气药（支持度为 0.276，百分比为 4.93%、4.38%）；益肾气－参芪汤－炒白术、炙甘草等健脾益气药（支持度为 0.3027，百分比为 3.62%）；益肺气－生脉散合炙甘草汤－炒白术、炙甘草等健脾益气药（支持度为 0.266，百分比为 2.48%）；益肾气－参芪汤－人参、黄芪等大补元气药（支持度为 0.3007，百分比为 4.50%）；益脾气－参芪汤－人参、黄芪等大补元气药（支持度为 0.274，百分比为 4.04%）；益脾气－参芪汤－炒白术、炙甘草等健脾益气药（支持度为 0.2787，百分比为 4.16%）；益肺气－四君子汤－炒白术、炙甘草等健脾益气药（支持度为 0.248，百分比为 3.30%）；益脾气－四君子汤－炒白术、炙甘草等健脾益气药（支持度为 0.2433，百分比为 2.81%）；益肺气－参芪汤－升麻、柴胡等升提中气药（支持度为 0.2433，百分比为 2.15%）。

由此归纳出冠心病合并心力衰竭临床阶段宗气虚乏证的治法：应使用补益宗气治法，偏重大补元气、益肾气、益肺气、益脾气；方选参芪汤、生脉散合炙甘草汤、大补元煎、四君子汤加减；用药优选人参、黄芪等大补元气药，炒白术、炙甘草等健脾益气药，升麻、柴胡等升提中气药。

2. 停饮阻络证

综合三种统计方法数据可知，专家优先选择的方案：化饮利水、宣痹通脉－苓甘五味姜辛汤－干姜、细辛等温肺化饮药（支持度为 0.284，百分比为 6.47%）；化饮利水、宣痹通脉－失笑散合桂枝茯苓丸－人参、桂枝、归尾、苏木等辛甘温通络药（支持度为 0.256，百分比为 2.99%）；化饮利水、宣痹通脉－真武汤－附子、肉桂等温补肾阳药（支持度为 0.2273，百分比为 2.99%）；温中理气、活血定痛－失笑散合桂枝茯苓丸－人参、桂枝、归尾、苏木等辛甘温通络药（支持度为 0.2047，百分比为 2.05%）；温经散寒、行气活血－当归四逆加吴茱萸生姜汤－香附、延胡索等活血行气药（支持度为 0.1153，百分比为 2.47%）。

由此归纳出冠心病合并心力衰竭临床阶段停饮阻络证的治法：应使用活血通络化饮治法，偏重温中理气、活血定痛，化饮利水、宣痹通脉；方选苓甘五味姜辛汤、真武汤、失笑散合桂枝茯苓丸加减；用药优选干姜、细辛等温肺化饮药，附子、肉桂等温补肾阳药，人参、桂枝、归尾、苏木等辛甘温通络药。

3. 肾虚水泛证

综合三种统计方法数据可知，专家优先选择的方案：温补肾阳－真武汤－桂枝、附子等助阳化气药（支持度为 0.2907，百分比为 9.53%）；温补肾阳－真武汤－茯苓、泽泻等利水渗湿药（支持度为 0.2887，百分比为 4.07%）；温补肾阳－肾气丸－茯苓、泽泻等利水渗湿药（支持度为 0.1693，百分比为 2.56%）；温补肾阳－肾气丸－桂枝、附子等助阳化气药（支持度为 0.1693，百分比为 2.46%）；温补肾阳－右归丸－仙茅、淫羊藿等温补肾阳药（支持度为 0.1267，百分比为 2.41%）；利水消肿－真武汤－桂枝、附子等助阳化气药（支持度为 0.274，百分比为 6.74%）；利水消肿－真武汤－茯苓、泽泻等利水渗湿药（支持度为 0.2887，百分比为 2.96%）；利水消肿－肾气丸－茯苓、泽泻等利水渗湿药（支持度为 0.1693，百分比为 1.91%）；利水消肿－肾气丸－桂枝、附子等助阳化气药（支持度为 0.168，百分比为 1.71%）；脾肾双补－肾气丸－仙茅、淫羊藿等温补肾阳药（支持度为 0.1533，百分比为 2.27%）；化气行水－真武汤－桂枝、附子等助阳化气药（支持度为 0.2333，百分比为 5.74%）；脾肾双补 – 真武汤 – 桂枝、附子等助阳化气药（支持度为 0.232，百分比为 4.22%）；脾肾双补 – 右归丸 – 仙茅、淫羊藿等温补肾阳药（支持度为 0.1307，百分比为 1.90%）。

由此归纳出冠心病合并心力衰竭临床阶段肾虚水泛证的治法：应使用温肾行水治法，偏重温补肾阳、化气行水、利水消肿、脾肾双补；方选真武汤、肾气丸、右归丸加减；用药优选桂枝、茯苓等助阳化气药，茯苓、泽泻等利水渗湿药，仙茅、淫羊藿等温补肾阳药为主。

4. 寒饮阻络证

综合三种统计方法数据可知，专家优先选择的方案：温阳散寒 – 苓甘五味姜辛汤 – 附子、干姜等辛热温阳药（支持度为 0.31，百分比为 9.07%）；温阳散寒 – 小青龙汤合葶苈大枣泻肺汤 – 半夏、茯苓等温化痰饮药（支持度为 0.246，百分比为 6.32%、3.05%）；温阳散寒 – 真武汤 – 半夏、茯苓等温化痰饮药（支持度为 0.1893，百分比为 3.02%）；通阳化饮 – 小青龙汤合葶苈大枣泻肺汤 – 半夏、茯苓等温化痰饮药（支持度为 0.242，百分比为 5.61%、1.91%）；通阳化饮 – 瓜蒌薤白白酒汤 – 半夏、茯苓等温化痰饮药（支持度为 0.2247，百分比为 2.24%）；温运脾阳 – 苓甘五味姜辛汤 – 附子、干姜等辛热温阳药（支持度为 0.204，百分比为 4.45%）；运脾化饮 – 苓甘五味姜辛汤 – 附子、干姜等辛热温阳药（支持度为 0.1707，百分比为 3.58%）；运脾化饮 – 小青龙汤合葶苈大枣泻肺汤 – 半夏、茯苓等温化痰饮药（支持度为 0.1473，百分比为 2.0%）。

由此归纳出冠心病合并心力衰竭临床阶段寒饮阻络证的治法：应使用温阳散寒、化饮通络治法，偏重温阳散寒、温运脾阳、通阳运脾化饮；方选苓甘五味姜辛汤、小青龙汤合葶苈大枣泻肺汤、真武汤、瓜蒌薤白白酒汤；用药优选附子、干姜等辛热温阳药，半夏、茯苓等温化痰饮药。

（四）冠心病合并心力衰竭终末阶段

1. 喘脱亡阳证

综合三种统计方法数据可知，专家优先选择的方案：回阳救逆 – 参附汤 – 人参、黄芪等大补元气药（支持度为 0.4047，百分比为 13.53%、7.06%）；回阳救逆 – 参附汤 – 附子、干姜、蜀椒等辛热扶阳药（支持度为 0.4，百分比为 9.00%、3.98%）；大补元气 – 参附汤 – 人参、黄芪等大补元气药（支持度为 0.3273，百分比为 5.93%、10.59%）；回阳救逆 – 四逆汤 – 附子、干姜、蜀椒等辛热扶阳药（支持度为 0.3007，百分比为 7.57%、4.93%）；大补元气 – 参附汤 – 附子、干姜、蜀椒等辛热扶阳（支持度为 0.3127，百分比为 5.34%、3.35%）。

由此归纳出冠心病合并心力衰竭终末阶段喘脱亡阳证的治法：应使用回阳固脱平喘治法，偏重回阳救逆、大补元气；方选参附汤、四逆汤、附子理中汤加减；用药优选人参、黄芪等大补元气药，附子、干姜、蜀椒等辛热扶阳药。

2. 水气凌心证

温阳利水 – 真武汤 – 人参、黄芪等健脾益气药（支持度为 0.2887，百分比为

6.67%）；温阳利水 – 真武汤 – 椒目、防己以利水消肿（支持度为 0.2453，百分比为 3.53%）；温阳利水 – 五苓散加参芪 – 茯苓、泽泻等利水渗湿药（支持度为 0.1893，百分比为 3.01%）；利水消肿 – 真武汤 – 人参、黄芪等健脾益气药（支持度为 0.192，百分比为 2.04%、2.10%）；温通心阳 – 苓桂术甘汤 – 人参、黄芪等健脾益气药（支持度为 0.2253，百分比为 1.86%）；温通心阳 – 苓桂术甘汤 – 茯苓、泽泻等利水渗湿药（支持度为 0.24，百分比为 4.04%）；利水消肿 – 五苓散加参芪 – 重用桂枝，加党参、熟地黄、麦冬、炙甘草以益气通脉（支持度为 0.124，百分比为 1.59%）。

由此归纳出冠心病合并心力衰竭终末阶段水气凌心证的治法：应使用振奋心阳、化气行水治法，偏重温通心阳、温阳利水、利水消肿；方选真武汤、苓桂术甘汤、五苓散合参芪加减化裁；用药优选人参、黄芪等健脾益气药，茯苓、泽泻等利水渗湿药。

（五）结果与讨论

1. 冠心病合并心力衰竭分期分证治则治法研究结果

冠心病合并心力衰竭前心衰阶段心脾两虚证应用益气健脾、养血安神治法，偏重益脾气、养心血、安心神；方选归脾汤、柏子养心丸、补中益气汤加减；用药优选黄芪、白术等甘温益气药，熟地黄、当归等补养心血药，人参等大补元气药，酸枣仁、远志等安神药。

冠心病合并心力衰竭前心衰阶段气虚冲逆证应用益气平冲降逆治法，偏重平冲降逆、理气调中、宣降肺气、调和脾胃；方选旋覆代赭汤、桂枝加桂汤、枳实薤白桂枝汤、苓桂术甘汤、补中益气汤加减；用药优选茯苓、桂枝等平冲降逆药，厚朴、枳实等运脾药，半夏、瓜蒌等通阳化饮药，人参、黄芪等补气药，葶苈子、泽泻等降浊逆药。

冠心病合并心力衰竭前临床阶段气阴两虚证应用益气养阴治法，偏重补心益气、补肺益心、益气升阳、宁心安神、养阴和胃；方选生脉散、沙参麦冬汤、百合地黄汤加减；用药优选人参、黄芪等甘温益气药，白芍、五味子等酸甘化阴药，沙参、麦冬等清润养胃阴药，石斛、生地黄等甘寒养肾阴药。

冠心病合并心力衰竭前临床阶段气虚血瘀证应用补气活血治法，偏重益气、活血化瘀、理气通络；方选补阳还五汤、生脉散、血府逐瘀汤、丹参饮加减；用药优选桃仁、红花等活血化瘀药，人参、黄芪等大补元气药，川芎、香附等理气活血药，当归、丹参等养血活血药。

冠心病合并心力衰竭前临床阶段肝脾不调证应用调和肝脾治法，偏重疏肝理气、健脾和胃、兼升肝木；方选逍遥散、柴胡疏肝散、小柴胡汤加减；用药优选柴胡、枳实等疏理肝气药，香附、麦芽等和胃疏肝药，木香、砂仁、橘皮等运脾药。

冠心病合并心力衰竭前临床阶段湿阻气结证应用化湿行气治法，偏重温阳化气、利气化饮；方选苓桂术甘汤、济生肾气丸加减；用药优选茯苓、泽泻等利水渗湿药，半夏、茯苓等温化痰饮药。

冠心病合并心力衰竭前临床阶段阳虚饮停证应用温阳化饮治法，偏重温心阳、温肾阳、补脾阳、利水消肿；方选真武汤、桂枝加附子汤、苓桂术甘汤、附子理中汤合苓桂术甘汤加减；用药优选桂枝、附子等助阳化气药，茯苓、泽泻等利水渗湿药，仙茅、淫羊藿等温补肾阳药，人参、茯苓等益气健脾利湿药。

冠心病合并心力衰竭临床阶段宗气虚乏证应用补益宗气治法，偏重大补元气、益肾气、益肺气、益脾气；方选大补元煎、生脉散合炙甘草汤、参芪汤、四君子汤加减；用药优选人参、黄芪等大补元气药，炒白术、炙甘草等健脾益气药，升麻、柴胡等升提中气药。

冠心病合并心力衰竭临床阶段停饮阻络证应用活血通络化饮治法，偏重温中理气、活血定痛、化饮利水、宣痹通脉；方选苓甘五味姜辛汤、真武汤、失笑散合桂枝茯苓丸加减；用药优选干姜、细辛等温肺化饮药，附子、肉桂等温补肾阳药，人参、桂枝、归尾、苏木等甘温通络药。

冠心病合并心力衰竭临床阶段肾虚水泛证应用温肾行水治法，偏重温补肾阳、化气行水、利水消肿、脾肾双补；方选真武汤、肾气丸、右归丸加减；用药优选桂枝、茯苓等助阳化气药，茯苓、泽泻等利水渗湿药，仙茅、淫羊藿等温补肾阳药为主。

冠心病合并心力衰竭临床阶段寒饮阻络证应用温阳散寒、化饮通络治法，偏重温阳散寒、温运脾阳、通阳运脾化饮；方选苓甘五味姜辛汤、小青龙汤合葶苈大枣泻肺汤、真武汤、瓜蒌薤白白酒汤、升阳顺气汤加减；用药优选附子、干姜等辛热温阳药，半夏、茯苓等温化痰饮药。

冠心病合并心力衰竭终末阶段喘脱亡阳证应用回阳固脱平喘治法，偏重回阳救逆、大补元气；方选参附汤、四逆汤、附子理中汤加减；用药优选人参、黄芪等大补元气药，附子、干姜、蜀椒等辛热扶阳药。

冠心病合并心力衰竭终末阶段水气凌心证应用振奋心阳、化气行水治法，偏重温通心阳、温阳利水、利水消肿；方选真武汤、苓桂术甘汤、五苓散合参芪加减化裁；用药优选人参、黄芪等健脾益气药，茯苓、泽泻等利水渗湿药。

2. 证候"动态时空"属性与合并病治疗学研究

对于合并病的研究认识其证候要素、证候特征、证候演变规律同样有助于清晰把握其整体的病程演变和致病因素的变化。象思维是认识复杂疾病的一把钥匙，将其加诸于证候的动态时空下，既可以更明晰地认识疾病的发生发展，也可更好地发挥中医治疗的意象特点。本研究中可以看出，随着病情从气虚、阳虚向痰饮、瘀血并作，直至浊逆上泛、阴竭阳脱，治法方药也随证调整变化，在益气、温阳、活血化瘀、利水等基础治法基础上针对该病程证候特点有的放矢地辨治，也诠释了动态、法象地认知、治疗合并病是可行的。

3. 冠心病合并心力衰竭治法统计结果的数据分析

一是注意益气温阳治法的应用。该法在四期中有 11 个证候应用，桂枝剂、四君类方中选甚多，益气温阳治法贯穿了冠心病合并心力衰竭病程的始终。这也说明本研究结果呼应了心藏象的功能特点。这同时也再次说明，温阳益心法作为治疗冠心病合并心衰的治疗大法有较高的研究价值。

二是注意气机的通利。冠心病合并心衰中气虚、阳虚、瘀血、痰饮、气滞等证候要素相兼为患，但提纲挈领之处仍以调气为要。每个证候的治法中，对中焦气机的运化、对肝胆枢机的调畅，对气陷的升提，对浊逆的平降，乃至对饮邪阻滞气机的疏利，均体现了这一点。经云"百病生于气也"，冠心病合并心力衰竭发病如是，论治亦当从是。

本部分研究通过对多中心大样本的治则治法专家问卷流调，真实地反映了目前我国临床一线医生对冠心病合并心力衰竭的中医治疗现状，并通过严格的统计分析力求完整地凝练参研专家的诊疗共识，在中医治则治法研究领域开展了新的方法学探索。结果表明，动态观、法象观是冠心病合并心力衰竭治疗中重要的认识观，温阳益心法温通并行、标本同调，贯穿了冠心病合并心衰治疗的全过程。研究的方法与结果体现了中医学整体、动态、辨证的优势，可为中医规范化治疗提供参考。

第四节　冠心病合并高血压

一、冠心病合并高血压基础治则治法研究

（一）冠心病合并高血压基础治则治法频数统计

扫码看结果

1. 临床诊断顺序

1500 位专家中，至少 10% 以上专家选择的选项有 4 个，多数专家认为，在判断冠心病合并高血压病情时，应首先判断病势缓急轻重，其次判断标本虚实，再次判断病位（脏腑、经络、在气在血），最后判断病性属阴属阳。

2. 基础治法

1500 位专家中，至少 10% 以上专家选择的选项有 8 个，多数专家认为，冠心病合并高血压的最主要基础治法为平肝、潜阳、疏肝、滋阴，其次为活血、理气、镇肝、柔肝，与本病气虚、阴虚为本，痰、瘀、火为标的基本病机相符合。

3. 基础治方

1500 位专家中，至少 10% 以上专家选择的选项有 5 个，多数专家认为，冠心病合并高血压的实证基础治方依次为天麻钩藤饮、镇肝熄风汤、柴胡疏肝散、龙胆泻肝汤等，虚证基础治方依次为杞菊地黄丸、滋水清肝饮、六味地黄丸、左归丸等。

4. 基础治药

1500 位专家中，至少 10% 以上专家选择的选项有 8 个，多数专家认为，冠心病合并高血压的基础治药主要为咸酸药以平肝潜阳、咸辛药以潜阳息风、酸甘药以养阴柔肝、苦寒药以清肝泻火等。

（二）冠心病合并高血压基础治则治法组合与排序分析

结果显示，冠心病合并高血压实证的诊疗方案为：A 判断病势缓急轻重 –A 平肝 –A 天麻钩藤饮 –A 咸酸药以平肝潜阳，支持度为 0.25，百分比为 9.67%；C 判断标本、虚实 –A 平肝 –A 天麻钩藤饮 –A 咸酸药以平肝潜阳，支持度为 0.24，百分比为 5.03%、

5.4%；D 判断病位在脏腑、经络、在气在血 –A 平肝 –A 天麻钩藤饮 –A 咸酸药以平肝潜阳，支持度为 0.20，百分比为 3.13%、3.28%；A 判断病势缓急轻重 –A 平肝 –C 镇肝熄风汤 –A 咸酸药以平肝潜阳，支持度为 0.20，百分比为 3.6%；B 判断病性属阴属阳 –A 平肝 –A 天麻钩藤饮 –A 咸酸药以平肝潜阳，支持度为 0.19，百分比为 3.89%、3.9%；A 判断病势缓急轻重 –G 潜阳 –A 天麻钩藤饮 –A 咸酸药以平肝潜阳，支持度为 0.19，百分比为 7.42%；A 判断病势缓急轻重 –A 平肝 –A 天麻钩藤饮 –C 咸辛药以潜阳息风，支持度为 0.19；C 判断标本、虚实 –A 平肝 –C 镇肝熄风汤 –A 咸酸药以平肝潜阳，支持度为 0.18；C 判断标本、虚实 –A 平肝 –A 天麻钩藤饮 –C 咸辛药以潜阳息风，支持度为 0.18；C 判断标本、虚实 –G 潜阳 –A 天麻钩藤饮 –A 咸酸药以平肝潜阳，支持度为 0.17，百分比为 3.68%、3.72%；D 判断病位在脏腑、经络、在气在血 –A 平肝 –C 镇肝熄风汤 –A 咸酸药以平肝潜阳，支持度为 0.17。

冠心病合并高血压虚证的诊疗方案为：A 判断病势缓急轻重 –A 平肝 –C 杞菊地黄丸 –A 咸酸药以平肝潜阳，支持度为 0.20，百分比为 3.87%；A 判断病势缓急轻重 –A 平肝 –D 滋水清肝饮 –A 咸酸药以平肝潜阳，支持度为 0.20，百分比为 5.6%；C 判断标本、虚实 –A 平肝 –C 杞菊地黄丸 –A 咸酸药以平肝潜阳，支持度为 0.19，百分比为 2.82%；C 判断标本、虚实 –A 平肝 –D 滋水清肝饮 –A 咸酸药以平肝潜阳，支持度为 0.19，百分比为 3.19%、3.28%；D 判断病位在脏腑、经络、在气在血 –A 平肝 –C 杞菊地黄丸 –A 咸酸药以平肝潜阳，支持度为 0.17，百分比为 2.12%；D 判断病位在脏腑、经络、在气在血 –A 平肝 –D 滋水清肝饮 –A 咸酸药以平肝潜阳，支持度为 0.16，百分比为 2.74%；A 判断病势缓急轻重 –A 平肝 –C 杞菊地黄丸 –C 咸辛药以潜阳息风，支持度为 0.16；B 判断病性属阴属阳 –A 平肝 –C 杞菊地黄丸 –A 咸酸药以平肝潜阳，支持度为 0.16；B 判断病性属阴属阳 –A 平肝 –D 滋水清肝饮 –A 咸酸药以平肝潜阳，支持度为 0.16，百分比为 1.91%；C 判断标本、虚实 –A 平肝 –C 杞菊地黄丸 –C 咸辛药以潜阳息风，支持度为 0.16；C 判断标本、虚实 –G 潜阳 –C 杞菊地黄丸 –A 咸酸药以平肝潜阳，支持度为 0.14；A 判断病势缓急轻重 –G 潜阳 –D 滋水清肝饮 –A 咸酸药以平肝潜阳，支持度为 0.13，百分比为 5%；C 判断标本、虚实 –G 潜阳 –D 滋水清肝饮 –A 咸酸药以平肝潜阳，支持度为 0.13，百分比为 2.74%、1.72%。

（三）结果与讨论

1. 冠心病合并高血压基础治则治法结果

经建立内在一致性常模、综合分析三种统计方法的结果可知：

其基础治法为平肝、潜阳法；实证方选天麻钩藤饮、镇肝熄风汤加减，用药优选咸酸药以平肝潜阳；虚证方选杞菊地黄丸、滋水清肝饮加减，用药优选咸酸药以平肝潜阳。

2. 冠心病合并高血压基础治则治法结果的数据分析

研究结果表明，冠心病合并高血压在治法上偏重于降浊逆，这与其本虚标实、标实为主要表现是相关的。其基础用方则多用张锡纯之方，平降清降息风的同时注意保护肾气，这也顾护了冠心病的特点。基础用药用咸味药入下焦以填补奇经，用酸味药收敛浮越于上、本虚于中的阳气，均切中冠心病合并高血压的病情。

二、冠心病合并高血压分期分证治则治法研究

扫码看结果

（一）冠心病合并高血压 0 期

1. 肝郁气滞证

1500 位专家中，至少 10% 以上专家选择的选项有 4 个，多数专家认为，治法依次为 A 疏肝行气、C 养血柔肝、B 散结解郁、D 养心安神。

1500 位专家中，至少 10% 以上专家选择的选项有 5 个，多数专家认为，治方依次为 A 柴胡疏肝散、B 逍遥散、E 柴胡加龙骨牡蛎汤、C 四逆散、D 理郁升陷汤。

1500 位专家中，至少 10% 以上专家选择的选项有 5 个，多数专家认为，治药依次为 A 柴胡、香附等疏肝行气类药、C 白芍、当归等养血柔肝药、D 夜交藤、炒酸枣仁等养心安神药、B 柴胡、桂枝类太阳少阳合病用药、（A 柴胡、香附等疏肝行气类药 +C 白芍、当归等养血柔肝药）。

冠心病合并高血压肝郁气滞证诊疗方案：A 疏肝行气 –A 柴胡疏肝散 –A 柴胡、香附等疏肝行气类药，支持度为 0.60，百分比为 40.96%；A 疏肝行气 –B 逍遥散 –A 柴胡、香附等疏肝行气类药，支持度为 0.46，百分比为 5.94%；A 疏肝行气 –B 逍遥散 –C 白芍、当归等养血柔肝药，支持度为 0.42，百分比为 19.88%；B 散结解郁 –A 柴胡疏肝散 –A 柴胡、香附等疏肝行气类药，支持度为 0.41，百分比为 23.79%、5.84%。

2. 肝阳上亢证

1500 位专家中，至少 10% 以上专家选择的选项有 7 个，多数专家认为，治法依次为 A 平肝潜阳、D 养血柔肝、B 清热息风、F 补益肝肾、C 重镇降逆、G 养心安神、E 活血调血。

1500 位专家中，至少 10% 以上专家选择的选项有 5 个，多数专家认为，治方依次为 A 天麻钩藤饮、B 羚角钩藤汤、D 升降散合川芎茶调散、C 建瓴汤、E 清上蠲痛汤。

1500 位专家中，至少 10% 以上专家选择的选项有 11 个，多数专家认为，治药依次为 A 天麻、钩藤等平肝息风药、E 珍珠母、石决明等重镇降逆药、D 黄芩、栀子等清泻肝火药、C 蒺藜、决明子、夏枯草等疏风清热药、K 杜仲、桑寄生等补益肝肾药、M 夜交藤、炒酸枣仁等养心安神药、G 当归、何首乌、桑椹等养血和阴药、B 葛根、桑叶、菊花等清热解肌药、I 牛膝、益母草等活血调血药、F 玉竹、白芍、胡麻仁等柔润息风药、J 熟地黄、枸杞子、山茱萸等补肾益精药。

冠心病合并高血压肝阳上亢证诊疗方案：A 平肝潜阳 –A 天麻钩藤饮 –A 天麻、钩藤等平肝息风药，支持度为 0.54，百分比为 41.69%；A 平肝潜阳 –B 羚角钩藤汤 –A 天麻、钩藤等平肝息风药，支持度为 0.35，百分比为 6.27%；F 补益肝肾 –A 天麻钩藤饮 –A 天麻、钩藤等平肝息风药，支持度为 0.27，百分比为 12.51%；B 清热息风 –A 天麻钩藤饮 –A 天麻、钩藤等平肝息风药，支持度为 0.26，百分比为 14.33%；A 平肝潜阳 –A 天麻钩藤饮 –E 珍珠母、石决明等重镇降逆药，支持度为 0.25；A 平

肝潜阳 –B 羚角钩藤汤 –E 珍珠母、石决明等重镇降逆药，支持度为 0.19，百分比为 7.06%。

（二）冠心病合并高血压 1 期

1. 气火失调证

1500 位专家中，至少 10% 以上专家选择的选项有 6 个，多数专家认为，治法依次为 C 清肝泻火、E 清上实下、D 平肝潜阳、F 缓肝滋肾、B 消翳阴火、A 升阳散火。

1500 位专家中，至少 10% 以上专家选择的选项有 7 个，多数专家认为，治方依次为 D 龙胆泻肝汤、F 镇肝熄风汤、E 天麻钩藤饮、C 升阳汤、B 升阳散火汤、A 清空膏、G 复脉汤。

1500 位专家中，至少 10% 以上专家选择的选项有 9 个，多数专家认为，治药依次为 A 芩连、栀子等泻火药、B 桑叶、菊花等凉肝药、D 羚羊角等清肝息风药、E 龟板、鳖甲、牡蛎等育阴潜阳药、F 代赭石、牛膝、生龙骨等平冲降逆药、H 白芍、当归等养血柔肝药、C 川芎、柴胡、羌防等疏风活血药、I 干地黄、山茱萸等养肾阴药、J 炙甘草、白术等调中益气药。

冠心病合并高血压气火失调证诊疗方案：C 清肝泻火 –D 龙胆泻肝汤 –A 芩连、栀子等泻火药，支持度为 0.28，百分比为 11.94%；C 清肝泻火 –F 镇肝熄风汤 –B 桑叶、菊花等凉肝药，支持度为 0.18；D 平肝潜阳 –E 天麻钩藤饮 –B 桑叶、菊花等凉肝药，支持度为 0.18，百分比为 2.93%、2.71%；D 平肝潜阳 –E 天麻钩藤饮 –A 芩连、栀子等泻火药，支持度为 0.18；C 清肝泻火 –E 天麻钩藤饮 –B 桑叶、菊花等凉肝药，支持度为 0.17，百分比 3.94%、2.63%。

2. 肝肾阴虚证

1500 位专家中，至少 10% 以上专家选择的选项有 7 个，多数专家认为，治法依次为 B 养阴柔肝、A 益精填髓、D 滋阴清热、C 柔肝息风、F 养血滋阴、E 养阴生津、G 养心安神。

1500 位专家中，至少 10% 以上专家选择的选项有 9 个，多数专家认为，治方依次为 F 杞菊地黄丸、A 左归丸、C 六味地黄丸、B 大补阴丸、H 滋水清肝饮、G 知柏地黄丸、E 大定风珠、I 阿胶鸡子黄汤、D 二至丸。

1500 位专家中，至少 10% 以上专家选择的选项有 9 个，多数专家认为，治药依次为 A 熟地黄、山茱萸、枸杞子等补肾益精药、B 杜仲、桑寄生等补益肝肾药、C 生地黄、白芍等养血柔肝药、D 女贞子、旱莲草等滋阴润燥药、E 知母、黄柏等滋阴清热药、J 天麻、钩藤等平肝息风药、H 夜交藤、炒酸枣仁等养心安神药、F 西洋参、麦冬、葛根等养阴生津药、G 阿胶、鸡子黄等养血滋阴药。

冠心病合并高血压肝肾阴虚证诊疗方案：B 养阴柔肝 –A 左归丸 –A 熟地黄、山茱萸、枸杞子等补肾益精药，支持度 0.19，百分比为 4.76%；A 益精填髓 –A 左归丸 –A 熟地黄、山茱萸、枸杞子等补肾益精药，支持度 0.19，百分比为 6%；B 养阴柔肝 –F 杞菊地黄丸 –A 熟地黄、山茱萸、枸杞子等补肾益精药，支持度 0.18，百分比为 3.27%；

A 益精填髓 –A 左归丸 –B 杜仲、桑寄生等补益肝肾药，支持度 0.15，百分比为 1.81%；C 柔肝息风 –F 杞菊地黄丸 –B 杜仲、桑寄生等补益肝肾药，支持度 0.13，百分比为 1.36%。

（三）冠心病合并高血压 2 期

1. 痰热扰心证

1500 位专家中，至少 10% 以上专家选择的选项有 8 个，多数专家认为，治法依次为 B 化痰宁心、A 清肝泻火、F 条达肝经气滞，兼补脾胃、C 和解少阳枢机、D 渗湿清热、E 滋肾凉肝、G 健运脾胃、（A 清肝泻火 +B 化痰宁心）。

1500 位专家中，至少 10% 以上专家选择的选项有 7 个，多数专家认为，治方依次为 C 黄连温胆汤、A 龙胆泻肝汤、B 温胆汤、E 蒿芩清胆汤、D 小陷胸汤、F 小柴胡汤、G 大柴胡汤。

1500 位专家中，至少 10% 以上专家选择的选项有 7 个，多数专家认为，治药依次为 A 竹茹、胆南星等清热化痰药、B 龙胆草、栀子、黄芩等清肝利湿泻火药、C 橘红、半夏曲等理气化痰药、G 天麻、钩藤等平肝潜阳药、F 泻心汤类调理中焦气机药、E 木香、砂仁、橘皮等运脾药、D 桂枝、麦芽等和胃疏肝药。

冠心病合并高血压痰热扰心证诊疗方案：B 化痰宁心 –C 黄连温胆汤 –A 竹茹、胆南星等清热化痰药，支持度为 0.39，百分比为 12.2%、6.06%；A 清肝泻火 –C 黄连温胆汤 –A 竹茹、胆南星等清热化痰药，支持度为 0.33，百分比为 6.07%；B 化痰宁心 –C 黄连温胆汤 –B 龙胆草、栀子、黄芩等清肝利湿泻火药，支持度为 0.31，百分比为 3.45%；A 清肝泻火 –C 黄连温胆汤 –B 龙胆草、栀子、黄芩等清肝利湿泻火药，支持度为 0.30，百分比为 3.33%；B 化痰宁心 –B 温胆汤 –A 竹茹、胆南星等清热化痰药，支持度为 0.27，百分比为 5%；B 化痰宁心 –B 温胆汤 –B 龙胆草、栀子、黄芩等清肝利湿泻火药，支持度为 0.22，百分比为 3.75%；F 条达肝经气滞，兼补脾胃 –C 黄连温胆汤 –A 竹茹、胆南星等清热化痰药，支持度为 0.21，百分比为 8.29%；F 条达肝经气滞，兼补脾胃 –C 黄连温胆汤 –B 龙胆草、栀子、黄芩等清肝利湿泻火药，支持度为 0.20，百分比为 2.27%。

2. 络虚阳升证

1500 位专家中，至少 10% 以上专家选择的选项有 6 个，多数专家认为，治法依次为 A 滋阴潜阳、C 活血通络、D 补益肝肾、E 养血柔肝、B 清热息风、F 养心安神。

1500 位专家中，至少 10% 以上专家选择的选项有 7 个，多数专家认为，治方依次为 B 镇肝熄风汤、A 天麻钩藤饮、E 三甲复脉汤、D 羚角钩藤汤、F 大定风珠、C 建瓴汤、G 犀角防风汤。

1500 位专家中，至少 10% 以上专家选择的选项有 11 个，多数专家认为，治药依次为 A 天麻、钩藤等平肝息风药、D 珍珠母、石决明等平肝潜阳药、B 桑叶、菊花等清泄肝热药、E 羚羊角、夏枯草等清肝息风药、F 牛膝、益母草、白芍等活血调血药、G 山茱萸、枸杞子、熟地黄等补肾益精药、C 黄芩、栀子等清泻肝火药、H 杜仲、桑寄生等补益肝肾药、J 当归、白芍等养血柔肝药、K 夜交藤、炒酸枣仁等养心安神药、I 女贞子、旱莲草等滋阴润燥药。

冠心病合并高血压络虚阳升证诊疗方案：A 滋阴潜阳 –A 天麻钩藤饮 –A 天麻、钩藤等平肝息风药，支持度为 0.24，百分比为 9.07%；B 清热息风 –A 天麻钩藤饮 –A 天麻、钩藤等平肝息风药，支持度为 0.2，百分比为 2.27%、4.93%；A 滋阴潜阳 –B 镇肝熄风汤 –D 珍珠母、石决明等平肝潜阳药，支持度为 0.18，百分比为 2.47%、2.12%；A 滋阴潜阳 –B 镇肝熄风汤 –B 桑叶、菊花等清泄肝热药，支持度为 0.15；B 清热息风 –B 镇肝熄风汤 –D 珍珠母、石决明等平肝潜阳药，支持度为 0.15，百分比为 2.14%；B 清热息风 –B 镇肝熄风汤 –B 桑叶、菊花等清泄肝热药，支持度为 0.12，百分比为 1.93%。

（四）冠心病合并高血压 3 期

1. 土虚木亢证

1500 位专家中，至少 10% 以上专家选择的选项有 4 个，多数专家认为，治法依次为 A 扶土抑木、B 条达肝经气滞，兼补脾胃、C 斡旋脾胃枢机，兼宣降肝肺气机、D 和解少阳枢机。

1500 位专家中，至少 10% 以上专家选择的选项有 7 个，多数专家认为，治方依次为 D 培脾舒肝汤、A 逍遥散、C 柴胡疏肝散、B 痛泻要方、E 参苓白术散、F 补中益气汤、G 小柴胡汤。

1500 位专家中，至少 10% 以上专家选择的选项有 8 个，多数专家认为，治药依次为 A 柴胡、枳实等疏理肝气药、B 当归、白芍等养血柔肝药、F 补脾气药加柴胡、荷叶、白芷等培中生清，透脑醒神、E 参苓术草等健脾气药、C 枸杞子、酸枣仁、炒柏子仁、茯苓等滋肝和胃药、G 木香、砂仁、橘皮等运脾药、D 半夏曲、麦芽等解郁和中药、H 酌加温肾药益火暖土，兼升肝陷。

冠心病合并高血压土虚木亢证诊疗方案：A 扶土抑木 –D 培脾舒肝汤 –A 柴胡、枳实等疏理肝气药，支持度为 0.28；A 扶土抑木 –A 逍遥散 –A 柴胡、枳实等疏理肝气药，支持度为 0.27，百分比为 7.4%；A 扶土抑木 –A 逍遥散 –B 当归、白芍等养血柔肝药，支持度为 0.27，百分比为 2.4%；A 扶土抑木 –D 培脾舒肝汤 –F 补脾气药加柴胡、荷叶、白芷等培中生清，透脑醒神，支持度为 0.25，百分比为 5.67%；B 条达肝经气滞，兼补脾胃 –A 逍遥散 –A 柴胡、枳实等疏理肝气药，支持度为 0.24，百分比为 6.98%；B 条达肝经气滞，兼补脾胃 –C 柴胡疏肝散 –A 柴胡、枳实等疏理肝气药，支持度为 0.23，百分比为 2.02%。

2. 肝阳化风证

1500 位专家中，至少 10% 以上专家选择的选项有 7 个，多数专家认为，治法依次为 A 育阴潜阳、C 息风化痰、B 清热息风、F 活血通络、G 滋养肝肾、D 芳香开窍、E 回阳固脱。

1500 位专家中，至少 10% 以上专家选择的选项有 9 个，多数专家认为，治方依次为 B 镇肝熄风汤、A 天麻钩藤饮、D 羚角钩藤汤、C 三甲复脉汤、F 安宫牛黄丸、E 犀角防风汤、J 通窍活血汤、G 紫雪丹、I 血府逐瘀汤。

1500 位专家中，至少 10% 以上专家选择的选项有 11 个，多数专家认为，治药依次为 B 天麻、钩藤等平肝息风药、A 龟板、鳖甲、牡蛎等育阴潜阳药、D 羚羊角、夏枯草等清肝熄风药、C 白芍、龟板等柔肝息风药、G 白僵蚕、蝉蜕等息风解痉药、I 丹参、赤芍、川芎等活血化瘀药、E 桑叶、菊花等清泄肝热药、F 黄芩、栀子等清泻肝火药、H 鸡血藤、乌梢蛇、地龙等通经达络药、K 杜仲、桑寄生等补益肝肾药、J 干地黄、枸杞子、山茱萸等补肾益精药。

冠心病合并高血压肝阳化风证诊疗方案：A 育阴潜阳 –B 镇肝熄风汤 –A 龟板、鳖甲、牡蛎等育阴潜阳药，支持度为 0.29，百分比为 5.47%；A 育阴潜阳 –B 镇肝熄风汤 –B 天麻、钩藤等平肝息风药，支持度为 0.28，百分比为 3.51%、2.36%；A 育阴潜阳 –A 天麻钩藤饮 –A 龟板、鳖甲、牡蛎等育阴潜阳药，支持度为 0.22，百分比为 4.07%；B 清热息风 –A 天麻钩藤饮 –B 天麻、钩藤等平肝息风药，支持度为 0.22，百分比为 2.17%；B 清热息风 –B 镇肝熄风汤 –A 龟板、鳖甲、牡蛎等育阴潜阳药，支持度为 0.22，百分比为 2.95%；C 息风化痰 –A 天麻钩藤饮 –A 龟板、鳖甲、牡蛎等育阴潜阳药，支持度为 0.19。

（五）结果与讨论

1. 冠心病合并高血压分期分证治则治法研究

冠心病合并高血压 0 期肝郁气滞证应用疏肝理气治法，偏重疏肝行气、散结解郁、养血柔肝；方选柴胡疏肝散、逍遥散加减；用药优选柴胡、香附等疏肝行气类药，白芍、当归等养血柔肝药。

冠心病合并高血压 0 期肝阳上亢证应用育阴潜阳治法，偏重平肝潜阳、补益肝肾、清热息风；方选天麻钩藤饮、羚角钩藤汤加减；用药优选天麻、钩藤等平肝息风药，珍珠母、石决明等重镇降逆药。

冠心病合并高血压 1 期气火失调证应用调中降火治法，偏重清肝泻火、平肝潜阳；方选龙胆泻肝汤、镇肝熄风汤、天麻钩藤饮加减；用药优选芩连、栀子等泻火药，桑叶、菊花等凉肝药。

冠心病合并高血压 1 期肝肾阴虚证应用滋补肝肾、镇肝摄肾治法，偏重益精填髓、养阴柔肝、柔肝息风；方选左归丸、杞菊地黄丸加减；用药优选熟地黄、山茱萸、枸杞子等补肾益精药，杜仲、桑寄生等补益肝肾药。

冠心病合并高血压 2 期痰热扰心证应用清热化痰治法，偏重化痰宁心、清肝泻火、条达肝经气滞兼补脾胃；方选黄连温胆汤、温胆汤加减；用药优选竹茹、胆南星等清热化痰药，龙胆草、栀子、黄芩等清肝利湿泻火药。

冠心病合并高血压 2 期络虚阳升证应用通补络脉治法，偏重清热息风、滋阴潜阳；方选天麻钩藤饮、镇肝熄风汤加减，可选三甲复脉汤、大定风珠；用药优选天麻、钩藤等平肝息风药，珍珠母、石决明等平肝潜阳药，可选山茱萸、枸杞子、熟地黄等补肾益精药，杜仲、桑寄生等补益肝肾药。

冠心病合并高血压3期土虚木亢证应用培土平木治法，偏重扶土抑木、条达肝经气滞兼补脾胃；方选培脾舒肝汤、逍遥散加减；用药优选柴胡、枳实等疏理肝气药，当归、白芍等养血柔肝药，补脾气药加柴胡、荷叶、白芷等培中升清。

冠心病合并高血压3期肝阳化风证应用平肝息风治法，偏重育阴潜阳、清热息风；方选镇肝熄风汤、天麻钩藤饮加减；用药优选龟板、鳖甲、牡蛎等育阴潜阳药，天麻、钩藤等平肝息风药，白芍、龟板等柔肝息风药。

2. 冠心病合并高血压治则治法研究的数据分析

临床中如何处理阳虚与阳亢的关系，是处理冠心病合并高血压面临的主要问题，而本研究结果可为临床提供参考。从证候表现推断病机，阳微虚滞在冠心病合并高血压发病中具有重要地位。阳虚来路有心、脾、肾、肺，无以温煦则痰无以化，血遇寒则凝而为瘀，痰瘀互结阻于心脑，则脉痹神乱，故阳虚痰瘀为其基本病机。同时，二者合病多见于中老年人，其人阴气自半，又兼阳虚阴无以化，阳损及阴，阴虚阳亢（此类患者，若详审问之必有本阳虚证）。其病属虚实夹杂，阳虚以心脾肾肺为主，阳亢主要为肝肾阴虚阳亢，兼以痰瘀脉痹。诸因相合，阳气不通，阴损风动，发为胸痹掉眩诸证。故而研究结果中，既注重心肾脾肺阳气虚滞本证，又不疏于通阳之功。从上焦则温通心络，从中焦则培土调中，从下焦则清利奇经，注重升降相因，清浊分行，柔肝实脾，治以温阳益心、通阳宣痹，理阴潜阳之法为要。

第五节　冠心病合并中风

一、冠心病合并中风基础治则治法研究

（一）冠心病合并中风基础治则治法频数统计

扫码看结果

1. 临床诊断顺序

诊断顺序是结合前期证候要素研究、学术流派研究等，设计了判断病势缓急轻重，判断病位（脏腑、经络、在气在血），判断闭证、脱证，判断病势的顺逆，判断标本、虚实及其他6个选项，在判断冠心病合并中风病情时，要求专家予以排序选择。合计频数超过专家总数10%的诊断顺序均是单项，综合考虑合计和位序频数，在冠心病合并中风判断病情时，应首先判断病势缓急轻重，然后判断病位（脏腑、经络、在气在血），再则判断闭证、脱证，最后判断病势的顺逆及标本、虚实。

2. 基础治法

冠心病合并中风基础治法主要基于辨病，结合前期证候要素研究、学术流派研究等，设计了疏风、息风、清火、芳宣、淡渗、化痰、益气、理气、活血、养血、通络、通腑、滋阴、潜阳等选项。合计频数超过专家总数10%的治法有9项。可见，多数专家认为冠心病合并中风的最主要基础治法为息风、化痰、活血、通络，其次为益气、滋阴、清火、开窍、疏风，与中风以气虚、阴虚为本，风、火、痰、瘀等病理因素为标的

基本病机相符合。

3. 中经络基础治方

冠心病合并中风中经络的基础治方是结合前期证候要素研究、学术流派研究等，设计了牵正散、解语丹、羌活愈风汤、大活络丹、小续命汤、大续命汤、真方白丸子、导痰汤、通窍活血汤、补阳还五汤、人参再造散等关于冠心病合并中风中经络基础治方。在合计频数和位序方面均较高的主要有补阳还五汤、大活络丹、牵正散、通窍活血汤、解语丹、导痰汤等。可见多数专家认为，对于冠心病合并中风中经络以补阳还五汤、大活络丹、牵正散、通窍活血汤、解语丹、导痰汤等作为基础治方更为合适。

4. 中脏腑基础治方

冠心病合并中风中脏腑的基础治方是结合前期证候要素研究、学术流派研究等，设计了牛黄清心丸、安宫牛黄丸、至宝丹、紫雪丹、苏合香丸、菖蒲郁金汤、羚角钩藤汤、镇肝熄风汤、白矾散、礞石滚痰丸、桃红四物汤、大承气汤、参附龙牡汤合生脉散（参附汤合参麦汤）等关于冠心病合并中风中脏腑基础治方。在合计频数和位序方面安宫牛黄丸、苏合香丸、至宝丹等均较高。可见多数专家认为，对于冠心病合并中风中脏腑以安宫牛黄丸、苏合香丸、至宝丹等作为基础治方更为合适。

5. 基础治药

冠心病合并中风的基础治药是结合前期证候要素研究、学术流派研究等，设计了甘温药以益气建中、酸甘药以化阴潜阳、辛热药以回阳固元、辛苦药以泄浊降逆、苦寒药以清热泻火、芳香药以开窍醒神、辛滑药以通利气血、虫类药以搜风通络等选项。其中，芳香药以开窍醒神、虫类药以搜风通络在合计和位序方面频数均较高，可见冠心病中风的基础治药优选芳香药以开窍醒神、虫类药以搜风通络。

（二）冠心病合并中风基础治则组合与排序分析

1. 冠心病合并中风中经络

在全排列条件下，冠心病合并中风中经络辨证中需兼顾病势、病性、病位，治法以息风、通络为主，方选解语丹，用药选择虫类药以搜风通络。该类辨证诊治组合每组支持度不低于 0.05，百分比不低于 1.4%，均具有统计学意义。

2. 冠心病合并中风中脏腑

在全排列条件下，冠心病合并中风中脏腑辨证中需兼顾病势、病性、病位，治法以息风为主，方选安宫牛黄丸，用药选择芳香药以开窍醒神。该类辨证诊治组合每组支持度不低于 0.1，百分比不低于 1.4%，均具有统计学意义。

（三）结果与讨论

经建立内在一致性常模、综合分析三种统计方法的结果可知

1. 冠心病合并中风基础治则治法研究结果

在冠心病合并中风判断病情时，应首先判断病势缓急轻重，然后判断病位（脏腑、经络、在气在血），再则判断闭证、脱证，最后判断病势的顺逆及标本、虚实。基础治法为息风、通络；中经络治方为解语丹加减，中脏腑治方为安宫牛黄丸加减；治药为虫

类药以搜风通络和芳香药以开窍醒神等适合作为冠心病合并中风的基础治则治法。

2. 冠心病合并中风的统计结果分析

中经络诊疗方案：判断病位深浅 – 息风 – 解语丹 – 虫类药以搜风通络，支持度为0.073，百分比为1.68%；判断病位深浅 – 通络 – 解语丹 – 虫类药以搜风通络，支持度为0.051，百分比为1.48%；判断闭证、脱证 – 息风 – 解语丹 – 虫类药以搜风通络，支持度为0.073，百分比为1.53%、1.53%；判断闭证、脱证 – 通络 – 解语丹 – 虫类药以搜风通络，支持度为0.051，百分比为1.44%。

中脏腑诊疗方案：判断病势缓急轻重 – 息风 – 安宫牛黄丸 – 芳香药以开窍醒神，支持度为0.151，百分比为2.00%；判断病位深浅 – 息风 – 安宫牛黄丸 – 芳香药以开窍醒神，支持度为0.163，百分比为2.13%；判断闭证、脱证 – 息风 – 安宫牛黄丸 – 芳香药以开窍醒神，支持度为0.163，百分比为1.60%、1.43%；判断病势的顺逆 – 息风 – 安宫牛黄丸 – 芳香药以开窍醒神，支持度为0.125，百分比为1.51%。

冠心病合并中风的前期研究得出证候要素为风、火、痰、瘀、虚五个方面，中风以气虚、阴虚为本，风、火、痰、瘀等病理因素为标，亦是冠心病合并中风发病的病机关键，痰、瘀均为元气亏虚，血行不畅的病理产物，瘀本于血，痰本于津，津血同源，两者可相互转化，相兼为病。张仲景秉承《内经》"厥阴之上，风气治之，中见少阳"的观点，认为足厥阴肝象风木，手厥阴心包象火，木火同气，以厥阴木为主令，火为化气，即手厥阴火从母化气而为风，此是定理。然而阳盛则化气为少阳火，阳虚则化气为厥阴木，则为仲景经方应用的又一指标。张元素在《洁古家珍》中记载了中风病的治则，认为"风本为热"，因此"风"和"火"往往相并为害，也印证了《内经》所阐发的"风火相值"的思想。《医林改错》曰："元气既虚，必不能达于血管，血管无气，必停留而瘀。"元气不足，气虚则运血无力，血流不畅；阴血亏虚则阴不制阳，内风动越，夹痰浊瘀血，上行蒙蔽清窍，发为中风，阻于心胸则为胸痹。解语丹出自清代程钟龄《医学心悟》，药物包括白附子、石菖蒲、远志、天麻、全蝎、羌活、胆南星、木香、甘草。方中白附子祛痰开窍，现代药理研究表明，白附子有镇静、抗惊厥及镇痛的作用。天麻祛风通络、息风止痉、平抑肝阳，现代药理研究表明，天麻及其提取物具有降低外周血管、脑血管和冠状动脉血管阻力和保护、调节中枢神经系统的作用。胆南星性寒凉，燥湿化痰、祛风通络。石菖蒲引药入心，直达清窍，引诸药直达病所。远志祛痰安神开窍，增强石菖蒲祛痰开窍之功。全蝎息风止痉，通络活血，能搜内外之风，增强天麻息风止痉之功。羌活入督脉，疏肝气，通百脉，素有羌活"治贼风失音不语，手足不遂，口面歪斜"之功，现代药理研究表明，羌活可以改善心肌缺血、脑供血不足等缺血性疾病。木香能畅达气机，行气止痛，行气以助祛湿而断痰源，且能健脾消食，脾健则痰无所生；甘草调和诸药，诸药合用能搜风止痉、活血化瘀、化痰通络、醒神开窍、利语，为治疗卒中之良方，尤其适合失语症。安宫牛黄丸来源于清代吴鞠通的《温病条辨》，全方由牛黄、郁金、犀角、麝香、珍珠、栀子、黄连、黄芩、朱砂、雄黄、冰片11味药组成，具有清热解毒、镇惊开窍的功效，是中医"凉开三宝"之一。牛黄清心解毒、息风定惊、豁痰开窍，麝香开窍醒神，犀角清心解毒为主药。黄连、黄芩、栀子助主药散火邪而清热毒。郁金是草本之香，冰片是木本之香，雄黄是石类之香，麝香是血肉之香，四种合用使心包经的邪热蕴毒，从内向外引透，故神明自复。朱砂清心解毒，镇心安神，珍珠定惊治厥，通闭开窍，金箔镇静安神，三药共奏镇静安神之功。以蜜为丸旨在和胃调中，使苦寒之品、镇重之物不伤胃气。现代药理研究表明，其对心血管具有降压、减慢心率、增加冠脉血流、改善心功能的作用，对中枢神经系统具有解热、镇静、抗惊厥，脑复苏和脑保护作用。

可见，多数专家认为冠心病合并中风在基础治疗上，当分清病势缓急轻重，辨明中经络、中脏腑，以息风、通络为主要治法，多选用化痰开窍、息风通络的药物。

二、冠心病合并中风分期分证治则治法研究

扫码看结果

（一）冠心病合并中风急性期

1. 热毒炽盛，阴竭阳脱证

结合前期证候要素研究、学术流派研究等，冠心病合并中风急性期热毒炽盛，阴竭阳脱证治法设计了清热解毒、清营凉血、益气温阳、滋阴泻火、固脱回阳及其他 6 个选项，在临证时，依据专家经验对治法偏重进行选择。合计频数超过专家总数 10% 的诊断顺序均是单项，综合考虑合计和位序频数，冠心病合并中风热毒炽盛，阴竭阳脱证治法偏重依次为固脱回阳、清营凉血、清热解毒、滋阴泻火、益气温阳。

冠心病合并中风热毒炽盛，阴竭阳脱证治方是结合前期证候要素研究、学术流派研究等，设计了白虎汤加减、龙胆泻肝汤、牛黄清心丸、犀角地黄汤、黄连解毒汤、凉膈散火汤、附子泻心汤等 13 个选项。综合考虑频数和位序方面因素，可见多数专家在临证时认为，冠心病合并中风热毒炽盛，阴竭阳脱证治方依次为牛黄清心丸、犀角地黄汤、回阳救急汤、参附汤合生脉散、黄连解毒汤、白虎汤加减更为合适。

冠心病合并中风热毒炽盛，阴竭阳脱证治药是结合前期证候要素研究、学术流派研究等，设计了石膏、知母等清热滋阴药，龙胆草、栀子等清泻肝火药，牛黄、黄连等清心解毒药，犀角、赤芍等清营解毒药，人参、黄芪等大补元气药，熟地黄、山茱萸等滋养肝肾药，附子、肉桂等温阳固脱药及其他选项。综合考虑频数和位序方面因素，可见冠心病合并中风热毒炽盛，阴竭阳脱证治药依次选用犀角、赤芍等清营解毒药；牛黄、黄连等清心解毒药；附子、肉桂等温阳固脱药；人参、黄芪等大补元气药；石膏、知母等清热滋阴药；龙胆草、栀子等清泻肝火药；熟地黄、山茱萸等滋养肝肾药疗效更为确切。

在全排列条件下，冠心病合并中风热毒炽盛，阴竭阳脱证治法以清热解毒、回阳救阴为主，具体诊疗方案：A 清热解毒 –D 犀角地黄汤 –D 犀角、赤芍等清营解毒药，支持度为 0.200，百分比为 1.88%；B 清营凉血 –D 犀角地黄汤 –D 犀角、赤芍等清营解毒药，支持度为 0.231，百分比为 6.53%、3.75%、2.19%；E 固脱回阳 –H 回阳救急汤 –G 附子、肉桂等温阳固脱药，支持度为 0.205，百分比为 4.00%、8.21%、2.27%；E 固脱回阳 –H 回阳救急汤 –E 人参、黄芪等大补元气药，支持度为 0.166，百分比为 3.04%；

E 固脱回阳 –I 参附汤合生脉散 –G 附子、肉桂等温阳固脱药，支持度为 0.161，百分比为 8.93%；E 固脱回阳 –I 参附汤合生脉散 –E 人参、黄芪等大补元气药，支持度为 0.155，百分比为 5.81%。辨证诊治组合每组支持度不低于 0.1，百分比不低于 1.8%，均具有统计学意义。

2. 风阳痰火，蒙蔽清窍证

结合前期证候要素研究、学术流派研究等，冠心病合并中风急性期风阳痰火，蒙蔽清窍证治法设计了祛风化痰、平肝息风、滋阴潜阳、清火化痰、化痰辟秽、开窍醒神及其他 7 个选项，在临证时，依据专家经验对治法偏重进行选择。合计频数超过专家总数 10% 的诊断顺序均是单项，综合考虑合计和位序频数，冠心病合并中风热毒炽盛，阴竭阳脱证治法偏重依次为开窍醒神、平肝息风、祛风化痰、清火化痰、化痰辟秽、滋阴潜阳。

冠心病合并中风风阳痰火，蒙蔽清窍证治方是结合前期证候要素研究、学术流派研究等，设计了大秦艽汤、小续命汤、防风通圣散、真方白丸子、半夏白术天麻汤、天麻钩藤饮、镇肝熄风汤、羚角钩藤汤、清热导痰汤、安宫牛黄丸、至宝丹、苏合香丸合涤痰汤等。综合考虑频数和位序方面因素，可见多数专家在临证时认为冠心病合并中风风阳痰火，蒙蔽清窍证治方依次为清热导痰汤、苏合香丸合涤痰汤、安宫牛黄丸、半夏白术天麻汤、镇肝熄风汤、防风通圣散、天麻钩藤饮、羚角钩藤汤、大秦艽汤、至宝丹、小续命汤、真方白丸子更为合适。

冠心病合并中风风阳痰火，蒙蔽清窍证治药是结合前期证候要素研究、学术流派研究等，设计了麻黄、桂枝等疏散外风药；羚羊角、钩藤等泻肝息风药；龟板、鳖甲等滋阴潜阳药；禹白附、僵蚕等化痰祛风药；胆南星、瓜蒌等清热化痰药；石菖蒲、麝香等化浊开窍药及其他选项。综合考虑频数和位序方面因素，可见冠心病合并风阳痰火，蒙蔽清窍证治药依次选用羚羊角、钩藤等泻肝息风药；石菖蒲、麝香等化浊开窍药；胆南星、瓜蒌等清热化痰药；禹白附、僵蚕等化痰祛风药；龟板、鳖甲等滋阴潜阳药；麻黄、桂枝等疏散外风药疗效更为确切。

在全排列条件下，冠心病合并中风风阳痰火，蒙蔽清窍证诊疗方案：F 开窍醒神 –I 清热导痰汤 –E 胆南星、瓜蒌等清热化痰药，支持度为 0.214，百分比为 1.85%、4.01%；F 开窍醒神 –L 苏合香丸合涤痰汤 –F 石菖蒲、麝香等化浊开窍药，支持度为 0.193，百分比为 2.4%、2.01%、1.93%；D 清火化痰 –I 清热导痰汤 –E 胆南星、瓜蒌等清热化痰药，支持度为 0.190，百分比为 2.11%；E 化痰辟秽 –L 苏合香丸合涤痰汤 –F 石菖蒲、麝香等化浊开窍药，支持度为 0.156，百分比为 2.41%；B 平肝息风 –G 镇肝熄风汤 –B 羚羊角、钩藤等泻肝息风药，支持度为 0.118，百分比为 1.63%。辨证诊治组合每组支持度不低于 0.1，百分比不低于 1.6%，均具有统计学意义。

（二）冠心病合并中风恢复期

1. 气虚痰瘀证

结合前期证候要素研究、学术流派研究等，冠心病合并中风恢复期气虚痰瘀证治法设计了补益元气、补益中气、健脾化痰、燥湿化痰、活血化瘀、温经通络及其他 7 个选项，在临证时，依据专家经验对治法偏重进行选择。合计频数超过专家总数 10% 的诊断顺序均是单项，综合考虑合计和位序频数，冠心病合并中风恢复期气虚痰瘀证治法偏重依次为健脾化痰、活血化瘀、补益元气、补益中气、温经通络、燥湿化痰。

冠心病合并中风气虚痰瘀证益气类治方是结合前期证候要素研究、学术流派研究等，设计了四君子汤、补中益气汤、参苓白术散、归脾汤、人参蛤蚧散等。综合考虑频数和位序方面因素，可见多数专家在临证时认为，冠心病合并中风气虚痰瘀证益气类治方依次为补中益气汤、四君子汤、参苓白术散、归脾汤、人参蛤蚧散更为合适。

冠心病合并中风气虚痰瘀证祛痰类治方是结合前期证候要素研究、学术流派研究等，设计了祛风除湿汤、导痰汤、半夏白术天麻汤、神仙解语丹等。综合考虑频数和位序方面因素，可见多数专家在临证时认为，冠心病合并中风气虚痰瘀证祛痰类治方依次为半夏白术天麻汤、导痰汤、神仙解语丹、祛风除湿汤更为合适。

冠心病合并中风气虚痰瘀证祛瘀类治方是结合前期证候要素研究、学术流派研究等，设计了通窍活血汤、通瘀煎、补阳还五汤、黄芪桂枝五物汤、桂枝茯苓丸等。综合考虑频数和位序方面因素，可见多数专家在临证时认为，冠心病合并中风气虚痰瘀证祛瘀类治方依次为补阳还五汤、通窍活血汤、黄芪桂枝五物汤、通瘀煎、桂枝茯苓丸更为合适。

冠心病合并中风气虚痰瘀证治药是结合前期证候要素研究、学术流派研究等，设计了人参、黄芪等补益元气药；茯苓、炒白术等健脾化痰药；半夏、陈皮等燥湿化痰药；当归、熟地黄等养血活血药；桃仁、红花等活血化瘀药；桂枝、炮附子等温通血脉药及其他选项。综合考虑频数和位序方面因素，可见冠心病合并中风气虚痰瘀证治药依次为人参、黄芪等补益元气药；桃仁、红花等活血化瘀药；茯苓、炒白术等健脾化痰药；半夏、陈皮等燥湿化痰药；当归、熟地黄等养血活血药；桂枝、炮附子等温通血脉药；人参、黄芪等补益元气药 + 桃仁、红花等活血化瘀药疗效更为确切。

在全排列条件下，冠心病合并中风气虚痰瘀证益气类治法以益气化痰、活血化瘀为主，具体诊疗方案：A 补益元气 –A 四君子汤 –A 人参、黄芪等补益元气药，支持度为 0.284，百分比为 28.13%；A 补益元气 –C 参苓白术散 –A 人参、黄芪等补益元气药，支持度为 0.215，百分比为 5.87%；A 补益元气 –C 参苓白术散 –B 茯苓、炒白术等健脾化痰药，支持度为 0.183，百分比为 7.96%；B 补益中气 –A 四君子汤 –A 人参、黄芪等补益元气药，支持度为 0.220，百分比为 9.69%、5.07%；B 补益中气 –C 参苓白术散 –B 茯苓、炒白术等健脾化痰药，支持度为 0.191，百分比为 3.36%；B 补益中气 –E 人参蛤蚧散 –B 茯苓、炒白术等健脾化痰药，支持度为 0.132，百分比为 2.24%；B 补益中气 –D 归脾汤 –D 当归、熟地黄等养血活血药，支持度为 0.153，百分比为 2.31%；C 健脾化痰 –C 参苓白术散 –B 茯苓、炒白术等健脾化痰药，支持度为 0.237，百分比为 2.64%。辨证诊治组合每组支持度不低于 0.1，百分比不低于 2.2%，均具有统计学意义。

在全排列条件下，冠心病合并中风气虚痰瘀证祛痰类治法以益气化痰、活血化瘀为主，具体诊疗方案：C 健脾化痰 –C 半夏白术天麻汤 –B 茯苓、炒白术等健脾化痰药，支持度为 0.292，百分比为 2.64%。辨证诊治组合支持度不低于 0.2，百分比不低于 2.6%，均具有统计学意义。

冠心病合并中风气虚痰瘀证祛瘀类治法以益气化痰、活血化瘀为主，具体诊疗方案：B 补益中气 –D 黄芪桂枝五物汤 –D 当归、熟地黄等养血活血药，支持度为 0.149，百分比为 2.31%；B 补益中气 –D 黄芪桂枝五物汤 –E 桃仁、红花等活血化瘀药，支持度为 0.159，百分比为 2.27%；F 温经通络 –D 黄芪桂枝五物汤 –E 桃仁、红花等活血化瘀药，支持度为 0.175，百分比为 2.08%。辨证诊治组合每组支持度不低于 0.1，百分比不低于 2.0%，均具有统计学意义。

2. 气虚络滞证

结合前期证候要素研究、学术流派研究等，冠心病合并中风恢复期气虚络滞证治法设计了益气充络、行气和络、温阳通络、养阴荣络、养血荣络、活血通络及其他 7 个选项，在临证时，依据专家经验对治法偏重进行选择。合计频数超过专家总数 10% 的诊断顺序均是单项，综合考虑合计和位序频数，冠心病合并中风恢复期气虚络滞证治法偏重依次为益气充络、活血通络、行气和络、养血荣络、温阳通络、养阴荣络、益气充络 + 活血通络。

冠心病合并中风恢复期气虚络滞证治方是结合前期证候要素研究、学术流派研究等，设计了补阳还五汤、柴胡疏肝散、黄芪桂枝五物汤、丹参饮、通窍活血汤、大活络丹、复方祛风通络方等选项。综合考虑频数和位序方面因素，可见多数专家在临证时认为，冠心病合并中风气虚络滞证治方依次为补阳还五汤、黄芪桂枝五物汤、通窍活血汤、大活络丹、丹参饮、柴胡疏肝散、复方祛风通络方更为合适。

冠心病合并中风气虚络滞证治药是结合前期证候要素研究、学术流派研究等，设计了人参、黄芪等益气充络药；川芎、香附等理气行血药；桃仁、红花等活血化瘀药；当归、丹参等养血活血药；麦冬、芍药等养阴荣络药及其他选项。综合考虑频数和位序方面因素，可见冠心病合并中风气虚络滞证治药依次为人参、黄芪等益气充络药；当归、丹参等养血活血药；桃仁、红花等活血化瘀药；川芎、香附等理气行血药；麦冬、芍药等养阴荣络药；人参、黄芪等益气充络药 + 桃仁、红花等活血化瘀药疗效更为确切。

冠心病合并中风气虚络滞证诊疗方案：A 益气充络 –A 补阳还五汤 –A 人参、黄芪等益气通络药，支持度为 0.431，百分比为 28.13%；A 益气充络 –C 黄芪桂枝五物汤 –A 人参、黄芪等益气通络药，支持度为 0.313，百分比为 5.87%；A 益气充络 –F 大活络丹 –D 当归、丹参等养血活血药，支持度为 0.165，百分比为 5.35%；F 活血通络 –A 补阳还五汤 –A 人参、黄芪等益气通络药，支持度为 0.340，百分比为 9.26%、20.05%；E 养血荣络 –A 补阳还五汤 –A 人参、黄芪等益气通络药，支持度为 0.274，百分比为 8.75%、7.30%；F 活血通络 –E 通窍活血汤 –C 桃仁、红花等活血化瘀药，支持度为 0.180，百分比为 2.84%；F 活血通络 –F 大活络丹 –D 当归、丹参等养血活血药，支持度为 0.159，百分比为 3.64%。辨证诊治组合每组支持度不低于 0.1，百分比不低于 2.8%，均具有统计学意义。

（三）冠心病合并中风后遗症期

1. 气虚瘀阻证

冠心病合并中风后遗症期气虚瘀阻证治法是结合前期证候要素研究、学术流派研究等，设计了益肾气、益脾气、益心气、行气活血、理气通络、化瘀通络、养血通脉等选项。综合考虑频数和位序方面因素，可见多数专家在临证时认为，冠心病合并中风气虚瘀阻证治法依次为益肾气、行气活血、益脾气、理气通络、化瘀通络、益心气。

冠心病合并中风后遗症期气虚瘀阻证治方是结合前期证候要素研究、学术流派研究等，设计了补阳还五汤、黄芪桂枝五物汤、柴胡疏肝散、补中益气汤合丹参饮、归脾汤合通窍活血汤、人参补肾汤合大黄䗪虫丸等选项。综合考虑频数和位序方面因素，可见多数专家在临证时认为，冠心病合并中风后遗症期气虚瘀阻证治方依次为补阳还五汤、补中益气汤合丹参饮、黄芪桂枝五物汤、归脾汤合通窍活血汤、人参补肾汤合大黄䗪虫丸、柴胡疏肝散更为合适。

冠心病合并中风后遗症期气虚瘀阻证治药是结合前期证候要素研究、学术流派研究等，设计了茯苓、炒白术、炙甘草等健脾益气药；人参、黄芪等补益元气药；当归、龙眼肉等养血补心药；赤芍、川芎等活血养血药；桃仁、红花等活血化瘀药；土鳖虫、地龙等活血通络药及其他选项。综合考虑频数和位序方面因素，冠心病合并中风后遗症期气虚瘀阻证治药依次为人参、黄芪等补益元气药；桃仁、红花等活血化瘀药；赤芍、川芎等活血养血药；茯苓、炒白术、炙甘草等健脾益气药；土鳖虫、地龙等活血通络药；当归、龙眼肉等养血补心药疗效更为确切。

冠心病合并中风气虚瘀阻证诊疗方案：B 益脾气 –B 黄芪桂枝五物汤 –A 茯苓、炒白术、炙甘草等健脾益气药，支持度为 0.186，百分比为 1.78%；B 益脾气 –B 黄芪桂枝五物汤 –B 人参、黄芪等补益元气药，支持度为 0.193，百分比为 1.92%；B 益脾气 –A 补阳还五汤 –B 人参、黄芪等补益元气药，支持度为 0.256，百分比为 7.20%；B 益脾气 –D 补中益气汤合丹参饮 –E 桃仁、红花等活血化瘀药，支持度为 0.185，百分比为 2.27%；F 化瘀通络 –D 补中益气汤合丹参饮 –E 桃仁、红花等活血化瘀药，支持度为 0.218，百分比为 2.08%；F 化瘀通络 –A 补阳还五汤 –B 人参、黄芪等补益元气药，支持度为 0.301，百分比为 6.49%、7.83%。B 益脾气 –E 归脾汤合通窍活血汤 –D 赤芍、川芎等活血养血药，支持度为 0.180，百分比为 4.12%；B 益脾气 –E 归脾汤合通窍活血汤 –E 桃仁、红花等活血化瘀药，支持度为 0.194，百分比为 2.84%；F 化瘀通络 –E 归脾汤合通窍活血汤 –E 桃仁、红花等活血化瘀药，支持度为 0.208，百分比为 2.37%、2.00%；F 化瘀通络 –E 归脾汤合通窍活血汤 –D 赤芍、川芎等活血养血药，支持度为 0.205，百分比为 3.21%；C 益心气 –E 归脾汤合通窍活血汤 –D 赤芍、川芎等活血养血药，支持度为 0.111，百分比为 1.85%。辨证诊治组合每组支持度不低于 0.1，百分比不低于 1.7%，均具有统计学意义。

2. 肝肾亏虚证

冠心病合并中风后遗症期肝肾亏虚证治法是结合前期证候要素研究、学术流派研究等，设计了滋肝阴、潜肝阳、养肝血、息肝风、益肾气、温肾阳、补肾阴（填肾精）、清相火（清虚热）、燮理阴阳（调补阴阳）等选项。综合考虑频数和位序方面因素，可见多数专家在临证时认为，冠心病合并中风肝肾亏虚证治法依次为滋肝阴、补肾阴（填肾精）、养肝血、潜肝阳、益肾气、息肝风、燮理阴阳（调补阴阳）、温肾阳、清相火（清虚热）、滋肝阴＋补肾阴（填肾精）。

冠心病合并中风后遗症期肝肾亏虚证治方是结合前期证候要素研究、学术流派研究等，设计了镇肝熄风汤、天麻钩藤饮、大定风珠、活血养肝汤、六味地黄丸、左归丸、大补阴丸、虎潜丸、肾气丸、右归丸、炙甘草汤、地黄饮子等选项。综合考虑频数和位序方面因素，可见多数专家在临证时认为，冠心病合并中风后遗症期肝肾亏虚证治方依次为大定风珠、左归丸、六味地黄丸、地黄饮子、镇肝熄风汤、大补阴丸、活血养肝汤、天麻钩藤饮、肾气丸、虎潜丸、右归丸更为合适。

冠心病合并中风后遗症期肝肾亏虚证治药是结合前期证候要素研究、学术流派研究等，设计了麦冬、芍药等育阴柔肝药；当归、枸杞子等养血柔肝药；龟甲、鳖甲等滋阴潜阳药；夏枯草、菊花等清肝抑阳药；天麻、钩藤等平肝息风药；女贞子、墨旱莲等平补肝肾药；熟地黄、山药等补肾填精药；生地黄、黄柏等滋阴退热药；人参、黄芪等补益元气药；附子、肉桂等温补肾阳药等选项。综合考虑频数和位序方面因素，冠心病合并中风后遗症期肝肾亏虚证治药依次为龟甲、鳖甲等滋阴潜阳药；麦冬、芍药等育阴柔肝药；当归、枸杞子等养血柔肝药；熟地黄、山药等补肾填精药；女贞子、墨旱莲等平补肝肾药；生地黄、黄柏等滋阴退热药；人参、黄芪等补益元气药；天麻、钩藤等平肝息风药；夏枯草、菊花等清肝抑阳药；附子、肉桂等温补肾阳药疗效更为确切。

冠心病合并中风肝肾亏虚证诊疗方案：A 滋肝阴 –C 大定风珠 –C 龟甲、鳖甲等滋阴潜阳药，支持度为 0.119，百分比为 1.17%；A 滋肝阴 –F 左归丸 –G 熟地黄、山药等补肾填精药，支持度为 0.109，百分比为 1.38%；C 养肝血 –C 大定风珠 –C 龟甲、鳖甲等滋阴潜阳药，支持度为 0.101，百分比为 1.03%；G 补肾阴（填肾精）–E 六味地黄丸 –G 熟地黄、山药等补肾填精药，支持度为 0.109，百分比为 1.30%；G 补肾阴（填肾精）–F 左归丸 –G 熟地黄、山药等补肾填精药，支持度为 0.113，百分比为 1.53%。辨证诊治组合每组支持度不低于 0.1，百分比不低于 1.0%，均具有统计学意义。

（四）结果与讨论

经建立内在一致性常模、综合分析三种统计方法的结果可知：

1. 冠心病合并中风分期分证治则治法研究结果

冠心病合并中风急性期热毒炽盛、阴竭阳脱证应用清热解毒、回阳救阴治法，偏重清热解毒、清营凉血、固脱回阳；方选犀角地黄汤、回阳救急汤、参附汤合生脉散加减；用药优选犀角、赤芍等清营解毒药，附子、肉桂等温阳固脱药，人参、黄芪等大补元气药。

冠心病合并中风急性期风阳痰火、蒙蔽清窍证应用潜阳息风、泻火豁痰开窍治法，偏重开窍醒神、清火化痰、化痰辟秽、平肝息风；方选清热导痰汤、苏合香丸合涤痰汤、镇肝熄风汤加减；用药优选胆南星、瓜蒌等清热化痰药，石菖蒲、麝香等化浊开窍药，羚羊角、钩藤等泻肝息风药。

冠心病合并中风恢复期气虚痰瘀证应用益气化痰、活血化瘀治法，偏重补益元气、补益中气、健脾化痰、温经通络；益气类方选四君子汤、参苓白术散、人参蛤蚧散、归脾汤加减；用药优选人参、黄芪等补益元气药，茯苓、炒白术等健脾化痰药，当归、熟地黄等养血活血药。祛痰类方选半夏白术天麻汤加减；用药优选茯苓、炒白术等健脾化痰药。祛瘀类方选黄芪桂枝五物汤加减；用药优选当归、熟地黄等养血活血药，桃仁、红花等活血化瘀药。

冠心病合并中风恢复期气虚络滞证应用益气理血通络治法，偏重益气充络、活血通络、行气和络、养血荣络；方选补阳还五汤、黄芪桂枝五物汤、大活络丹、通窍活血汤加减；用药优选人参、黄芪等益气通络药，当归、丹参等养血活血药，桃仁、红花等活血化瘀药。

冠心病合并中风后遗症期气虚瘀阻证应用益气、活血化瘀治法，偏重益脾气、化瘀通络；方选补阳还五汤、黄芪桂枝五物汤、归脾汤合通窍活血汤加减、补中益气汤合丹参饮；用药优选茯苓、炒白术、炙甘草等健脾益气药，人参、黄芪等补益元气药，桃仁、红花等活血化瘀药，赤芍、川芎等活血养血药。

冠心病合并中风后遗症期肝肾亏虚证应用补益肝肾、燮理阴阳治法，偏重滋肝阴、补肾阴、养肝血；方选大定风珠、左归丸、六味地黄丸加减；用药优选龟甲、鳖甲等滋阴潜阳药，熟地黄、山药等补肾填精药。

2. 冠心病合并中风分期分证治则治法的数据分析

风、劳、臌、膈向为大证，胸痹亦为急症，两病变化均速，治疗中亦当临机立断，及时选择适用的方药。两病均虚实夹杂，施药时当注意衡法的运用，以清柔通利为佳。

第六节　冠心病合并糖尿病

一、冠心病合并糖尿病基础治则治法研究

（一）冠心病合并糖尿病基础治则治法频数统计

扫码看结果

1. 临床诊断顺序

1500 位专家中，至少 10% 以上专家选择的选项有 5 个，多数专家认为，在判断冠心病合并糖尿病病情时，应首先判断标本、虚实，其次判断病势缓急轻重，再则判断病位（脏腑、经络、在气在血），最后判断病性属阴属阳及临床表现寒热真假。

2. 基础治法

1500 位专家中，至少 10% 以上专家选择的选项有 8 个，多数专家认为，冠心病合并糖尿病的最主要基础治法为滋阴、益气，其次为活血、清热、化痰、祛瘀，与本病气虚、阴虚为本，痰、瘀为标的基本病机相符合。

3. 基础治方

1500 位专家中，至少 10% 以上专家选择的选项有 7 个，多数专家认为，冠心病合

并糖尿病的实证基础治方依次为消渴方、血府逐瘀汤、白虎加人参汤、二陈汤合失笑散等。

1500 位专家中，至少 10% 以上专家选择的选项有 8 个，多数专家认为，冠心病合并糖尿病的虚证基础治方依次为六味地黄丸、生脉散、七味白术散、金匮肾气丸等。

4. 基础治药

1500 位专家中，至少 10% 以上专家选择的选项有 8 个，多数专家认为，冠心病合并糖尿病的基础治药主要为酸甘药以养阴生津、甘平药以滋补心肾、甘温药以益气建中。

（二）冠心病合并糖尿病基础治则组合与排序分析

冠心病合并糖尿病实证的诊疗方案：A 判断标本、虚实 –H 滋阴 –D 消渴方 –A 酸甘药以养阴生津，支持度为 0.2613，百分比为 4.67%、2.83%、3.05%、3.07%；B 判断病势缓急轻重 –H 滋阴 –D 消渴方 –A 酸甘药以养阴生津，支持度为 0.2480，百分比为 4.2%、3.52%、3.66%；D 判断病位（脏腑、经络、在气在血）–H 滋阴 –D 消渴方 –A 酸甘药以养阴生津，支持度为 0.2127，百分比为 3.25%、2.89%；E 判断病性属阴属阳 –H 滋阴 –D 消渴方 –A 酸甘药以养阴生津，支持度为 0.1920，百分比为 1.61%、2.7%、1.73%；C 判断临床表现寒热真假 –H 滋阴 –D 消渴方 –A 酸甘药以养阴生津，支持度为 0.1613；A 判断标本、虚实 –F 益气 –D 消渴方 –G 甘温药以益气建中，支持度为 0.1133；D 判断病位（脏腑、经络、在气在血）–F 益气 –D 消渴方 –G 甘温药以益气建中，支持度为 0.1053。

冠心病合并糖尿病虚证的诊疗方案：A 判断标本、虚实 –H 滋阴 –B 六味地黄丸 –A 酸甘药以养阴生津，支持度为 0.24，百分比为 2.8%、2.44%；B 判断病势缓急轻重 –H 滋阴 –B 六味地黄丸 –A 酸甘药以养阴生津，支持度为 0.2147，百分比为 3.33%、2.668%、2.21%；A 判断标本、虚实 –H 滋阴 –A 生脉散 –A 酸甘药以养阴生津，支持度为 0.224，百分比为 2.4%、2.45%、3.55%；B 判断病势缓急轻重 –H 滋阴 –A 生脉散 –A 酸甘药以养阴生津，支持度为 0.204，百分比为 2.52%、1.83%；D 判断病位（脏腑、经络、在气在血）–H 滋阴 –B 六味地黄丸 –A 酸甘药以养阴生津，支持度为 0.1947，百分比为 2.32%；E 判断病性属阴属阳 –H 滋阴 –B 六味地黄丸 –A 酸甘药以养阴生津，支持度为 0.1873，百分比为 3.16%；D 判断病位（脏腑、经络、在气在血）–H 滋阴 –A 生脉散 –A 酸甘药以养阴生津，支持度为 0.19，百分比为 2.6%；A 判断标本、虚实 –F 益气 –A 生脉散 –G 甘温药以益气建中，支持度为 0.1053。

（三）结果与讨论

经建立内在一致性常模、综合分析三种统计方法的结果可知：

1. 冠心病合并糖尿病基础治则治法研究结果

该病基础治法为滋阴、益气法。实证方选消渴方加减，用药优选酸甘药以养阴生津、甘温药以益气建中；虚证方选六味地黄丸、生脉散加减，用药优选酸甘药以养阴生津、甘温药以益气建中。

2. 冠心病合并糖尿病基础治则治法统计结果的数据分析

气虚、阴虚是冠心病合并糖尿病贯穿全病程的证候要素。益气与养阴均应取法脾胃，消渴方、六味地黄丸、生脉散均可作为治疗该合并病的基础方。选用酸甘药以养阴生津、甘温药以益气建中正是益气养阴法的应有之义。

二、冠心病合并糖尿病分期分证治法研究

扫码看结果

（一）冠心病合并糖尿病前期

1. 阴虚火旺证

1500 位专家中，至少 10% 以上专家选择的选项有 8 个，多数专家认为，治法依次为 B 补肾阴、A 养心阴、D 滋胃阴、G 清心火、C 养肺阴、E 降胃火、H 泻肝火、F 泻肺火。

1500 位专家中，至少 10% 以上专家选择的选项有 8 个，多数专家认为，治方依次为 B 知柏地黄丸、D 玉女煎、A 天王补心丹、F 消渴方、C 黄连阿胶汤、G 百合地黄汤、E 白虎加人参汤、I 一贯煎。

1500 位专家中，至少 10% 以上专家选择的选项有 6 个，多数专家认为，治药依次为 A 生地黄、玄参等滋阴清热药，C 北沙参、麦冬等养阴生津药，B 熟地黄、山茱萸等滋补肾阴药，D 石膏、知母等清肺胃泻火药，E 黄芩、黄连等清泻心火药，F 当归、枸杞子等滋阴柔肝药。

冠心病合并糖尿病前期阴虚火旺证诊疗方案：B 补肾阴 –B 知柏地黄丸 –A 生地黄、玄参等滋阴清热药，支持度为 0.264，百分比为 4.93%；A 养心阴 –A 天王补心丹 –A 生地黄、玄参等滋阴清热药，支持度为 0.1987，百分比为 4.6%、1.79%；B 补肾阴 –B 知柏地黄丸 –B 熟地黄、山茱萸等滋补肾阴药，支持度为 0.2393，百分比为 3.47%、1.79%；B 补肾阴 –B 知柏地黄丸 –C 北沙参、麦冬等养阴生津药，支持度为 0.2387，百分比为 2.47%；B 补肾阴 –A 天王补心丹 –A 生地黄、玄参等滋阴清热药，支持度为 0.2073，百分比为 2.29%、2.42%、2.66%。

2. 气血两虚证

1500 位专家中，至少 10% 以上专家选择的选项有 6 个，多数专家认为，治法依次为 C 健脾气、A 益心气、E 补心血、B 补肾气、F 养肝血、D 补肺气。

1500 位专家中，至少 10% 以上专家选择的选项有 8 个，多数专家认为，治方依次为 D 归脾汤、E 八珍汤、G 人参养荣汤、A 养心汤、B 麦味地黄丸、C 参苓白术散、F 补中益气汤、H 炙甘草汤。

1500 位专家中，至少 10% 以上专家选择的选项有 7 个，多数专家认为，治药依次为 A 人参、黄芪等补气生血药，B 白芍、熟地黄等养血和营药，E 当归、川芎等活血补血药，F 酸枣仁、柏子仁等养心安神药，C 白术、茯苓等健脾渗湿药，D 升麻、柴胡等升降脾胃气机药，A 人参、黄芪等补气生血药 +B 白芍、熟地黄等养血和营药。

冠心病合并糖尿病前期气血两虚证诊疗方案：C 健脾气 –D 归脾汤 –A 人参、黄芪等补气生血药，支持度为 0.2873，百分比为 6.07%；A 益心气 –D 归脾汤 –A 人参、黄

芪等补气生血药，支持度为 0.24，百分比为 4.73%；A 益心气 –A 养心汤 –A 人参、黄芪等补气生血药，支持度为 0.1853，百分比为 6.53%；E 补心血 –D 归脾汤 –A 人参、黄芪等补气生血药，支持度为 0.2293，百分比为 4.22%、5.53%；C 健脾气 –E 八珍汤 –A 人参、黄芪等补气生血药，支持度为 2.26%；E 补心血 –A 养心汤 –A 人参、黄芪等补气生血药，支持度为 0.1573，百分比为 3.4%。

3. 脾气郁滞证

1500 位专家中，至少 10% 以上专家选择的选项有 5 个，多数专家认为，治法依次为 B 辛开苦降、运脾理滞，D 理脾疏肝解郁，A 健脾益气，C 行气开郁，E 行气除满。

1500 位专家中，至少 10% 以上专家选择的选项有 8 个，多数专家认为，治方依次为 A 香砂六君子汤、C 半夏泻心汤、F 逍遥散、B 半夏厚朴汤、D 越鞠丸、E 四逆散、H 异功散、I 厚朴三物汤。

1500 位专家中，至少 10% 以上专家选择的选项有 5 个，多数专家认为，治药依次为 C 香附、川芎等行气开郁药，E 木香、砂仁等调理脾胃气机药，A 参、芪、术、草等健脾益气药，B 芩连姜夏等辛开苦降、斡旋气机药，D 厚朴、枳实等行气导滞药。

冠心病合并糖尿病前期脾气郁滞证诊疗方案：A 健脾益气 –A 香砂六君子汤 –A 参、芪、术、草等健脾益气药，支持度为 0.304，百分比为 1.08%；B 辛开苦降，运脾理滞 –C 半夏泻心汤 –B 芩连姜夏等辛开苦降、斡旋气机药，支持度为 0.248，百分比为 5.8%、2.94%；D 理脾疏肝解郁 –F 逍遥散 –C 香附、川芎等行气开郁药，支持度为 0.24，百分比为 0.0227；A 健脾益气 –A 香砂六君子汤 –E 木香、砂仁等调理脾胃气机药，支持度为 0.2553；D 理脾疏肝解郁 –F 逍遥散 –E 木香、砂仁等调理脾胃气机药，支持度为 0.226；C 行气开郁 –B 半夏厚朴汤 –C 香附、川芎等行气开郁药，支持度为 0.1853，百分比为 2.37%。

4. 瘀阻血络证

1500 位专家中，至少 10% 以上专家选择的选项有 5 个，多数专家认为，治法依次为 B 化瘀通络、E 补虚活血通络、A 辛香活血疏络、F 活血止痛、C 破血通络、D 凉血通络。

1500 位专家中，至少 10% 以上专家选择的选项有 9 个，多数专家认为，治方依次为 B 血府逐瘀汤、C 桃红四物汤、A 丹参饮、G 补阳还五汤、D 抵当汤或抵当丸、H 桂枝茯苓丸、I 失笑散、E 清营汤、F 犀角地黄汤。

1500 位专家中，至少 10% 以上专家选择的选项有 6 个，多数专家认为，治药依次为 B 桃仁、红花等活血化瘀药，F 蒲黄、五灵脂等活血止痛药，A 檀香、砂仁等辛香疏络药，E 赤芍、牡丹皮等泄热散瘀药，C 水蛭、虻虫等破血通络药，D 地龙、水牛角等凉血通络药。

冠心病合并糖尿病前期瘀阻血络证诊疗方案：B 化瘀通络 –B 血府逐瘀汤 –B 桃仁、红花等活血化瘀药，支持度为 0.4333，百分比为 15.33%、4.52%、2.9%；B 化瘀通络 –C 桃红四物汤 –B 桃仁、红花等活血化瘀药，支持度为 0.394，百分比为 5.6%；B 化瘀通络 –A 丹参饮 –B 桃仁、红花等活血化瘀药，支持度为 0.3153，百分比为 4.8%；F 活血止痛 –B 血府逐瘀汤 –B 桃仁、红花等活血化瘀药，支持度为 0.3027，百分比为 7.97%、

6.2%；B 化瘀通络 –B 血府逐瘀汤 –F 蒲黄、五灵脂等活血止痛药，支持度为 0.3027；B 化瘀通络 –A 丹参饮 –A 檀香、砂仁等辛香疏络药，支持度为 0.2533；A 辛香活血疏络 –A 丹参饮 –A 檀香、砂仁等辛香疏络药，支持度为 0.2247。

（二）冠心病合并糖尿病期

1. 气阴两虚证

1500 位专家中，至少 10% 以上专家选择的选项有 7 个，多数专家认为，治法依次为 A 益心气、G 补肾阴、C 健脾气、F 养胃阴、D 敛心阴、E 滋肺阴、B 补肺气。

1500 位专家中，至少 10% 以上专家选择的选项有 8 个，多数专家认为，治方依次为 A 生脉散合增液汤、B 玉液汤或玉泉丸、F 麦门冬汤、E 炙甘草汤加减、G 益胃汤、H 六味地黄丸、D 七味白术散、C 三才汤。

1500 位专家中，至少 10% 以上专家选择的选项有 6 个，多数专家认为，治药依次为 B 麦冬、五味子等酸甘济阴药，A 西洋参、黄芪等甘温益气药，D 北沙参、生地黄等甘凉清补药，C 炒白术、茯苓等益气健脾药，E 熟地黄、枸杞子等益肾填精药，A 西洋参、黄芪等甘温益气药 +B 麦冬、五味子等酸甘济阴药。

冠心病合并糖尿病期气阴两虚证诊疗方案：A 益心气 –A 生脉散合增液汤 –A 西洋参、黄芪等甘温益气药，支持度为 0.2927，百分比为 9.2%；A 益心气 –A 生脉散合增液汤 –B 麦冬、五味子等酸甘济阴药，支持度为 0.302，百分比为 4.2%；C 健脾气 –A 生脉散合增液汤 –A 西洋参、黄芪等甘温益气药，支持度为 0.248，百分比为 2.93%、3.32%、4.08%；G 补肾阴 –A 生脉散合增液汤 –B 麦冬、五味子等酸甘济阴药，支持度为 0.2467，百分比为 1.76%；G 补肾阴 –A 生脉散合增液汤 –D 北沙参、生地黄等甘凉清补药，支持度为 0.2327；C 健脾气 –A 生脉散合增液汤 –C 炒白术、茯苓等益气健脾药，支持度为 0.2307。

2. 湿热内结证

1500 位专家中，至少 10% 以上专家选择的选项有 8 个，多数专家认为，治法依次为 B 清热化湿、A 燥湿运脾、F 清利胃肠湿热、H 泄三焦湿热、C 通腑泄热、E 泄肺胃火热、G 清降肝经湿热、D 清血分伏热。

1500 位专家中，至少 10% 以上专家选择的选项有 8 个，多数专家认为，治方依次为 C 泻心汤合连朴饮、B 二妙散加减、A 平胃散、G 葛根芩连汤、H 龙胆泻肝汤、F 白虎加苍术汤、D 增液承气汤、E 清营汤。

1500 位专家中，至少 10% 以上专家选择的选项有 7 个，多数专家认为，治药依次为 B 黄芩、黄连等清热燥湿药，A 苍术、厚朴等燥湿运脾药，E 胆草、栀子等泻火除湿药，F 茯苓、陈皮等健脾燥湿药，C 大黄、芒硝等通腑泄热药，D 石膏、知母等苦寒泻火药，G 橘皮、竹茹等和胃降逆药。

冠心病合并糖尿病期湿热内结证诊疗方案：B 清热化湿 –C 泻心汤合连朴饮 –B 黄芩、黄连等清热燥湿药，支持度为 0.3107，百分比为 5.2%；B 清热化湿 –B 二妙散加减 –B 黄芩、黄连等清热燥湿药，支持度为 0.2893，百分比为 4.4%、4.18%、2.36%；A 燥湿运

脾 –A 平胃散 –A 苍术、厚朴等燥湿运脾药，支持度为 0.196，百分比为 4.27%；B 清热化湿 –B 二妙散加减 –A 苍术、厚朴等燥湿运脾药，支持度为 0.2567，百分比为 2.37%；A 燥湿运脾 –B 二妙散加减 –A 苍术、厚朴等燥湿运脾药，支持度为 0.2167；A 燥湿运脾 –B 二妙散加减 –B 黄芩、黄连等清热燥湿药，支持度为 0.1947，百分比为 2.37%；B 清热化湿 –C 泻心汤合连朴饮 –A 苍术、厚朴等燥湿运脾药，支持度为 0.2727。

3. 痰瘀痹阻证

1500 位专家中，至少 10% 以上专家选择的选项有 8 个，多数专家认为，治法依次为 A 化痰宽胸、F 活血化瘀、C 健脾化痰、B 通阳散结、D 燥湿化痰、G 通络止痛、E 清热化痰、A 化痰宽胸 +F 活血化瘀。

1500 位专家中，至少 10% 以上专家选择的选项有 8 个，多数专家认为，治方依次为 A 瓜蒌薤白半夏汤合抵当丸、B 二陈汤合失笑散、C 温胆汤合失笑散、E 血府逐瘀汤、D 桃红四物汤、H 小陷胸汤、I 丹参饮、F 大黄䗪虫丸。

1500 位专家中，至少 10% 以上专家选择的选项有 8 个，多数专家认为，治药依次为 A 瓜蒌、薤白等化痰散结药，D 桃仁、红花等活血化瘀药，C 半夏、陈皮等燥湿化痰药，B 茯苓、白术等健脾化痰药，E 蒲黄、五灵脂等活血定痛药，F 当归、熟地黄等养血活血药，G 水蛭、虻虫等破血通络药，A 瓜蒌、薤白等化痰散结药 +D 桃仁、红花等活血化瘀药。

冠心病合并糖尿病期痰瘀痹阻证诊疗方案：A 化痰宽胸 –A 瓜蒌薤白半夏汤合抵当丸 –A 瓜蒌、薤白等化痰散结药，支持度为 0.3927，百分比为 24.6%；F 活血化瘀 –A 瓜蒌薤白半夏汤合抵当丸 –D 桃仁、红花等活血化瘀药，支持度为 0.2753；A 化痰宽胸 +F 活血化瘀 –A 瓜蒌薤白半夏汤合抵当丸 –A 瓜蒌、薤白等化痰散结药 +D 桃仁、红花等活血化瘀药，百分比为 4.53%；B 通阳散结 –A 瓜蒌薤白半夏汤合抵当丸 –A 瓜蒌、薤白等化痰散结药，支持度为 0.196，百分比为 6.69%；A 化痰宽胸 –A 瓜蒌薤白半夏汤合抵当丸 –C 半夏、陈皮等燥湿化痰药，支持度为 0.2627。

4. 脾肾两虚证

1500 位专家中，至少 10% 以上专家选择的选项有 7 个，多数专家认为，治法依次为 C 脾肾双补、A 温补脾阳、B 温补肾阳、D 温阳利水、E 温补肾气、G 阴阳并补、F 滋补肾阴。

1500 位专家中，至少 10% 以上专家选择的选项有 8 个，多数专家认为，治方依次为 C 附子汤合理中汤、A 温脾汤、G 金匮肾气丸、D 真武汤、B 右归饮、F 苓桂术甘汤、E 五苓散、I 地黄饮子。

1500 位专家中，至少 10% 以上专家选择的选项有 7 个，多数专家认为，治药依次为 D 党参、黄芪等补益脾气药，A 附子、干姜等温中补阳药，B 白术、草豆蔻等温运脾阳药，E 熟地黄、山萸肉等滋补肾阴药，C 桂枝、人参等助阳化气药，G 枸杞子、菟丝子等温补精血药，F 肉苁蓉、巴戟天等温壮肾阳药。

冠心病合并糖尿病期脾肾两虚证诊疗方案：C 脾肾双补 –C 附子汤合理中汤 –A 附子、干姜等温中补阳药，支持度为 0.236，百分比为 4.13%、2.88%；A 温补脾阳 –A 温

脾汤 –A 附子、干姜等温中补阳药，支持度为 0.178，百分比为 5.93%；C 脾肾双补 –A 温脾汤 –A 附子、干姜等温中补阳药，支持度为 0.2，百分比为 2.35%、5.62%；C 脾肾双补 –C 附子汤合理中汤 –B 白术、草豆蔻等温运脾阳药，支持度为 0.2067；C 脾肾双补 –C 附子汤合理中汤 –C 桂枝、人参等助阳化气药，支持度为 0.188，百分比为 2.93%；B 温补肾阳 –G 金匮肾气丸 –A 附子、干姜等温中补阳药，支持度为 0.126。

（三）冠心病合并糖尿病慢性并发症期

1.（肾）阴亏血瘀证

1500 位专家中，至少 10% 以上专家选择的选项有 6 个，多数专家认为，治法依次为 B 补养肾阴、E 活血化瘀、A 益气滋阴、F 通络止痛、C 滋阴降火、D 补肾纳气。

1500 位专家中，至少 10% 以上专家选择的选项有 8 个，多数专家认为，依次为 B 杞菊地黄丸合生脉饮、A 六味地黄丸、F 桃红四物汤、C 左归饮、H 血府逐瘀汤、D 知柏地黄丸、E 都气丸、I 滋水清肝饮。

1500 位专家中，至少 10% 以上专家选择的选项有 6 个，多数专家认为，依次为 A 生地黄、当归等养血益阴药、D 桃仁、红花等活血化瘀药、B 熟地黄、菟丝子等温补精血药、C 芍药、甘草等酸甘化阴药、E 龟板、鳖甲等滋补阴络药、F 水蛭、虻虫等通络止痛药。

冠心病合并糖尿病慢性并发症期（肾）阴亏血瘀证诊疗方案：B 补养肾阴 –B 杞菊地黄丸合生脉饮 –A 生地黄、当归等养血益阴药，支持度为 0.2573，百分比为 5.6%；B 补养肾阴 –A 六味地黄丸 –A 生地黄、当归等养血益阴药，支持度为 0.25，百分比为 4.67%、4.09%；A 益气滋阴 –B 杞菊地黄丸合生脉饮 –A 生地黄、当归等养血益阴药，支持度为 0.2413；A 益气滋阴 –A 六味地黄丸 –A 生地黄、当归等养血益阴药，支持度为 0.224，百分比为 5.87%；E 活血化瘀 –F 桃红四物汤 –D 桃仁、红花等活血化瘀药，支持度为 0.214，百分比为 4.33%、2.74%；E 活血化瘀 –H 血府逐瘀汤 –D 桃仁、红花等活血化瘀药，支持度为 0.1747，百分比为 3.39%。

2.（肾）阳虚血瘀证

1500 位专家中，至少 10% 以上专家选择的选项有 8 个，多数专家认为，治法依次为 C 温补肾阳、E 活血化瘀、B 温阳利水、A 温肾化气、F 通络祛瘀生新、D 脾肾双补、G 益气回阳、C 温补肾阳 +E 活血化瘀。

1500 位专家中，至少 10% 以上专家选择的选项有 8 个，多数专家认为，治方依次为 A 济生肾气丸、B 真武汤、E 桃红四物汤、C 右归饮、F 桂枝茯苓丸、D 附子理中汤、I 补阳还五汤、G 抵当丸。

1500 位专家中，至少 10% 以上专家选择的选项有 6 个，多数专家认为，治药依次为 A 桂枝、附子等助阳化气药，C 桃仁、红花等活血化瘀药，B 肉桂、鹿角胶等温补肾阳药，E 茯苓、泽泻等利水消肿药，F 熟地黄、菟丝子等温补精血药，D 水蛭、虻虫等破血通络药。

冠心病合并糖尿病慢性并发症期（肾）阳虚血瘀证诊疗方案：C 温补肾阳 –A 济生肾气丸 –A 桂枝、附子等助阳化气药，支持度为 0.256，百分比为 5.2%；A 温肾化气 –A 济生

肾气丸 –A 桂枝、附子等助阳化气药，支持度为 0.2153，百分比为 5.4%、1.96%；C 温补肾阳 –A 济生肾气丸 –B 肉桂、鹿角胶等温补肾阳药，支持度为 0.224，百分比为 5.2%；E 活血化瘀 –E 桃红四物汤 –C 桃仁、红花等活血化瘀药，支持度为 0.224，百分比为 7.83%。

3. 心脾两虚证

1500 位专家中，至少 10% 以上专家选择的选项有 6 个，多数专家认为，治法依次为 B 补益脾气、A 益气补血、C 补养心血、E 温补脾阳、D 滋补心阴、B 补益脾气 +C 补养心血。

1500 位专家中，至少 10% 以上专家选择的选项有 8 个，多数专家认为，治方依次为 A 归脾汤、B 参苓白术散、D 养心汤、C 六君子汤、F 当归补血汤、G 炙甘草汤、E 四物汤、H 温脾汤。

1500 位专家中，至少 10% 以上专家选择的选项有 6 个，多数专家认为，治药依次为 A 人参、黄芪等补气生血药，B 山药、白术等健脾益气药，C 熟地黄、白芍等养血和营药，D 生地黄、麻仁等滋阴补血药，E 附子、干姜等温补脾阳药，A 人参、黄芪等补气生血药 +B 山药、白术等健脾益气药。

冠心病合并糖尿病慢性并发症期心脾两虚证诊疗方案：A 益气补血 –A 归脾汤 –A 人参、黄芪等补气生血药，支持度为 0.3707，百分比为 14.14%、6.11%、7.34%；B 补益脾气 –A 归脾汤 –A 人参、黄芪等补气生血药，支持度为 0.3967，百分比为 12.27%、12.12%；B 补益脾气 –A 归脾汤 –B 山药、白术等健脾益气药，支持度为 0.3833，百分比为 5.4%；C 补养心血 –A 归脾汤 –A 人参、黄芪等补气生血药，支持度为 0.364，百分比为 12.39%、17.75%；A 益气补血 –A 归脾汤 –B 山药、白术等健脾益气药，支持度为 0.342。

（四）结果与讨论

1. 冠心病合并糖尿病分期分证治则治法研究结果

冠心病合并糖尿病前期阴虚火旺证应用滋阴降火治法，偏重补肾阴、养心阴；方选知柏地黄丸、天王补心丹加减；用药优选生地黄、玄参等滋阴清热药，熟地黄、山茱萸等滋补肾阴药，北沙参、麦冬等养阴生津药。

冠心病合并糖尿病前期气血两虚证应用益气养血治法，偏重健脾气、益心气、补心血；方选归脾汤、养心汤、八珍汤加减；用药优选人参、黄芪等补气生血药。

冠心病合并糖尿病前期气滞痰阻证应用理气化痰治法，偏重健脾益气、辛开苦降运脾理滞、理脾疏肝解郁、行气开郁；方选香砂六君子汤、半夏泻心汤、逍遥散、半夏厚朴汤加减；用药优选参、芪、术、草等健脾益气药，芩、连、姜、夏等辛开苦降、斡旋气机药，香附、川芎等行气开郁药，木香、砂仁等调理脾胃气机药。

冠心病合并糖尿病前期瘀阻血络证应用活血化瘀治法，偏重化瘀通络、活血止痛、辛香活血疏络；方选血府逐瘀汤、桃红四物汤、丹参饮加减；用药优选桃仁、红花等活血化瘀药，蒲黄、五灵脂等活血止痛药，檀香、砂仁等辛香疏络药。

冠心病合并糖尿病期气阴两虚证应用益气养阴治法，偏重益心气、健脾气、补肾阴；方选生脉散合增液汤加减；用药优选西洋参、黄芪等甘温益气药，麦冬、五味子等酸甘济阴药，北沙参、生地黄等甘凉清补药，炒白术、茯苓等益气健脾药。

冠心病合并糖尿病期湿热内结证应用清热燥湿治法，偏重清热化湿、燥湿运脾；方选泻心汤合连朴饮、二妙散、平胃散加减；用药优选黄芩、黄连等清热燥湿药，苍术、厚朴等燥湿运脾药。

冠心病合并糖尿病期痰瘀痹阻证应用化痰宽胸、活血化瘀治法，偏重化痰宽胸、活血化瘀、通阳散结；方选瓜蒌薤白半夏汤合抵当丸加减；用药优选瓜蒌、薤白等化痰散结药，桃仁、红花等活血化瘀药，半夏、陈皮等燥湿化痰药。

冠心病合并糖尿病期脾肾两虚证应用补脾益肾治法，偏重脾肾双补、温补脾阳、温补肾阳；方选附子汤合理中汤、温脾汤、金匮肾气丸加减；用药优选附子、干姜等温中补阳药，白术、草豆蔻等温运脾阳药，桂枝、人参等助阳化气药。

冠心病合并糖尿病慢性并发症期（肾）阴亏血瘀证应用滋阴固肾、活血化瘀治法，偏重补养肾阴、益气滋阴、活血化瘀；方选杞菊地黄丸合生脉饮、六味地黄丸、桃红四物汤、血府逐瘀汤加减；用药优选生地黄、当归等养血益阴药，桃仁、红花等活血化瘀药。

冠心病合并糖尿病慢性并发症期（肾）阳虚血瘀证应用温阳补肾、活血化瘀治法，偏重温补肾阳、温肾化气、活血化瘀；方选济生肾气丸、桃红四物汤加减；用药优选桂枝、附子等助阳化气药，肉桂、鹿角胶等温补肾阳药，桃仁、红花等活血化瘀药。

冠心病合并糖尿病慢性并发症期心脾两虚证应用补益心脾治法，偏重益气补血、补益脾气、补养心血；方选归脾汤加减；用药优选人参、黄芪等补气生血药，山药、白术等健脾益气药。

2. 冠心病合并糖尿病治则治法研究的数据分析

胸痹合并消渴病机与心肾两虚、阳气虚滞、精气不固、气阴两伤密切相关，兼有痰浊瘀血并病。因此，宗温阳益心法，结合肾为水火之脏的特点，治肾而益心，通阳而养阴，开郁而清热，通络而化浊，培土而清金，可为胸痹合并消渴病治疗提供思路。

第七节　冠心病合并慢性肾脏病

一、冠心病合并慢性肾脏病基础治则治法研究

（一）冠心病合并慢性肾脏病基础治则治法频数统计

扫码看结果

1. 临床诊疗顺序

1500 位专家中，至少 10% 以上专家选择的选项有 5 个，多数专家认为，在判断冠心病合并慢性肾脏病病情时，应首先 B 判断病势缓急轻重，其次 A 判断标本虚实，再次 D 判断病位（脏腑、经络、在气在血）及 E 判断病性属阴属阳，最后 C 判断临床表现寒热真假。

2. 基础治法

1500 位专家中，至少 10% 以上专家选择的选项有 7 个，多数专家认为，冠心病合

并慢性肾脏病的主要基础治法为 C 化浊、B 活血、G 温阳、E 益气、A 疏利、D 解毒、F 养阴。

3. 基础治方

1500 位专家中，至少 10% 以上专家选择的选项有 5 个，多数专家认为，冠心病合并慢性肾脏病的实证基础治方依次为 E 扶正化浊活血汤、A 木防己去石膏加茯苓芒硝汤、B 中满分消丸、D 桃红四物汤、C 中满分消汤。

1500 位专家中，至少 10% 以上专家选择的选项有 5 个，多数专家认为，冠心病合并慢性肾脏病的虚证基础治方依次为 D 真武汤、C 苓桂术甘汤、E 六味地黄丸、B 参苓白术散、A 炙甘草汤。

4. 基础治药

1500 位专家中，至少 10% 以上专家选择的选项有 8 个，多数专家认为，冠心病合并慢性肾脏病的基础治药主要为 A 甘温药以健脾制水、C 辛热药以温阳化饮、E 辛苦药以降逆泄浊、B 辛苦药以行气利水、D 辛滑药以通利气血、G 芳香药以开窍化浊、F 芳香药以开窍化浊、H 辛苦甘淡以疏运分消等。

（二）冠心病合并慢性肾脏病基础治则治法的组合分析和排序分析

冠心病合并慢性肾脏病实证的诊疗方案：B 判断病势缓急轻重 –C 化浊 –E 扶正化浊活血汤 –A 甘温药以健脾制水，支持度为 0.22；A 判断标本虚实 –C 化浊 –E 扶正化浊活血汤 –A 辛苦药以降逆泄浊，支持度为 0.21；B 判断病势缓急轻重 –B 活血 –E 扶正化浊活血汤 –A 甘温药以健脾制水，支持度为 0.21、百分比为 1.35%；A 判断标本虚实 –B 活血 –E 扶正化浊活血汤 –A 辛苦药以降逆泄浊，支持度为 0.21、B 判断病势缓急轻重 –C 化浊 –E 扶正化浊活血汤 –E 辛苦药以降逆泄浊，支持度为 0.2、百分比为 2%。

冠心病合并慢性肾脏病虚证的诊疗方案：A 判断标本虚实 –C 化浊 –D 真武汤 –A 甘温药以健脾制水，支持度为 0.23、百分比为 1.5%；B 判断病势缓急轻重 –C 化浊 –D 真武汤 –A 甘温药以健脾制水，支持度为 0.23、百分比为 1.19%；A 判断标本虚实 –B 活血 –D 真武汤 –A 甘温药以健脾制水，支持度为 0.21；B 判断病势缓急轻重 –B 活血 –D 真武汤 –A 甘温药以健脾制水，支持度为 0.21、百分比为 1.43%、1.57%。

（三）结果与讨论

经建立内在一致性常模、综合分析三种统计方法的结果，得到了冠心病合并慢性肾脏病的基础治则治法：该病基础治法为活血、化浊法；实证方选扶正化浊活血汤加减，用药优选甘温药以健脾制水，辛苦药以降逆泄浊；虚证方选真武汤加减，用药优选甘温药以健脾制水。

冠心病合并慢性肾脏病基础治则治法的数据分析：冠心病合并慢性肾脏病的全过程贯穿着瘀血证候要素，湿浊为肾病的主要证素，痰浊为冠心病的主要证素，因此应用活血化浊法切合病机。实证选择扶正化浊活血汤为国医大师张琪的经验方，治疗慢性肾脏病有良效，也可以对证治疗正虚痰瘀互结的冠心病；用药以执中为要，健脾则清阳升、浊阴降、气血充，辛苦味药为通利降逆之要药。虚证用真武汤，亦对应心肾阳虚的病机，选药也切中了温阳化饮健脾调中的思路。

二、冠心病合并慢性肾脏病分期分证治则治法研究

（一）冠心病合并慢性肾脏病 I 期

1. 气虚湿滞证

1500 位专家中，至少 10% 以上专家选择的选项有 4 个，多数专家认为，治法依次为 A 益气行水、D 行气利湿、C 温阳行水、B 清心利湿。

1500 位专家中，至少 10% 以上专家选择的选项有 4 个，多数专家认为，治方依次为 A 参苓白术散、C 济生肾气丸、D 导滞通经汤、B 清心莲子饮。

1500 位专家中，至少 10% 以上专家选择的选项有 5 个，多数专家认为，治药依次为 A 人参、黄芪、白术、茯苓等益气药，C 桂枝、生姜、附子等化气行水药，E 泽泻、车前子等利水消肿药，D 厚朴、槟榔、紫苏等理气导滞药，B 防风、羌活、陈皮等行气化湿风药。

冠心病合并慢性肾脏病气虚湿滞证诊疗方案：A 益气行水 –A 参苓白术散 –A 人参、黄芪、白术、茯苓等益气药，支持度为 0.52，百分比为 27.87%、4.64%；D 行气利湿 –A 参苓白术散 –A 人参、黄芪、白术、茯苓等益气药，支持度为 0.44，百分比为 16.34%；A 益气行水 –C 济生肾气丸 –A 人参、黄芪、白术、茯苓等益气药，支持度为 0.42，百分比为 6.6%；C 温阳行水 –A 参苓白术散 –A 人参、黄芪、白术、茯苓等益气药，支持度为 0.39，百分比为 12.55%。

2. 脾肾两虚，风水相搏证

1500 位专家中，至少 10% 以上专家选择的选项有 5 个，多数专家认为，治法依次为 A 温补脾肾、D 疏风利水、B 温阳化饮、C 温肾化湿、A 温补脾肾 +D 疏风利水。

1500 位专家中，至少 10% 以上专家选择的选项有 4 个，多数专家认为，治方依次为 D 越婢加术汤、B 苓桂术甘、A 参芪地黄汤、C 萆薢分清饮。

1500 位专家中，至少 10% 以上专家选择的选项有 5 个，多数专家认为，治药依次为 A 参、芪、山药等健脾益气药，E 桑白皮、杏仁等肃运水道药，B 何首乌、菟丝子等平补肾阳药，C 枸杞子、山萸肉等益肾阴药，D 丹参、山楂、坤草等活血药。

冠心病合并慢性肾脏病脾肾两虚，风水相搏证诊疗方案：A 温补脾肾 –D 越婢加术汤 –A 参、芪、山药等健脾益气药，支持度为 0.41，百分比为 9.4%；D 疏风利水 –D 越婢加术汤 –A 参、芪、山药等健脾益气药，支持度为 0.39，百分比为 9.09%；A 温补脾肾 –B 苓桂术甘汤 –A 参、芪、山药等健脾益气药，支持度为 0.37，百分比为 8.8%；A 温补脾肾 –D 越婢加术汤 –E 桑白皮、杏仁等肃运水道药，支持度为 0.36，百分比为 4.65%。

（二）冠心病合并慢性肾脏病 2 期

1. 风水袭心，阴水泛溢证

1500 位专家中，至少 10% 以上专家选择的选项有 5 个，多数专家认为，治法依次

为 B 温阳利水、A 宣肺利水、C 益气行水、D 健脾散寒、A 宣肺利水 +B 温阳利水。

1500 位专家中，至少 10% 以上专家选择的选项有 4 个，多数专家认为，治方依次为 A 桂枝去芍药加麻黄附子细辛汤、D 实脾饮、C 防己茯苓汤、B 济生肾气丸。

1500 位专家中，至少 10% 以上专家选择的选项有 5 个，多数专家认为，治药依次为 A 麻、辛、生姜等辛温宣肺药，C 附子、桂枝等温心肾助阳药，B 桂枝、苍术等温脾除湿药，D 葶苈子、玉米须等利水渗湿药，E 黄连、瓜蒌、薤白等宣痹通阳药。

冠心病合并慢性肾脏病风水袭心，阴水泛溢证诊疗方案：A 宣肺利水 -A 桂枝去芍药加麻黄附子细辛汤 -A 麻、辛、生姜等辛温宣肺药，支持度为 0.39，百分比为 13.53%、5.05%；B 温阳利水 -A 桂枝去芍药加麻黄附子细辛汤 -A 麻、辛、生姜等辛温宣肺药，支持度为 0.37，百分比为 5.87%、11.82%。

2. 心肾两虚，蕴湿酿浊证

1500 位专家中，至少 10% 以上专家选择的选项有 4 个，多数专家认为，治法依次为 A 通补心肾、D 化浊通阳、B 益气化湿、C 清利湿热。

1500 位专家中，至少 10% 以上专家选择的选项有 4 个，多数专家认为，治方依次为 D 参麦地黄汤合藿朴夏苓汤、A 济生肾气丸、C 四妙丸、B 参芪汤。

1500 位专家中，至少 10% 以上专家选择的选项有 7 个，多数专家认为，治药依次为 A 人参、黄芪等补益脾胃药，B 金樱子、山药等充益脾肾药，D 茯苓、泽泻、升麻、柴胡等升阳除湿药，C 萹蓄、通草等淡渗利湿药，E 砂仁、白豆蔻等化湿行气药，G 白花蛇舌草、土茯苓、萆薢等利湿解毒药，F 白茅根、麦冬、玄参等清利湿热药。

冠心病合并慢性肾脏病心肾两虚，蕴湿酿浊证诊疗方案：A 通补心肾 -A 济生肾气丸 -A 人参、黄芪等补益脾胃药，支持度 0.34，百分比为 13.27%；A 通补心肾 -D 参麦地黄汤合藿朴夏苓汤 -A 人参、黄芪等补益脾胃药，支持度 0.31，百分比为 6.67%；A 通补心肾 -A 济生肾气丸 -B 金樱子、山药等充益脾肾药，支持度 0.30，百分比为 5.73%、4.29%；B 益气化湿 -A 济生肾气丸 -A 人参、黄芪等补益脾胃药，支持度 0.29，百分比为 7.48%。

（三）冠心病合并慢性肾脏病 3 期

1. 脾肾气虚，湿邪内阻证

1500 位专家中，至少 10% 以上专家选择的选项有 4 个，多数专家认为，治法依次为 A 健脾肾分消清化、C 实脾益气化湿、D 益气通阳行水、B 补脾肾涤痰宣痹。

1500 位专家中，至少 10% 以上专家选择的选项有 4 个，多数专家认为，治方依次为 C 实脾饮、A 中满分消丸、D 胃苓汤、B 地黄饮子合桃红四物汤。

1500 位专家中，至少 10% 以上专家选择的选项有 8 个，多数专家认为，治药依次为 A 参、术、苓等益气健脾药，E 茯苓、泽泻等淡渗利湿药，B 干姜、砂仁等辛散温运脾胃药，C 朴、枳、姜黄等辛开行气通络药，G 丹参、当归、桃仁、红花等活血化瘀药，F 熟地黄、菖蒲、何首乌等益心肾药，D 黄连、黄芩等苦泄清热除痞药，A 参、术、苓等益气健脾药 +E 茯苓、泽泻等淡渗利湿药。

冠心病合并慢性肾脏病脾肾气虚，湿邪内阻证诊疗方案：A 健脾肾分消清化 –C 实脾饮 –A 参、术、苓等益气健脾药，支持度为 0.42，百分比为 13.67%；A 健脾肾分消清化 –A 中满分消丸 –A 参、术、苓等益气健脾药，支持度为 0.39，百分比为 1.34%；A 健脾肾分消清化 –C 实脾饮 –E 茯苓、泽泻等淡渗利湿药，支持度为 0.36，百分比为 5.38%、5.05%；C 实脾益气化湿 –C 实脾饮 –A 参、术、苓等益气健脾药，支持度为 0.34，百分比为 7.51%。

2. 肾虚水停，湿毒瘀滞证

1500 位专家中，至少 10% 以上专家选择的选项有 4 个，多数专家认为，治法依次为 A 补肾利湿、活血解毒，C 健脾燥湿、疏利气血，D 培火生土、制水泄浊，B 辛香通阳、制湿活络。

1500 位专家中，至少 10% 以上专家选择的选项有 4 个，多数专家认为，治方依次为 A 参芪地黄汤合解毒活血汤、B 加味活络丹、C 小温中丸、D 禹余粮丸。

1500 位专家中，至少 10% 以上专家选择的选项有 7 个，多数专家认为，治药依次为 A 熟地黄、杜仲等补肝肾药，C 大黄、丹参、葛根等活血凉血解毒药，G 猪苓、泽泻等渗利湿热药，B 人参、白术等健脾阳药，E 蒲黄、益母草等活血利水药，F 菖蒲、佩兰、旋覆花等芳香化浊药，D 连翘、枳壳、柴胡等清气解毒药。

冠心病合并慢性肾脏病肾虚水停，湿毒瘀滞证诊疗方案：A 补肾利湿，活血解毒 –A 参芪地黄汤合解毒活血汤 –A 熟地黄、杜仲等补肝肾药，支持度为 0.44，百分比为 21.6%；A 补肾利湿，活血解毒 –A 参芪地黄汤合解毒活血汤 –C 大黄、丹参、葛根等活血凉血解毒药，支持度为 0.38，百分比为 6.13%；A 补肾利湿，活血解毒 –A 参芪地黄汤合解毒活血汤 –B 人参、白术等健脾阳药，支持度为 0.37，百分比为 7.73%。

（四）冠心病合并慢性肾脏病 4 期

1. 心肾气亏，水阻络滞证

1500 位专家中，至少 10% 以上专家选择的选项有 4 个，多数专家认为，治法依次为 A 温阳益心、活血利水，C 温肾健脾、活血利水，B 益气补肾、散血利湿，D 益气健脾、升阳除湿。

1500 位专家中，至少 10% 以上专家选择的选项有 4 个，多数专家认为，治方依次为 B 济生肾气丸合桂枝茯苓丸、A 参桂瓜蒌薤白半夏汤合五苓散、C 真武汤合参麦饮、D 升阳益胃汤。

1500 位专家中，至少 10% 以上专家选择的选项有 8 个，多数专家认为，治药依次为 A 桂枝、附子等助阳化气药，C 蒲黄、牛膝等活血利水药，B 菟丝子、山萸肉等平补肝肾药，D 桃仁、红花等活血化瘀药，H 泽泻、猪苓等淡渗利湿药，F 茯苓、人参等补益心脾药，E 桑枝、丝瓜络等通络止痛药，G 防风、荆芥、藿香、佩兰等胜湿化湿药。

冠心病合并慢性肾脏病心肾气亏，水阻络滞证诊疗方案：A 温阳益心，活血利水 –B 济生肾气丸合桂枝茯苓丸 –A 桂枝、附子等助阳化气药，支持度为 0.35，百分比为 10.13%；A 温阳益心，活血利水 –A 参桂瓜蒌薤白半夏汤合五苓散 –A 桂枝、附子等助阳化气药，支持度为 0.31，百分比为 11.87%；A 温阳益心，活血利水 –C 真武汤合参麦饮 –A 桂枝、附子等助阳化气药，支持度为 0.30，百分比为 3.27%；A 温阳益心，活血利水 –B 济生肾气丸合桂枝茯苓丸 –C 蒲黄、牛膝等活血利水药，支持度为 0.29，百分比为 4.24%。

2. 湿浊上泛，血络瘀滞证

1500 位专家中，至少 10% 以上专家选择的选项有 4 个，多数专家认为，治法依次为 C 补脾肾、泄湿浊、解毒活血，D 温阳益心、化浊通络，A 利湿解毒，B 清利湿热。

1500 位专家中，至少 10% 以上专家选择的选项有 4 个，多数专家认为，治方依次为 C 扶正化浊活血汤、D 参桂瓜蒌薤白半夏汤合三仁汤、A 利湿解毒饮、B 甘露消毒丹。

1500 位专家中，至少 10% 以上专家选择的选项有 7 个，多数专家认为，治药依次为 A 桃仁、红花等活血解毒药，D 茯苓、白术等健脾利湿药，G 泽兰、益母草等活血利水药，C 白花蛇舌草、白茅根等利湿解毒药，F 草果、苍术、连翘等化湿浊药，E 淫羊藿、熟地黄等补肾药，B 侧柏叶、小蓟等凉血解毒药。

冠心病合并慢性肾脏病湿浊上泛，血络瘀滞证诊疗方案：C 补脾肾、泄湿浊、解毒活血 –C 扶正化浊活血汤 –A 桃仁、红花等活血解毒药，支持度为 0.34，百分比为 4.2%；C 补脾肾、泄湿浊、解毒活血 –C 扶正化浊活血汤 –G 泽兰、益母草等活血利水药，支持度为 0.33，百分比为 3.02%；C 补脾肾、泄湿浊、解毒活血 –C 扶正化浊活血汤 –D 茯苓、白术等健脾利湿药，支持度为 0.32，百分比为 4.07%。

（五）冠心病合并慢性肾脏病 5 期

1. 脾肾虚衰，水气凌心证

1500 位专家中，至少 10% 以上专家选择的选项有 4 个，多数专家认为，治法依次为 D 补脾肾、泄湿浊、解毒活血，A 温阳益心，B 温补脾肾，C 补火生土、化浊生清。

1500 位专家中，至少 10% 以上专家选择的选项有 4 个，多数专家认为，治方依次为 C 真武汤合四苓加木瓜厚朴草果汤、A 参桂瓜蒌薤白半夏汤合五苓散、B 脾肾双补方、D 扶正化浊活血汤。

1500 位专家中，至少 10% 以上专家选择的选项有 7 个，多数专家认为，治药依次为 A 桂枝、人参等温通心阳药，F 茯苓、泽泻等淡渗利湿药，B 山药、白术等实脾制湿药，C 仙茅、菟丝子等温助肾阳药，E 草果、苍术、佩兰等化湿浊药，D 金樱子、芡实等固肾药，G 黄连、黄芩、半夏等除痞药。

冠心病合并慢性肾脏病脾肾虚衰，水气凌心证诊疗方案：A 温阳益心 –A 参桂瓜蒌薤白半夏汤合五苓散 –A 桂枝、人参等温通心阳药，支持度为 0.33，百分比为 9.8%；A 温阳益心 –C 真武汤合四苓加木瓜厚朴草果汤 –A 桂枝、人参等温通心阳药，支持度为 0.33，百分比为 5.07%；D 补脾肾、泄湿浊、解毒活血 –A 参桂瓜蒌薤白半夏汤合五苓散 –A 桂枝、人参等温通心阳药，支持度为 0.32，百分比为 4.6%。

2. 阳微血瘀，湿毒蒙神证

1500 位专家中，至少 10% 以上专家选择的选项有 4 个，多数专家认为，治法依次为 A 温阳益心、开窍醒神，B 活血解毒、芳化湿浊，D 温阳行水、清心解毒，C 芳香开窍、化浊散寒。

1500 位专家中，至少 10% 以上专家选择的选项有 4 个，多数专家认为，治方依次为 A 参桂瓜蒌薤白半夏汤合菖蒲郁金汤、B 通经逐瘀汤合藿朴夏苓汤、D 真武汤合清宫汤、C 苏合香丸。

1500 位专家中，至少 10% 以上专家选择的选项有 9 个，多数专家认为，治药依次为 A 麝香、菖蒲等开窍醒神药，B 附子、桂枝等温通心阳药，C 人参、黄芪等益气固脱药，F 土茯苓、白花蛇舌草等利湿解毒药，H 蚕沙、蔻仁、草果仁等芳香化浊药，E 姜黄、小蓟、酒军（酒大黄）等活血解毒药，D 五味子、山药等敛精固摄药，G 荆芥、防风、当归等疏风理血药，A 麝香、菖蒲等开窍醒神药 +B 附子、桂枝等温通心阳药。

冠心病合并慢性肾脏病阳微血瘀，湿毒蒙神证诊疗方案：A 温阳益心、开窍醒神 –A 参桂瓜蒌薤白半夏汤合菖蒲郁金汤 –B 附子、桂枝等温通心阳药，支持度为 0.40，百分比为 8.73%；A 温阳益心、开窍醒神 –A 参桂瓜蒌薤白半夏汤合菖蒲郁金汤 –A 麝香、菖蒲等开窍醒神药，支持度为 0.38，百分比为 12%；A 温阳益心、开窍醒神 –B 通经逐瘀汤合藿朴夏苓汤 –B 附子、桂枝等温通心阳药，支持度为 0.31，百分比为 7.25%；C 芳香开窍、化浊散寒 –A 参桂瓜蒌薤白半夏汤合菖蒲郁金汤 –B 附子、桂枝等温通心阳药，支持度为 0.30，百分比为 4.9%。

（六）结果与讨论

1. 冠心病合并慢性肾脏病分期分证治则治法研究结果

冠心病合并慢性肾脏病 1 期气虚湿滞证应用益气化湿治法，偏重益气行水、行气利湿、温阳行水；方选参苓白术散、济生肾气丸加减；用药优选人参、黄芪、白术、茯苓等益气药，桂枝、生姜、附子等化气行水药。

冠心病合并慢性肾脏病 1 期脾肾两虚、风水相搏证应用补脾益肾、疏风清热、宣肺行水治法，偏重温补脾肾、疏风利水；方选越婢加术汤、苓桂术甘汤加减，亦可选参芪地黄汤；用药优选参、芪、山药等健脾益气药，桑白皮、杏仁等肃运水道药。

冠心病合并慢性肾脏病 2 期风水袭心、阴水泛溢证应用补肾疏风利水治法，偏重宣肺利水、温阳利水；方选桂枝去芍药加麻黄附子细辛汤加减；用药优选麻、辛、生姜等辛温宣肺药。

冠心病合并慢性肾脏病 2 期心肾两虚、蕴湿酿浊证应用益心补肾、祛湿化浊治法，偏重通补心肾、益气化湿；方选济生肾气丸、参麦地黄汤合藿朴夏苓汤加减；用药优选人参、黄芪等补益脾胃药，金樱子、山药等充益脾肾药，亦可选茯苓、泽泻、升麻、柴胡等升阳除湿药，萹蓄、通草等淡渗利湿药。

冠心病合并慢性肾脏病 3 期脾肾气虚、湿邪内阻证应用补肾健脾、化湿补气治法，偏重健脾肾分消清化、实脾益气化湿；方选实脾饮、中满分消丸加减；用药优选参、术、苓等益气健脾药，茯苓、泽泻等淡渗利湿药。

冠心病合并慢性肾脏病 3 期肾虚水停、湿毒瘀滞证应用补肾化湿、祛瘀通络治法，偏重补肾利湿、活血解毒；方选参芪地黄汤合解毒活血汤加减；用药优选熟地黄、杜仲等补肝肾药，大黄、丹参、葛根等活血凉血解毒药，人参、白术等健脾阳药。

冠心病合并慢性肾脏病 4 期心肾气亏、水阻络滞证应用益心补肾、利水通络治法，偏重温阳益心、活血利水；方选济生肾气丸合桂枝茯苓丸、参桂瓜蒌薤白半夏汤合五苓散、真武汤合参麦饮加减；用药优选桂枝、附子等助阳化气药，蒲黄、牛膝等活血利水药。

冠心病合并慢性肾脏病 4 期湿浊上泛、血络瘀滞证应用利湿化浊、活血通络治法，偏重补脾肾、泻湿浊、解毒活血；方选扶正化浊活血汤加减；用药优选桃仁、红花等活血解毒药，泽兰、益母草等活血利水药，茯苓、白术等健脾利湿药。

冠心病合并慢性肾脏病 5 期脾肾虚衰、水气凌心证应用补益心脾、温补肾阳、化气行水治法，偏重温阳益心、补脾肾、泻湿浊、解毒活血；方选参桂瓜蒌薤白半夏汤合五苓散、真武汤合四苓加木瓜厚朴草果汤加减；用药优选桂枝、人参等温通心阳药。

冠心病合并慢性肾脏病 5 期阳微血瘀、湿毒蒙神证应用温阳燥湿、解毒开窍、活血通络治法，偏重温阳益心开窍醒神、芳香开窍化浊散寒；方选参桂瓜蒌薤白半夏汤合菖蒲郁金汤、通经逐瘀汤合藿朴夏苓汤加减；用药优选附子、桂枝等温通心阳药，麝香、菖蒲等开窍醒神药。

2. 冠心病合并慢性肾脏病治则治法研究的数据分析

冠心病合并慢性肾脏病者，阳虚、痰湿、水饮、湿浊、瘀血等常交互出现，治疗中当以温通阳气、活血化痰、利湿解毒、化浊醒神、升降枢机、交泰坎离为要。其中，温通阳气仍具有十分重要的意义，这是阳气上升而生心，阳气下降而生肾的缘故。

三、冠心病及其常见合并病治则治法研究的启示

1. 注重温阳益心法的应用

曹洪欣教授创制温阳益心法时指出"温阳不在温而在通，通滞以复脉宁神"，着眼于心、脉、血、神的整体调节。研究结果表明，冠心病、冠心病合并心力衰竭等心病，高血压、中风等脑病，糖尿病、慢性肾脏病等内分泌代谢类疾病的中医治法中，阳气的温通均有举足轻重的地位。因此，宜早日开展高水平的温阳益心法相关临床研究。

2. 注意气机的展化宣通

"百病生于气也。"情志不遂所致的肝气郁滞与气机逆乱、饮食劳逸失节所致的脾气虚滞，与当代疾病谱的演变相关。证候学研究证明了随着疾病的发生发展，多脏腑复合疾病也具有"初为气结在经，久则血伤入络"的发病特点。因此，气机的展化宣通在防病治病中十分必要，调肺气以朝百脉主治节，运脾气以升降相因，畅肝气以条达枢机，虚者补之，陷者升之，调和枢机，有利于从忽微之处防病、治病。

3. 注意燮理阴阳与气血水的平衡

关于心病，仲景列胸痹心痛篇，复列胸满瘀血篇、水气病篇，"胃家寒则血薄，热则血浊，血薄与血浊皆能致水"，其中可悟出阳主阴从、气化为枢的道理。因此当"先于心分而补脾之源"，以助气生血、助气行血、助气化水，进而持中央以运四旁，促进

多系统复合疾病的痊愈。

4. 意象思维的现代应用

中华中医药学会《中医药重大科学问题和工程技术难题》中指出："未来我们面临的关键难点与挑战是自主研发真正符合中医药诊疗本体特点且科学的临床研究方法和技术。"本研究立足象思维的时间和物质属性，发挥"医者意也"的思维特点，基于"多病共存、病证结合、时序相贯、病证方药相应"的思路，探索了一种基于大样本临床专家流行病学调查的中医证治研究方法，在设计中充分体现中医辨证论治个体化诊疗的时空特色，在方法学层面通过群体决策统计提高了研究结论的科学性，提高了证据水平。

中医药的守正创新需充分知晓中医病证理法方药、古今证治，也需熟练掌握学科前沿、前瞻适宜技术。本研究以冠心病合并病为切入点抛砖引玉，请广大读者和同道雅正。期冀未来中医证治研究的百花齐放、百家争春！